卫生部“十二五”规划教材　全国高等中医药院校教材

全国高等医药教材建设研究会规划教材

供中医学专业用

中医急重症学

主　编　刘清泉

副主编　张晓云　石建华　周　红

主　审　姜良铎（北京中医药大学）

编　委（以姓氏笔画为序）

于白莉（成都中医药大学）

王　醒（南京中医药大学）

毛峥嵘（河南中医学院）

方邦江（上海中医药大学）

孔　立（山东中医药大学）

石建华（天津中医药大学）

叶　勇（云南中医学院）

刘清泉（北京中医药大学）

江其敏（北京中医药大学）

张晓云（成都中医药大学）

周　红（广州中医药大学）

郑国庆（温州医学院）

姜树民（辽宁中医药大学）

姚卫海（首都医科大学）

黄小民（浙江中医药大学）

秘　书　王光磊（北京中医药大学）

人民卫生出版社

图书在版编目(CIP)数据

中医急重症学/刘清泉主编. —北京：人民卫生出版社，2012.6

ISBN 978-7-117-15923-4

Ⅰ.①中… Ⅱ.①刘… Ⅲ.①中医急症学-高等学校-教材 Ⅳ.①R278

中国版本图书馆 CIP 数据核字(2012)第 089660 号

中医急重症学

主　　编：刘清泉
出版发行：人民卫生出版社（中继线 010-59780011）
地　　址：北京市朝阳区潘家园南里 19 号
邮　　编：100021
E - mail：pmph @ pmph. com
购书热线：010-59787592　010-59787584　010-65264830
印　　刷：北京人卫印刷厂
经　　销：新华书店
开　　本：787×1092　1/16　　印张：14
字　　数：330 千字
版　　次：2012 年 6 月第 1 版　　2018 年 1 月第 1 版第 3 次印刷
标准书号：ISBN 978-7-117-15923-4/R・15924
定　　价：26.00 元

出版说明

在国家大力推进医药卫生体制改革，发展中医药事业和高等中医药教育教学改革的新形势下，为了更好地贯彻落实《国家中长期教育改革和发展规划纲要(2010—2020年)》和《医药卫生中长期人才发展规划(2011—2020年)》，培养传承中医药文明、创新中医药事业的复合型、创新型高等中医药专业人才，根据《教育部关于"十二五"普通高等教育本科教材建设的若干意见》，全国高等医药教材建设研究会、人民卫生出版社在教育部、卫生部、国家中医药管理局的领导下，全面组织和规划了全国高等中医药院校卫生部"十二五"规划教材的编写和修订工作。

为做好本轮教材的出版工作，在教育部高等学校中医学教学指导委员会和原全国高等中医药教材建设顾问委员会的大力支持下，全国高等医药教材建设研究会、人民卫生出版社成立了第二届全国高等中医药教育教材建设指导委员会和各专业教材评审委员会，以指导和组织教材的编写和评审工作，确保教材编写质量；在充分调研的基础上，先后召开数十次会议对目前我国高等中医药教育专业设置、课程设置、教材建设等进行了全方位的研讨和论证，并广泛听取了一线教师对教材的使用及编写意见，汲取以往教材建设的成功经验，分析历版教材存在的问题，并引以为鉴，力求在新版教材中有所创新，有所突破，藉以促进中医药教育教学发展。

根据高等中医药教育教学改革和高等中医药人才培养目标，在上述工作的基础上，全国高等医药教材建设研究会和人民卫生出版社规划、确定了全国高等中医药院校中医学(含骨伤方向)、中药学、针灸推拿学、中西医临床医学、护理学、康复治疗学7个专业(方向)133种卫生部"十二五"规划教材。教材主编、副主编和编者的遴选按照公开、公平、公正的原则，在全国74所高等院校2600余位专家和学者申报的基础上，近2000位申报者经全国高等中医药教育教材建设指导委员会、各专业教材评审委员会审定和全国高等医药教材建设研究会批准，被聘任为主审、主编、副主编、编委。

全国高等中医药院校卫生部"十二五"规划教材旨在构建具有中国特色的教材建设模式、运行机制，打造具有中国特色的中医药高等教育人才培养体系和质量保障体系；传承、创新、弘扬中医药特色优势，推进中医药事业发展；汲取中医药教育发展成果，体现中医药新进展、新方法、新趋势，适应新时期中医药教育的需要；立足于成为我国高等中医药教育的"核心教材、骨干教材、本底教材"和具有国际影响力的中医药学教材。

全套教材具有以下特色：

1. 坚持中医药教育发展方向，体现中医药教育教学基本规律

注重教学研究和课程体系研究，以适应我国高等中医药学教育的快速发展，满足21世纪对高素质中医药专业人才的基本要求作为教材建设的指导思想；顶层设计和具体方案的实施严格遵循我国国情和高等教育的教学规律、人才成长规律和中医药知识的传承规律，突出中医药特色，正确处理好中西医之间的关系。

2. 强化精品意识,体现中医药学学科发展与教改成果

全程全员坚持质量控制体系,把打造精品教材作为崇高的历史使命和历史责任,以科学严谨的治学精神,严把各个环节质量关,力保教材的精品属性;对课程体系进行科学设计,整体优化,基础学科与专业学科紧密衔接,主干学科与其他学科合理配置,应用研究与开发研究相互渗透,体现新时期中医药教育改革成果,满足21世纪复合型人才培养的需要。

3. 坚持"三基五性三特定"的原则,使知识点、创新点、执业点有机结合

将复合型、创新型高等中医药人才必需的基本知识、基本理论、基本技能作为教材建设的主体框架,将体现高等中医药教育教学所需的思想性、科学性、先进性、启发性、适用性作为教材建设的灵魂,将满足实现人才培养的特定学制、特定专业方向、特定对象作为教材建设的根本出发点和归宿,使"三基五性三特定"有机融合,相互渗透,贯穿教材编写始终。以基本知识点作为主体内容,适度增加新进展、新技术、新方法,并与卫生部门和劳动部门的资格认证或职业技能鉴定标准紧密衔接,避免理论与实践脱节、教学与临床脱节。

4. 突出实用性,注重实践技能的培养

增设实训内容及相关栏目,注重基本技能和临床实践能力的培养,适当增加实践教学学时数,并编写配套的实践技能(实训)教材,增强学生综合运用所学知识的能力和动手能力,体现医学生早临床、多临床、反复临床的特点。

5. 创新教材编写形式和出版形式

(1) 为了解决调研过程中教材编写形式存在的问题,除保障教材主体内容外,本套教材另设有"学习目的"和"学习要点"、"知识链接"、"知识拓展"、"病案分析(案例分析)"、"学习小结"、"复习思考题(计算题)"等模块,以增强学生学习的目的性和主动性及教材的可读性,强化知识的应用和实践技能的培养,提高学生分析问题、解决问题的能力。

(2) 本套教材注重数字多媒体技术,相关教材增加配套的课件光盘、病案(案例)讲授录像、手法演示等;陆续开放相关课程的网络资源等,以最为直观、形象的教学手段体现教材主体内容,提高学生学习效果。

本套教材的编写,教育部、卫生部、国家中医药管理局有关领导和教育部高等学校中医学教学指导委员会、中药学教学指导委员会相关专家给予了大力支持和指导,得到了全国近百所院校和部分医院、科研机构领导、专家和教师的积极支持和参与,谨此,向有关单位和个人表示衷心的感谢!希望本套教材能够对全国高等中医药人才的培养和教育教学改革产生积极的推动作用,同时希望各高等院校在教学使用中以及在探索课程体系、课程标准和教材建设与改革的进程中,及时提出宝贵意见或建议,以便不断修订和完善,更好地满足中医药事业发展和中医药教育教学的需要。

全国高等医药教材建设研究会

第二届全国高等中医药教育教材建设指导委员会

人民卫生出版社

2012年5月

第二届全国高等中医药教育教材建设指导委员会名单

全国高等中医药院校中医学专业（含骨伤方向）教材评审委员会名单

前　　言

为了适应我国高层次中医药教育新模式的发展需要，培养传承中医药文明、创新中医药事业的复合型、创新型高等中医药专业人才，全国高等医药教材建设研究会、人民卫生出版社组织编写了全国高等中医药院校卫生部“十二五”规划教材。本书在编写中体现了三基（基本理论、基本知识、基本技能）和五性（思想性、科学性、先进性、启发性、适用性），并侧重于学生临床实践能力的培养。

中医急重症学是在中医药理论指导下研究临床各科急危重症的诊断、辨证救治救护的一门学科，是中医临床医学的一门重要应用学科。本书以传统中医药理论为核心，结合近年来中医急重症学理论及临床进展，建立适合急重症临床的理论基础及辨证体系。在各科理论和临床课程基础上，系统的阐述临床各科急危重症的诊断、辨证救治和救护等内容，为学生掌握中医急重症技能打下良好基础。教材内容除了突出传统中医思维外，结合了现代急诊医学临床进展，并结合案例讲解，力求最大程度地适合学生的学习及临床应用。

本书在编写过程中力求定义准确、概念清楚、结构严谨、层次分明、重点突出、适用于临床实际，旨在培养学生的创新思维和实践能力。本书适合高等中医药院校中医类专业本科生使用，也适用于其他相关临床专业。

本书的编委来自全国13所院校，他们均工作在医、教、研第一线，有着丰富的临床和教学经验，为本书的编写花费了大量的心血。本教材总论由刘清泉编写，病证篇（内科部分）、疾病篇、技术篇由刘清泉、周红、张晓云、于白莉、孔立、方邦江、毛峥嵘、王醒、叶勇、江其敏、郑国庆、姚卫海、姜树民、黄小民等编写；病证篇（外科部分）由石建华编写。刘清泉及石建华、周红、张晓云等在各篇内容的审稿中做了大量工作。姜良铎担任主审，为本书编写把握方向。编写秘书王光磊在编写中做了不少工作。

由于编者水平所限，书中或有不尽完善之处，望广大读者不吝指正。

编　者

2012年5月

目　　录

第一篇　总　　论

第一章　中医急重症学概论 …… 1
第二章　中医急重症病机基础 …… 3
第三章　中医急重症学辨证体系 …… 20

第二篇　病　证　篇

第一章　中风 …… 27
第二章　高热 …… 32
第三章　暴喘 …… 38
第四章　神昏 …… 42
第五章　脱证 …… 46
第六章　血证 …… 50
第七章　痉证 …… 55
第八章　头痛 …… 60
第九章　卒心痛 …… 65
第十章　肿胀 …… 69
第十一章　肠痈 …… 72
第十二章　肠结 …… 76
第十三章　丹毒 …… 80

第三篇　疾　病　篇

第一章　休克 …… 83
第二章　脓毒症 …… 88
第三章　多器官功能障碍综合征 …… 94
第四章　弥散性血管内凝血 …… 99
第五章　急性肺损伤与急性呼吸窘迫综合征 …… 103
第六章　重症肺炎 …… 107

第七章 慢性阻塞性肺病急性加重期 …… 111
第八章 高血压急症 …… 115
第九章 恶性心律失常 …… 119
第十章 急性心功能衰竭 …… 123
第十一章 颅内高压症 …… 129
第十二章 急性肾损伤 …… 135
第十三章 急性肝损伤 …… 142
第十四章 重症胰腺炎 …… 146
第十五章 中毒概论 …… 150
第十六章 毒蛇咬伤 …… 154

第四篇 技 术 篇

第一章 针灸疗法 …… 159
第二章 中药直肠点滴 …… 164
第三章 心肺复苏术 …… 167
第四章 气道管理 …… 171
第五章 机械通气 …… 178
第六章 急诊内镜 …… 183
第七章 血流动力学与氧输送监测 …… 187
第八章 血液净化技术 …… 196
第九章 失血与输血 …… 201
第十章 营养支持 …… 205
主要参考书目 …… 210

第一篇　总　论

第一章　中医急重症学概论

学习目的

通过学习中医急诊危重学的基本概念，了解其临床优势及发展前景。

学习要点

中医急重症学临床优势；中医急症临床思维。

中医急重症学是研究急重症的病因病机、诊断、辨证救治规律及辨证护理的一门重要的临床学科，是一门提高临床各科综合救治能力的学科。临床上将疾病的种类按照危重程度分为三个等级，即急症：疾病发生发展比较紧急，但不一定危及生命；重症：这类疾病比急症带给病人的痛苦要重，而且病情严重，并且很可能威胁到病人的生命；危症：这类疾病一旦发生，病人的生命随时都会受到威胁。这三类疾病急症和重症是中医学治疗和救治具有的优势。急重症医学在中医学的诊疗系统中，占重要的地位。但近百年来，中医急重症学科的领域因为西医学的发展而在逐渐缩小，但中医急重症学仍然具有鲜明的学科特点。

中医学的发展与繁荣与中医药治疗急症、危重症密切相关。东汉张仲景在《伤寒杂病论》序中说："余宗族素多，向余二百，建安纪年以来，犹未十稔，其死亡者，三分有二，伤寒十居其七。"反映出当时疾病流行猖獗，而《伤寒杂病论》所治疾病则多是急危重症，书中提出了六经辨证的思路。晋代葛洪的《肘后备急方》被认为是中医学的第一本急救手册。中医学发展的另一个飞跃是在明清时期，以针对各种烈性的传染病的温病学说的兴起为标志。从六经辨证的形成到金元四大家在学术上的发展一直到温病学派中卫气营血、三焦辨证学说的创立，中医学具有划时代意义的辨证方法的确立都是根源于急危重症的治疗。因此从历史的渊源上来看，中医本身就是以治疗急症、危重症为主要内容。

目前中医急诊在急重症的诊疗中所占的比例并不算大，出现此现象多是由于很多从事中医急症研究的医者自信心不足。更深层次上这也说明他们在临床中并没有正确认识到中医在治疗危重症上的优势和确切的疗效。关键是怎样找出一个面，一个着眼点去具体操作。目前一提到中医治疗急症想到中医治疗高热、中风、急腹症等，实际上并不是中医只能治疗这些疾病，因为中医在这一领域研究得比较多、比较透，而在其他领域中研究和思考得相对少一些而已。一些急危重病就显得无从下手，在现代危重病领域中医急诊的研究要由点到面，通过治疗一个危重症病例救治过程中的一个点深入，逐步找到一个面，使中医在危重症的治疗中“不再可有可无，而是必不可少”。

另外，目前很多西医院也在用中药类的制剂，但是对中药的使用多数都没有考虑到辨证施治，也不了解中药的使用方法和宜忌。许多中药制剂的研制和开发偏离了中医传统的理、法、方、药以及辨证体系，在临床上的应用也步入了一个误区，不是中药，是植物药，如丹参注射液属中医活血化瘀类药，在临床上一提到活血化瘀类的药物许多人就会想到抗凝、扩张动脉等，但是中医的活血化瘀并不是抗凝和扩张血管就能够概括的。丹参注射液一般认为用于实证的治疗，用于虚证的治疗就没有效或还可能出现一些副作用，一些人因此认为这个药效果不好，实际上是没有做到辨证用药，效果当然就不会好。现在对于证效关系的研究极少，其原因主要是这方面的研究难度太大，这从一定程度上限制了中医的发展。但是尽管难，我们也要进行这方面的研究，因为如果长期将这个问题搁置起来，将会导致废医存药情况的发生。还以丹参注射液为例，丹参注射液中的有效成分是丹参酮，具有活血化瘀的作用，但是据研究丹参注射液还具有抗炎、杀菌的作用，可以用于一些肺炎的病人，这就是用“抗凝、扩张血管”解释不清的问题了，但反过来用中医的辨证方法来看，这个病人虽然属肺炎，但其临床表现可能就是一个中医的血瘀证，那么用丹参注射液就是顺理成章的了。但是目前许多中医医生“丧失”了辨证的能力，只会辨病了，如冠心病用活血化瘀、扩张动脉的药，肺炎用清热解毒、杀灭细菌的药，这种用药的方法与中医讲的辨证论治的方法相差很远这也从一定程度上限制了中医药在急重症临床中的应用。因此要呼唤中医临床思维的研究，用中医学思考问题的方法研究急重症。

人才是学科发展的核心，没有中医急诊队伍，中医急诊学科的发展将成为空谈，目前的人才建设，应当侧重于临床技能的培养。加强中医经典的学习和应用，如《黄帝内经》、《伤寒论》、《金匮要略》、《备急千金要方》、《温疫论》等。这些经典著作中蕴含了中医治疗急症的丰富内容，一定要认真继承。除此之外，还要有扎实的现代医学的急救知识，掌握现代医学急救知识就可弥补中医在急救技术上的不足。作为技术而言，并没有中西医之别，应用现代技术制造的先进设备为中医诊疗服务，更好地扶危济困，济世活人是医学的最大目的。同时我们更应该加强对现代急救技术中医理论内涵的认识，如机械通气技术的使用使中医的“喘脱”的患者起死回生，我们是否可以将其归属于中医学的“回阳固脱法”的范畴等。扬长补短，中西融合，发展中医学术。

从传统上来说，并不存在中医急重症学这一个学科，但是中医体系中包含有非常丰富的中医急重症学的内容，中医急重症学是利用中医的理论研究危重病的一门学科。从大的方面来说，它也属于现代危重病急救医学研究中的一个分支。想要让这一个分支不断地壮大，只有通过从事中医急重症学的学者们从不同的角度、不同的领域中对其进行研究和探索。使它的点越来越多，面越来越大，最终形成一个比较完整的体系。

（刘清泉）

第二章　中医急重症病机基础

学习目的

学习中医急重症的发病机制、发病类型，掌握临床常见发病病机。

学习要点

中医急重症发病机制、发病类型及常见发病病机。

中医急重症发病的核心病机是“正气虚于一时，邪气暴盛而突发”，以藏象理论为基础，突出“阴、阳、气、血、精、神”的理论，因此，病邪对人体正气损伤的程度，决定着病情的轻重。疾病是病邪作用于人体，人体正气奋起而抗邪，引起了正邪相争。进而破坏人体阴阳平衡，或使脏腑气机升降失常，或使气血功能紊乱，并进而影响全身脏腑组织器官的生理活动，产生了一系列的临床表现之总称。急重症病机是阐明急重症发生、发展和变化规律，其任务旨在揭示急重症发生、变化的本质，是对疾病进行正确诊断和有效救治的理论基础。其内容包括疾病发生的机制、疾病传变的机制、病程演变的机制三个部分。

第一节　中医急重症发病机制

发病机制是研究人体疾病发生的机制和原理，它是研究急症、危重症发生的普遍规律。

一、发　病

急症、危重症是人体正常生理功能在某种因素作用下的破坏过程，也就是邪正斗争对机体破坏的过程。在人体的生命活动中，一方面正气发挥着它的维持人体正常生理功能的作用，另一方面，人体也时刻受着邪气的侵袭，二者不断地发生斗争，也不断地取得平衡和统一，保证了人体的健康。因此，疾病的发生，决定于正气和邪气双方斗争的结果。中医发病学既强调人体正气在发病上的决定作用，又不排斥邪气的重要作用，并且认为邪气在一定条件下也可以起决定性的作用。

（一）邪正斗争与发病

1. 正气与邪气的概念　正气，简称正，通常与邪气相对而言，是人体正常功能及所产生的各种维护健康的能力，包括自我调节能力、适应环境能力、抗邪防病能力和康复自愈能力。正气的作用方式有三：①自我调节：以适应内外环境的变化，维持阴阳的协调平衡，保持和促进健康；②抗邪防病，或疾病发生后驱邪外出；③自我康复：病后或虚弱时自我修复，恢复健康。

邪气，又称病邪，简称邪，与正气相对而言，泛指各种致病因素。包括存在于外界环境之中和人体内部产生的各种具有致病或损伤正气作用的因素。诸如前述的六淫、疫疠、七情、外伤及痰饮和瘀血等。

2. 邪正斗争与发病 疾病的发生、发展和变化，是在一定条件下邪正斗争的结果，在疾病发生发展过程中，病邪侵害和正气虚弱都是必不可少的因素。既强调"邪之所凑，其气必虚"(《素问·评热病论》)，"不得虚，邪不能独伤人"(《灵枢·百病始生》)，同时也强调"必有因加而发"，因此，预防发病应"避其毒气"。邪气与正气的斗争贯穿于疾病过程的始终，两者互相联系又相互斗争，是推动疾病发展的动力。邪气与正气的斗争以及它们之间的力量的对比常常影响着疾病的发展方向和转归。中医学在重视邪气对疾病发生的重要作用的同时，更重视正气在疾病发生中的主要作用，两者都能起决定作用。

正气在邪正斗争中居主导作用，若人体脏腑功能正常，气血充盈，卫外固密，常足以抗御邪气的侵袭，病邪便难以侵入，即使邪气侵入，亦能驱邪外出。因此，一般不易发病，即使发病也较轻浅易愈。当正气不足时，或邪气的致病能力超过正气抗病能力的限度时，邪正之间的力量对比表现为邪盛正衰，正气无力抗邪，感邪后又不能及时驱邪外出，更无力尽快修复病邪对机体造成的损伤，及时调节紊乱的功能活动，于是发生疾病。所谓"邪之所凑，其气必虚"(《素问·评热病论》)，"凡风寒感人，由皮毛而入；瘟疫感人，由口鼻而入。总由正气适逢亏欠，邪气方能干犯"(《医论三十篇》)。因此，在病邪侵入之后，机体是否发病，一般是由正气盛衰所决定的。正能抗邪，正盛邪却，则不发病；正不敌邪，正虚邪侵，则发病。人体正虚的程度各不相同，因而形成疾病的严重程度不一。一般而言，人感受邪气而生病，多是由于摄生不当，机体的抵抗力一时性下降，给邪气以可乘之机。邪气侵入以后，人体正气也能奋起抗邪，但在邪气尚未被祛除之前，生理功能已经受到破坏，所以会有相应的临床症状，从而说明某一性质的疾病已经形成。但是，素体虚弱的患者，往往要待邪气侵入到一定的深度以后，正气才能被激发。因此，其病位较深，病情较重。"邪乘虚入，一分虚则感一分邪以凑之，十分虚则感十分邪"(《医原纪略》)。在一般情况下，正虚的程度与感邪为病的轻重是相一致的。

邪气侵入人体以后，究竟停留于何处而为病，这取决于人体各部分正气之强弱。一般来说，人体哪一部分正气不足，邪气即易于损伤哪一部分而发病。如脏气不足，病在脏；腑气不足，病在腑；经脉不足，病在经脉。

由上可知，人体正气的强弱，可以决定疾病的发生与否，并与发病部位、病变程度及轻重有关。所以，正气不足是发病的主要因素。从疾病的发生来看，人体脏腑功能正常，正气旺盛，气血充盈，卫外固密，病邪就难以侵入，疾病也就无从发生。从人体受邪之后看，正气不甚衰者，即使受邪，也较轻浅，病情多不深重；正气虚弱者，即使轻微受邪，亦可发生疾病或加重病情。从发病的时间来看，正气不很弱者，不一定立即发病，而只有正气不足时，才能立即发病。即只有在人体正气相对虚弱，卫外不固，抗邪无力的情况下，邪气方能乘虚侵入，使人体阴阳失调、脏腑经络功能紊乱，而发生疾病。

重视正气，强调正气在发病中的主导地位，并不排斥邪气对疾病发生的重要作用，邪气是发病的必要条件，在一定的条件下，甚至起主导作用。如高温、各种剧毒剂、枪弹刀伤、毒蛇咬伤等，即使正气强盛，也难免不被伤害。疫疠之发生，疫毒之邪成为疾病发生的决定性因素，因而导致了疾病的大流行。所以中医学提出了"避其毒气"的主动预防措施，以防止传染病的发生和播散。

急重症的核心病机是“正气虚于一时，邪气暴盛而突发”。若正气强盛，抗邪有力，则病邪难于侵入，或侵入后即被正气及时消除，不产生病理反应而不发病。如自然界中经常存在着各种各样的致病因素，但并不是所有接触这些因素的人都会发病，此即正能胜邪的结果。若邪气偏胜，正气相对不足，邪胜正负，从而使脏腑阴阳、气血失调，气机逆乱，便可导致疾病的发生。

“邪正相搏”的发病观点，提出了“正气内虚”和“因加而发”之说。认为人体受邪之后，邪留体内，当时可不出现任何症状。由于某种因素，如饮食起居失调，或情志变动等，造成人体气血运行失常，抗病能力衰退，病邪乘机而起与正气相搏而发病。故临床上常见某些疾患，随着正气的时衰时盛，而出现时发时愈，或愈而复发的情况。所以，病邪虽可致病，但多是在正气虚衰的条件下，才能为害成病。

由此可见，正气和邪气是相互对抗、相互矛盾的两个方面。正气与邪气不断地进行斗争，疾病的发生决定于正气和邪气双方斗争的结果。急重症就从这两个方面的辩证关系出发，建立了中医急重症学发病的基本观点，即“正气虚于一时，邪气暴盛而突发”。

（二）影响发病的因素

邪正斗争是受机体内外各种因素影响，机体的外环境包括自然环境和社会环境。主要与邪气的性质和量有关。机体的内环境包括体质因素、精神状态和遗传因素等，与人体正气相关。

1. 外环境与发病　人是生活在不同的地区、不同的时间、不同工作条件，环境各不相同。不同的环境能对人体造成不同的影响，因而其发病情况也有差异。一般来说，人长期生活于某一较为稳定的环境中，便会获得对此种环境的适应性，因此，不易生病；若环境突然发生了变化，人在短时间内不能适应这种变化，就会感受外邪而发病。

天人相应，人随着季节气候的演变而产生相应的生理变化。脏腑、经络之气，在不同的时令又各有旺衰，人对不同气候的适应能力也有所差异。因此，不同的季节，就有不同的易感之邪和易患之病。如春易伤风、夏易中暑、秋易伤燥、冬易病寒等。所谓“四时之气，更伤五脏”（《素问·生气通天论》）。疫疠的暴发或流行，也与自然气候的变化密切相关。反常的气候，一方面使正气的调和能力不及而处于易病状态，另一方面又促成了某些疫疠病邪的孳生与传播，从而易于发生“时行疫气”。

地域不同，其气候特点、水土性质、物产及人们生活习俗的差异，对疾病的发生有着重要影响，甚至形成地域性的常见病和多发病。一般来说，西北之域，地势高峻，居处干燥，气候寒凉而多风，水土刚强，人之腠理常闭而少开，故多风寒中伤或燥气为病；东南之方，地势低下，居处卑湿，气候温暖或炎热潮湿，水土薄弱，人之腠理常开而少闭，故多湿邪或湿热为病。

生活居处与劳作环境的不同，亦可成为影响疾病发生或诱发的因素。如，生活居处潮湿阴暗或空气秽浊，易感寒湿或秽浊之邪。夏月炎热季节，在野外操作，容易中暑；冬月严寒，在野外工作，容易受风寒或冻伤；渔民水上作业，易感阴湿之气而发病；矿工在石粉迷雾中劳动，易为尘毒伤肺而成肺痨等。

此外，不良的生活习惯，生活无规律，作息无常，以及个人和环境卫生不佳等，都会影响人体的正气而使人体易患疾病。

2. 内环境与发病　内环境稳定是生命存在的根本，是由脏腑经络、形体官窍等组织结构和精气血津液等生命物质及其功能活动共同构成。人体通过气机升降出入调节机制，保持了内环境的相对稳定。

(1)体质因素：个体的体质特征，决定其对某些外邪的易感性及某些疾病的易罹倾向。感受外邪后，发病与否及发病证候演变也往往取决于体质。不同体质的人所易感受的致病因素或好发疾病各不相同，而某一特殊体质的人，往往表现为对某种致病因素的易感性或好发某种疾病。如，肥人多痰湿，善病中风；瘦人多火，易得劳嗽；老年人肾气虚衰，故多病痰饮咳喘等。不同体质的人，对相同的致病因素或疾病的耐受性也有所不同。一般来说，体质强壮者对邪气耐受性较好，不易发病；体质虚弱者对邪气耐受性较差，容易发病。也就是说，要使体质强壮者发病，邪气必须较盛，而体质虚弱者只要感受轻微之邪就可发病。强壮者发病多实，虚弱者发病易虚。“有人于此，并行而立，其年之长少等也，衣之厚薄均也，卒然遇烈风暴雨，或病，或不病，或皆病，或皆不病”(《灵枢·论勇》)。具体说来，不同体质类型的人所能耐受的邪气各不相同。例如，体质的偏阴或偏阳，可影响机体对寒热的耐受性。阳偏盛者，感受一般寒邪不发病，或稍有不适可自愈，而遇热邪却易病，甚至直犯阳明。阴虚者稍遇热邪即病，热邪甚则有热中厥阴，出现逆传心包或肢厥风动之变。阴偏盛或阳衰者，感受寒邪却易发病，甚至直中三阴。

(2)精神因素：精神状态受情志因素影响，情志舒畅，精神愉快，气机畅通，气血调和，脏腑功能协调，则正气旺盛，邪气难于入侵；若情志不畅，精神异常，气机逆乱，阴阳气血失调，脏腑功能异常，则正气减弱而易于发病。精神情志因素不仅关系到疾病的发生与否，而且与疾病的发展过程有密切关系。精神情志状态不同，其发病的缓急、病变的证候也不尽一致。大怒、大喜、大悲、大惊等剧烈的情志波动，易于引起急性发病。如，五志过极，心火暴盛，阳气怫郁，心神昏冒，则突然昏仆；神虚胆怯之人，有所惊骇，则心神慌乱，气血失主，而骤然昏闷等。

总之，七情为人之常性，但不良的精神情志，不仅能削弱人的正气，使之易于感受邪气而发病，而且又是内伤疾病的重要因素，通过影响脏腑的生理功能而发病。所谓“动之则先自脏郁而发，外形于肢体”(《三因极一病证方论》)，最终形成“因郁致病”，“因病致郁”，“郁—病—郁”的恶性循环。

急诊发病学认为，疾病的发生关系到正气和邪气两个方面，正气不足是发病的内在因素，邪气是导致发病的重要条件。内外环境通过影响正气和邪气的盛衰而影响人体的发病。如体质、精神状态以及遗传因素等影响着正气的强弱。若先天禀赋不足，体质虚弱，情志不畅，则正气减弱，抗病力衰退，邪气则易于入侵而发病。

二、发病类型

(一) 卒发

卒发，又称顿发，即感而即发，急暴突然之意。一般多见以下几种情况：

1. 感邪较甚　六淫之邪侵入，若邪气较盛，则感邪之后随即发病。如新感伤寒或温病，是外感热病中最常见的发病类型。外感风寒、风热、燥热、温热、温毒等病邪为病，多感而即发，随感随发。

2. 情志遽变　急剧的情志波动，如暴怒、悲伤欲绝等情志变化，导致人的气血逆乱，病变顷刻即发，出现猝然昏仆、半身不遂、胸痹心痛、脉绝不至等急危重症。

3. 疫气致病　发病暴急，来势凶猛，病情危笃，常相“染易”，以致迅速扩散，广为流行。某些疫气，其性毒烈，致病力强，善“染易”流行而暴发，危害尤大，故又称暴发。

4. 毒物所伤　误服毒物，被毒虫毒蛇咬伤，吸入毒秽之气等，均可使人中毒而发病急骤。

5. 急性外伤　如金刃伤、坠落伤、跌打伤、烧烫伤、冻伤、触电伤、枪弹伤等，均可直接而迅速致病。

(二) 伏发

伏发，即伏而后发，指某些病邪传入人体后，不即时发病而潜伏于内，经一段时间后，或在一定诱因作用下才发病。如破伤风、狂犬病等，均经一段潜伏期后才发病。有些外感性疾病，也常需经过一定的潜伏期，如“伏气温病”、“伏暑”等均属此类。

新感与伏气是相对而言的。在温病学上，感受病邪之后，迅即发病者，为新感或新感温病。新感温病，随感随发，初起即见风寒表证。藏于体内而不立即发病的病邪谓之伏邪，又称之伏气。由伏邪所致之病名为伏气温病。伏气温病，初起不见表证，而即见里热甚至血分热证。若内有伏邪，由新感触动而发病，称为新感引动伏邪。

(三) 继发

继发，系指在原发疾病的基础上继续发生新的急性病证。继发病必然以原发病为前提，二者之间有着密切的联系。例如：急性病毒性肝炎所致的胁痛、黄疸等，若失治或治疗失当，日久可继发致生“癥积”、“鼓胀”。亦如：癥瘕、积块、痞块，即是胀病之根，日积月累，腹大如箕，腹大如瓮，是名单腹胀。间日疟反复发作，可继发出现“疟母”（脾脏肿大）；小儿久泻或虫积，营养不良，则致生“疳积”；久罹眩晕，由于忧思恼怒，饮食失宜，劳累过度，有的可发为“中风”，出现猝然昏仆、面瘫、半身不遂等症状。

(四) 合病与并病

凡两经或三经的病证同时出现者，称之为合病；若一经病证未罢又出现另一经病证者，则称为并病。合病与并病的区别，主要在于发病时间上的差异，即合病为同时并见，并病则依次出现。

合病多见于病邪较盛之时。由于邪盛，可同时侵犯两经，如伤寒之太阳与少阳合病、太阳与阳明合病等，甚则有太阳、阳明与少阳之三阳合病者。

至于并病，则多体现于病位传变之中。病位的传变，是病变过程中病变部位发生了相对转移的现象，并且，原始病位的病变依然存在。在不同类别的疾病中，病位的传变也很复杂，即病有一定之传变，有无定之传变。所谓一定之传变，多表现出传变的规律，如六经、卫气营血、三焦传变规律等；所谓无定之传变，是指在上述一般规律之外的具体疾病的病后增病，即可视为并发病症。如脓毒症在其疾病发展过程中可以先后出现发热、黄疸、厥脱、关格、喘促等合病与并病。

(五) 复发

所谓复发，是重新发作的疾病，又称为“复病”。复病具有如下特点：其临床表现类似初病，但又不仅是原有病理过程的再现，而是因诱发因素作用于旧疾之宿根，机体遭受到再一次的病理性损害而旧病复发。复发的次数愈多，静止期的恢复就愈不完全，预后也就愈差，并常可遗留下后遗症。所谓后遗症，是主病在好转或痊愈过程中未能恢复的机体损害，是与主病有着因果联系的疾病过程。

1. 复发的基本条件　疾病复发的基本条件有三：其一，邪未尽除。就病邪而论，疾病初愈，病邪已去大半，犹未尽除。因为尚有余邪未尽，便为复发提供了必要的条件。若邪已尽除，则不可能再复发。因此，邪未尽除是复发的首要条件。其二，正虚未复。因为疾病导致正气受损，疾病初愈时正气尚未完全恢复。若正气不虚，必能除邪务尽，也不会出现旧病复发。所以，正虚未复也是疾病复发中必不可少的因素。其三，诱因。如新感病邪，过于劳累，均可助邪而伤正，使正气更虚，余邪复炽，引起旧病复发。其他如饮食不慎，用药不当，亦可伤正助邪，导致复发。

2. 复发的主要类型　由于病邪的性质不同，人体正气的盛衰各异，因而复发大体上可以分为疾病少愈即复发、休止与复发交替和急性发作与慢性缓解期交替等三种类型。

(1)疾病少愈即复发：这种复发类型多见于较重的外感热病。多因饮食不慎，用药不当，或过早操劳，使正气受损，余火复燃，引起复发。如湿温恢复期，患者脉静身凉，疲乏无力，胃纳渐开。若安静休息，进食清淡易于消化的半流质食物，自当逐渐康复。若饮食失宜，进食不易消化的偏硬的或厚味饮食，则食积与余热相搏，每易引起复发，不但身热复炽，且常出现腹痛、便血，甚至危及生命。

(2)休止与复发交替：这种复发类型在初次患病时即有宿根伏于体内，虽经治疗，症状和体征均已消除，但宿根未除，一旦正气不足，或感新邪引动宿邪，即可旧病复发。例如，哮喘病，有痰饮宿根胶着于胸膈，休止时宛若平人。但当气候骤变，新感外邪引动伏邪，或过度疲劳，正气暂虚，无力制邪时，痰饮即泛起，上壅气道，使肺气不畅，呼吸不利，张口抬肩而息，喉中痰鸣如拽锯，哮喘复发。经过适当治疗，痰鸣气喘消除，又与常人无异。但胸膈中宿痰不除，终有复发之虞。欲除尽宿根，确非易事。

(3)急性发作与慢性缓解期交替：这种复发类型实际上是慢性疾病症状较轻的缓解期与症状较重的急性发作期的交替。例如，胆石症，结石为有形之病理产物，会阻碍气机，而致肝气郁结。在肝疏泄正常，腑气通降适度时，患者仅感右胁下偶有不适，进食后稍觉饱胀，是谓慢性缓解期。若因情志抑郁，引起肝失疏泄，或便秘，腑气失于通降，或因进食膏粱厚味，助生肝胆湿热，使肝胆气机郁滞不通，胆绞痛发作，症见右胁下剧痛，牵引及右侧肩背，甚则因胆道阻塞而见黄疸与高热，是谓急性发作。经过适当治疗，发作渐轻，又进入缓解期。但是，胆石不除，急性发作的反复出现，总是在所难免。

从上述三种情况看，其一是急性病恢复期余邪未尽，正气已虚，适逢诱因而引起复发。若治疗中注意祛邪务尽，避免诱因，复发是可以避免的。第二、三皆因病有宿根而导致复发。宿根之形成，一是正气不足，脏腑功能失调，无力消除病邪；一是病邪之性胶着固涩，难以清除。故治疗时，一方面要扶助正气，令其祛邪有力；另一方面应根据宿邪的性质，逐步消除，持之以恒，以挖除病根。尽量减少复发，避免诱因十分重要。因此，必须认真掌握引起复发的主要诱发因素。

3. 复发的诱因　复发的诱因，是导致病理静止期趋于重新活跃的因素。诱发因素，归纳起来主要有如下几个方面：

(1)复感新邪：疾病进入静止期，余邪势衰，正亦薄弱，复感新邪势必助邪伤正，使病变再度活跃。这种重感致复多发生于热病新瘥之后，所谓“瘥后伏热未尽，复感新邪，其病复作”(《重订通俗伤寒论·伤寒复证》)。因此，强调病后调护，慎避风邪，防寒保暖，对防止复发有着重要的意义。

(2)食复:疾病初愈,因饮食因素而致复发者,称为“食复”。在疾病过程中,由于病邪的损害或药物的影响,脾胃已伤;“少愈”之际,受纳、腐熟、运化功能犹未复健,若多食强食,或不注意饮食宜忌,或不注意饮食卫生,可致脾胃再伤。余邪得宿食、酒毒、“发物”等之助而复作,以致复发。例如,胃脘痛、痢疾、痔疾、淋证等新瘥之后,每可因过食生冷,或食醇酒辛辣炙煿之物而诱发。鱼虾海鲜等可致瘾疹及哮病的复发等。

(3)劳复:凡病初愈,切忌操劳,宜安卧守静,以养其气。疾病初愈,若形神过劳,或早犯房事而致复病者,称为“劳复”。例如,某些外感热病的初愈阶段,可因起居劳作而复生余热;慢性水肿,以及痰饮、哮病、疝气、子宫脱垂等,均可因劳倦而复发并加重。某些病症的因劳致复,如中风的复中、真心痛的反复发作等,均一次比一次的预后更为凶险。

(4)药复:病后滥施补剂,或药物调理运用失当,而致复发者,称为“药复”。疾病新瘥,为使精气来复,或继清余邪,可辅之以药物调理。但应遵循扶正宜平补,勿助邪,祛邪宜缓攻,勿伤正的原则。尤其注意勿滥投补剂,若急于求成,迭进大补,反会导致虚不受补,或壅正助邪而引起疾病的复发,或因药害而滋生新病。

气候因素、精神因素、地域因素等也可成为复发的因素。例如哮病,或久病咳喘引起的“肺胀”,多在气候转变的季节或寒冬复发;许多皮肤疾患的复发或症状的加剧,与气候变化的联系至为密切。眩晕、失眠、脏躁、癫狂,以及某些月经不调病症的复发与加重,即与情志的刺激有关。

发病学理论,主要是研究与阐述病邪作用于人体,正邪相搏的发病原理,影响发病的因素,发病的途径与类型等,从而构成了中医急重症学发病理论的主要框架。

第二节　中医急重症学基本病机

一、邪正盛衰

邪正盛衰,是指在疾病过程中,机体的抗病能力与致病邪气之间相互斗争中所发生的盛衰变化。邪正斗争,不仅关系着疾病的发生、发展和转归,而且也影响着病证的虚实变化。在疾病的发展变化过程中,正气和邪气的力量对比不是固定不变的,而是在正邪的斗争过程中,不断地发生着消长盛衰的变化。随着体内邪正的消长盛衰而形成了病机的虚实变化。虚与实,体现了人体正气与病邪相互对抗消长运动形式的变化,“邪气盛则实,精气夺则虚”,致病因素作用于人体之后,在疾病的发展过程中,邪正是互为消长的,正盛则邪退,邪盛则正衰。随着邪正的消长,疾病就反映出两种不同的本质,即虚与实的变化。

(一)虚实的概念

1. 实　所谓实,是指邪气盛而正气尚未虚衰,以邪气盛为主要矛盾的一种病理变化。实所表现的证候称之为实证。发病后,邪气亢盛,正气不太虚,尚足以同邪气相抗衡,临床表现为亢盛有余的实证。实证必有外感六淫或痰饮、食积、瘀血等病邪滞留不解的表现。一般多见于疾病的初期或极期,病程一般较短。如外感热病进入热盛期阶段,出现了以大热、大汗、大渴、脉洪大等;或潮热、谵语、狂躁、腹胀满坚硬而拒按、大便秘结、手足微汗出、舌苔黄燥、脉沉数有力等症状,前者称“阳明经证”,后者称“阳明腑证”。就邪正关系说来,它们皆属实,就疾病性质来说它们均属热,故称实热证。此时,邪气虽盛,但正气尚未大伤，还能奋起与邪气斗争，邪正激烈斗争的结局，以实热证的形式表现出来。或因痰、食、水、血等滞留于体内引起的痰涎壅盛、食积不化、水湿泛滥、瘀血内阻等病变，都属于实证。

2. 虚 所谓虚，是指正气不足，抗病能力减弱，以正气不足为主要矛盾的一种病理变化。虚所表现的证候，称之为虚证。或体质素虚，或疾病后期，或大病久病之后，气血不足，伤阴损阳，导致正气虚弱，正气对病邪虽然还在抗争，但力量已经显示出严重不足，难以出现较剧烈的病理反应。所以，临床上出现一系列的虚损不足的证候。虚证必有脏腑功能衰退的特殊表现，一般多见于疾病的后期和慢性疾病过程中。如大病、久病，消耗精气，或大汗、吐、利、大出血等耗伤人体气血津液、阴阳，均会导致正气虚弱，出现阴阳气血虚损之证。如崩漏，由于大量出血，其症状除了出血之外，同时伴有面色苍白或萎黄、神疲乏力、心悸、气短、舌淡、脉细等，称作"脾不统血"。就邪正关系而言，心脾生理功能低下，既有脾虚之证，又有心血不足之候，属虚证。

（二）虚实互存

虚实互存包括虚中夹实和实中夹虚两种病理变化。在疾病过程中，邪正的消长盛衰，不仅可以产生单纯的虚或实的病理变化，而且由于疾病的失治或治疗不当，以致病邪久留，损伤了人体的正气；或因正气本虚，无力驱邪外出，而致水湿、痰饮、瘀血等病理产物的凝结阻滞，往往可以形成虚实同时存在的虚中夹实、实中夹虚等虚实错杂的病理变化。

1. 虚中夹实 虚中夹实是指以虚为主，又兼夹实候的病理变化。如脾阳不振之水肿即属于此。脾阳不振，运化无权，皆为虚候；水湿停聚，发为水肿为实。上述病理变化以虚为主，实居其次。

2. 实中夹虚 实中夹虚是以实为主，兼见虚候的一种病理变化。如外感热病在发展过程中，常见实热伤津之象，因邪热炽盛而见高热、汗出、便秘、舌红、脉数之实象，又兼口渴、尿短赤等邪热伤津之征，病本为实为热，津伤源于实热，而属于虚，此为实中夹虚。分析虚实错杂的病机，应根据邪正之孰缓孰急，虚实之孰多孰少，来确定虚实之主次。

（三）虚实转化

急重症发生后，邪正双方力量的对比经常发生变化，因而疾病在一定条件下也常常发生实证转虚，因虚致实的病理变化。

1. 由实转虚 疾病在发展过程中，邪气盛，正气不衰，由于误治、失治，病情迁延，虽然邪气渐去，但是人体的正气、脏腑的生理功能已受到损伤，因而疾病的病理变化由实转虚。例如，外感性疾患，疾病初期多属于实，如表寒证或表热证等，由于治疗不及时或治疗不当，护理失宜，或年高体弱，抗病能力较差，从而病情迁延不愈，正气日损，可逐渐形成肌肉消瘦、纳呆食少、面色不华、气短乏力等肺脾功能衰减之虚象，这是由实转虚。

2. 因虚致实 所谓因虚致实，是由于正气本虚，脏腑生理功能低下，导致气、血、水等不能正常运行，产生了气滞、瘀血、痰饮、水湿等实邪停留体内之害。此时，虽然邪实明显，但正气亦不足，脏腑亦衰，故谓之因虚致实。如肾阳虚衰，不能主水，而形成的阳虚水停之候，既有肾脏温化功能减退的虚象，又有水液停留于体内的邪实之象，这种水湿泛滥乃由肾阳不足，气化失常所致，故称之为因虚致实。实际上，因虚致实是正气不足，邪气亢盛的一种虚实错杂的病理变化。

（四）虚实真假

病机的或实或虚，在临床上均有一定的征象。但必须指出，临床上的征象，仅仅是疾病的现象，在一般情况下，即现象与本质相一致的情况下，可以反映病机的虚或实。但在特殊情况下，即现象与本质不完全一致的情况下，在临床上往往会出现与疾病本质不符的许多假象，因而有“至虚有盛候”的真虚假实和“大实有羸状”的真实假虚的病理变化。虽然假象也是由疾病的本质所决定的，是疾病本质的表现，但它并不如真相那样更直接地反映疾病的本质，往往会把疾病的本质掩盖起来。因此，我们要详细地占有临床资料，全面地分析疾病的现象，从而揭示病机的真正本质。

1. 真虚假实（至虚有盛候）　真虚假实之虚指病理变化的本质，而实则是表面现象，是假象。如正气虚弱的人，因脏腑虚衰，气血不足，运化无力，有时反出现类似“实”的表现。一方面可以见到纳呆食少、疲乏无力、舌胖嫩苔润、脉虚无力等正气虚弱的表现，同时又可见腹满、腹胀、腹痛等一些类似“实”的症状。但其腹虽满，却有时减轻，不似实证之腹满不减或减不足言；腹虽胀，但有时和缓，不若实证之常急不缓；腹虽痛，但喜按，与实证之腹痛拒按不同。所以，病机的本质为虚，实为假象，即真虚假实。

2. 真实假虚（大实有羸状）　真实假虚病机本质为实，而虚则是表面现象，为假象。如热结肠胃、痰食壅滞、湿热内蕴、大积大聚等，使经络阻滞，气血不能畅达，反而出现一些类似虚的假象。如热结肠胃，里热炽盛之患者，一方面见到大便秘结、腹满硬痛拒按、潮热谵语、舌苔黄燥等实证的表现，有时又可出现精神委靡、不欲多言，但语声高亢气粗；肢体倦怠，但稍动则舒适；大便下利，但得泄而反快。究其本质，是实而不是虚。

总之，在疾病的发生和发展过程中，病机的虚和实，都只是相对的而不是绝对的。由实转虚、因虚致实和虚实夹杂，常常是疾病发展过程中的必然趋势。因此，在临床上不能以静止的、绝对的观点来对待虚和实的病机变化，而应以运动的、相对的观点来分析虚和实的病机。

二、阴阳失调

阴阳失调的病理变化，其主要表现，不外阴阳盛衰、阴阳互损、阴阳格拒、阴阳转化以及阴阳亡失等几个方面，其中阴阳偏盛偏衰则是各种疾病最基本的病理变化，这种变化通过疾病性质的寒热而表现出来。

（一）阴阳盛衰

阴阳盛衰，是阴和阳的偏盛或偏衰，表现为或寒或热、或实或虚的病理变化，其表现形式有阳盛、阴盛、阳虚、阴虚四种。

1. 阴阳偏盛　阴或阳的偏盛，主要是指“邪气盛则实”的病理变化。“阳盛则热，阴盛则寒”是阳偏盛和阴偏盛的病机特点。前者其病属热属实，后者其病属寒属实。

阳长则阴消，阴长则阳消，所以，“阳盛则阴病，阴盛则阳病”（《素问·阴阳应象大论》）是阳偏盛或阴偏盛等病理变化的必然发展趋势。

（1）阳盛则热：阳盛是指机体在疾病发展过程中，所出现的阳气偏亢，脏腑经络功能亢进，邪热过盛的病理变化。阳盛则热是由于感受温热阳邪，或感受阴邪而从阳化热，或七情内伤，五志过极而化火，或因气滞、血瘀、痰浊、食积等郁而化热化火所致。阳盛则热的病机特点，多表现为阳盛而阴未虚的实热证。阳以热、动、燥为其特点，故阳气偏盛产生热性病变，以及燥、动之象，出现发热、烦躁、舌红苔黄、脉数等。故称“阳盛则热”。由于阳的一方偏盛会导致阴的一方相对偏衰，所以除上述临床表现外，同时还会出现口渴、小便短少、大便干燥等阳盛伤阴，阴液不足的症状，故称“阳盛则阴病”，但矛盾的主要方面在于阳盛。

(2)阴盛则寒：阴盛，是指机体在疾病过程中所出现的一种阴气偏盛，功能障碍或减退，阴寒过盛以及病理性代谢产物积聚的病理变化。阴盛则寒多由感受寒湿阴邪，或过食生冷，寒湿中阻，阳不制阴而致阴寒内盛之故。

一般地说，阴盛则寒的病机特点，多表现为阴盛而阳未虚的实寒证。阴以寒、静、湿为其特点，故阴偏盛产生的寒性病变以及湿、静之象，表现为形寒、肢冷、喜暖、口淡不渴、苔白、脉迟等。所以说，“阴盛则寒”。由于阴的一方偏盛，常常耗伤阳气，会导致阳的一方偏衰，从而出现恶寒、腹痛、溲清便溏等。这种阳气偏衰的表现是由于阴盛所引起的，所以又称“阴盛则阳病”。

“阴盛则阳病”，阴盛则阳虚。从病机变化来说，阴盛则阳病虽然也可区分为阳的相对不足和绝对的虚损，但是，由于阳主动而易耗散，而且阴寒内盛多因素体阳虚，阳不制阴所致。所以，实际上在阴偏盛时，多同时伴有程度不同的阳气不足，难以明确区分为相对不足和绝对损伤。

2. 阴阳偏衰　阴阳偏衰，是人体阴精或阳气亏虚所引起的病理变化。阳气亏虚，阳不制阴，使阴相对偏亢，形成“阳虚则寒”的虚寒证。反之，阴精亏损，阴不制阳，使阳相对偏亢，从而形成“阴虚则热”的虚热证。

(1)阳虚则寒：阳虚，是指机体阳气虚损，失于温煦，功能减退或衰弱的病理变化。形成阳偏衰的主要原因，多由于先天禀赋不足，或后天饮食失养，或劳倦内伤，或久病损伤阳气所致。一般地说，其病机特点多表现为机体阳气不足，阳不制阴，阴相对亢盛的虚寒证。阳气不足，一般以脾肾之阳虚为主，其中尤以肾阳不足为最。因为肾阳为人身诸阳之本，所以，肾阳虚衰(命门之火不足)在阳偏衰的病机中占有极其重要的地位。由于阳气的虚衰，阳虚则不能制阴，阳气的温煦功能减弱，经络、脏腑等组织器官的某些功能活动也因之而减弱衰退，血和津液的运行迟缓，水液不化而阴寒内盛，这就是阳虚则寒的主要机制。阳虚则寒，虽也可见到面色㿠白、畏寒肢冷、舌淡、脉迟等寒象，但还有喜静蜷卧、小便清长、下利清谷等虚象。所以，阳虚则寒与阴盛则寒，不仅在病机上有所区别，而且在临床表现方面也有不同：前者是虚而有寒，后者是以寒为主，虚象不明显。

(2)阴虚则热：阴虚，是指机体精、血、津液等物质亏耗，以及阴不制阳，导致阳相对亢盛，功能虚性亢奋的病理变化。形成阴偏衰的主要原因，多由于阳邪伤阴，或因五志过极，化火伤阴，或因久病耗伤阴液所致。一般地说，其病机特点多表现为阴液不足及滋养、宁静功能减退，以及阳气相对偏盛的虚热证。

(二)阴阳互损

阴阳互损，是指在阴或阳任何一方虚损的前提下，病变发展影响到相对的一方，形成阴阳两虚的病理变化。在阴虚的基础上，继而导致阳虚，称为阴损及阳；在阳虚的基础上，继而导致阴虚，称为阳损及阴。由于肾藏精气，内寓真阴真阳，为全身阳气阴液之根本，所以，无论阴虚或阳虚，多在损及肾脏阴阳及肾本身阴阳失调的情况下，才易于发生阳损及阴或阴损及阳的阴阳互损的病理变化。

1. 阴损及阳　阴损及阳，系指由于阴液亏损，累及阳气，使阳气生化不足或无所依附而耗散，从而在阴虚的基础上又导致了阳虚，形成了以阴虚为主的阴阳两虚的病理变化。

例如，临床常见的遗精、盗汗、失血等慢性消耗性病证，严重地耗伤了人体阴精，因而化生阳气的物质基础不足，发展到一定阶段就会出现自汗、畏寒、下利清谷等阳虚之候。这是由阴虚而导致阳虚，病理上称为“阴损及阳”。

2. 阳损及阴　阳损及阴，系指由于阳气虚损，无阳则阴无以生，累及阴液的生化不足，从而在阳虚的基础上又导致了阴虚，形成了以阳虚为主的阴阳两虚的病理变化。例如，临床上常见的水肿一病，其病机主要为阳气不足，气化失司，水液代谢障碍，津液停聚而水湿内生，溢于肌肤所致。但其病变发展则又可因阴无阳生使阴阳日益亏耗，而见形体消瘦、烦躁生火，甚则瘛疭等阴虚症状，转化为阳损及阴的阴阳两虚证。这是由阳虚而导致阴虚，病理上称为“阳损及阴”。

实际上，由阴或阳的一方不足导致另一方虚损，终究会导致阴阳两虚，只是程度轻重不同而已，这在脏腑、气血病理变化中是屡见不鲜的。因为肾阴为全身阴液之本，肾阳为全身阳气之根，故阳损及阴、阴损及阳，最终又总是以肾阳、肾阴亏虚为主要病变。

（三）阴阳格拒

阴阳格拒，是阴盛至极或阳盛至极而壅遏于内，使阴气与阳气或阳气与阴气相互阻隔不通的病理变化。阴阳格拒是阴阳失调中比较特殊的一类病机，包括阴盛格阳和阳盛格阴两方面。阴阳相互格拒的机制，主要是由于某些原因引起阴或阳的一方偏盛至极，而壅遏于内，将另一方排斥于外，迫使阴阳之间不相维系所致。阴阳格拒表现为真寒假热或真热假寒等复杂的病理现象。

1. 阴盛格阳（真寒假热）　阴盛格阳，是指阴寒过盛，阳气被格拒于外，出现内真寒外假热的一种病理变化。如虚寒性疾病发展到严重阶段，其证除有阴寒过盛之四肢厥逆、下利清谷、脉微细欲绝等症状外，又见身反不恶寒（但欲盖衣被）、面颊泛红等假热之象。身反不恶寒、面颊泛红，似为热盛之证，但与四肢厥逆、下利清谷、脉微欲绝并见，知非真热，而是假热。

阴盛格阳，又有格阳和戴阳之分。格阳是内真寒而外假热，阴盛格阳于体表（身反不恶寒）。戴阳是下真寒而上假热，阴盛格阳于头面（面赤如妆）。格阳和戴阳均属真寒假热证，其病机同为阴阳格拒。实际上，疾病发展到阴阳格拒的严重阶段，格阳证和戴阳证常常同时出现，只是名称不同而已。

2. 阳盛格阴（真热假寒）　阳盛格阴，是指阳盛已极，拒阴气于外，出现内真热外假寒的一种病理变化。阳盛格阴是由于热极邪气深伏于里，阳气被遏，闭郁于内，不能透达于外所致。其病机的本质属热，而临床症状有某些假寒之象，故又称真热假寒。如热性病发展到极期（阳明经证——白虎汤证、阳明腑证——承气汤证，及暑厥病等），既有阳热极盛之心胸烦热、胸腹扪之灼热、口干舌燥、舌红等症状，又有阳极似阴的四肢厥冷或微畏寒等症。热势愈深，四肢厥冷愈甚，所以有热深厥亦深，热微厥亦微之说。四肢厥冷是假象，系阳盛于内，格阴于外所致。

（四）阴阳转化

在疾病发展过程中，阴阳失调还可表现为阴阳的相互转化。阴阳转化包括由阳转阴和由阴转阳。

1. 由阳转阴　疾病的本质本为阳气偏盛，但当阳气亢盛到一定程度时，就会向阴的方向转化。如某些急性外感性疾病，初期可以见到高热、口渴、胸痛、咳嗽、舌红、苔黄等一些热邪亢盛的表现，属于阳证。由于治疗不当或邪毒太盛等原因，可突然出现体温下降、四肢厥逆、冷汗淋漓、脉微欲绝等阴寒危象。此时，疾病的本质即由阳转化为阴，疾病的性质由热转化为寒，病理上称之为“重阳必阴”。“重阳必阴”与“阳证似阴”不同，前者的“阳”和“阴”皆为真，后者的“阳”为真，而其“阴”为假。

2. 由阴转阳 疾病的本质为阴气偏盛，但当阴气亢盛到一定程度，就会向阳的方向转化。如感冒初期，可以出现恶寒重发热轻、头身疼痛、骨节疼痛、鼻塞流涕、无汗、咳嗽、苔薄白、脉浮紧等风寒束表之象，属于阴证。如治疗失误，或因体质等因素，可以发展为高热、汗出、心烦、口渴、舌红、苔黄、脉数等阳热亢盛之候。此时，疾病的本质即由阴转化为阳，疾病的性质则由寒转化为热，病理上称之为“重阴必阳”。“重阴必阳”与“阴证似阳”有本质的区别。

（五）阴阳亡脱

阴阳亡脱，是指机体的阴液或阳气突然大量的亡失，导致生命垂危的一种病理变化。包括阳脱和阴脱。

1. 阳脱 是指机体的阳气发生突然脱失，而致全身功能突然严重衰竭的一种病理变化。一般地说，亡阳多由于邪盛，正不敌邪，阳气突然脱失所致；也可由于素体阳虚，正气不足，疲劳过度等多种原因，或过用汗法，汗出过多，阳随阴泄，阳气外脱所致。慢性消耗性疾病的亡阳，多由于阳气的严重耗散，虚阳外越所致，其临床表现多见大汗淋漓、手足逆冷、精神疲惫、神情淡漠，甚则昏迷、脉微欲绝等一派阳气欲脱之象。

由于阳气和阴精具有依存互根的关系，亡阳则阴精无以化生而耗竭。所以，亡阳之后，继之往往出现阴竭之变，阳亡阴竭，生命就告终了。

2. 阴脱 阴脱是指由于机体阴液发生突然性的大量消耗或丢失，而致全身功能严重衰竭的一种病理变化。一般地说，亡阴多由于热邪炽盛，或邪热久留，大量煎灼阴液所致，也可由于其他因素大量耗损阴液而致亡阴，其临床表现多见汗出不止，汗热而黏、四肢温和、渴喜冷饮、身体干瘪、皮肤皱褶、眼眶深陷、精神烦躁或昏迷谵妄、脉细数无力，或洪大按之无力。同样，由于阴液与阳气的依存互根关系，阴液亡失，则阳气无所依附而涣散不收，浮越于外，故亡阴可迅速导致亡阳，阴竭则阳脱，阴阳不相维系而衰竭，生命也随之告终了。

综上所述，阴阳失调的病机，是以阴阳的属性，阴和阳之间存在着的相互制约、相互消长、互根互用和相互转化关系的理论，来阐释、分析、综合机体一切病理现象的机制。因此，在阴阳的偏盛和偏衰之间，亡阴和亡阳之间，都存在着密切的联系。也就是说，阴阳失调的各种病机，并不是固定不变的，而是随着病情的进退和邪正盛衰等情况的变化而变化的。

三、气血失调

气血是人体脏腑、经络等一切组织器官进行生理活动的物质基础，而气血的生成与运行又有赖于脏腑生理功能的正常。因此，在病理上，脏腑发病必然会影响到全身的气血，而气血的病变也必然影响到脏腑。气血的病理变化总是通过脏腑生理功能的异常而反映出来。由于气与血之间有着密切关系，所以在病理情况下，气病必及血，血病亦及气，其中尤以气病及血为多见。

(一)气失调

气的病变,包括气的生成不足或耗散太过,气的运行失常,以及气的生理功能减退等,具体表现为气虚、气陷、气滞、气逆、气闭、气脱等几个方面。

1. 气虚　气虚是指元气不足,全身或某些脏腑功能衰退的病理变化。气虚主要表现在元气不足、脏腑功能活动减退以及机体抗病能力下降等方面,其形成的主要原因多是先天不足,或后天失养,或肺脾肾功能失调,也可因劳伤过度、久病耗伤、年老体弱所致。气虚多见于慢性疾患、老年患者、营养缺乏、疾病恢复期以及体质衰弱等病变。其临床表现以少气懒言、疲倦乏力、脉细软无力等症为重要特点。

气虚和阳虚,虽然都是脏腑组织功能活动的衰退和抗病能力的减弱,但气虚则是指单纯的功能减退,而阳虚则是在气虚进一步发展的基础上,出现了阳气虚少,所以气虚属于阳虚的范畴,气虚可发展为阳虚,但气虚不一定阳虚。其区别在于:气虚是虚而无寒象,而阳虚则是虚而有寒象。

由于气与血、津液的关系极为密切,因而在气虚的情况下,必然会影响及血和津液,从而引起血和津液的多种病变。如气虚可导致血虚、血瘀和出血,也可引起津液的代谢障碍,如脾气虚不能运化水湿而形成痰饮、水肿等。

2. 升降失常　升降失常包括气陷、气脱、气滞、气逆和气闭等。

(1)气陷:气陷为气虚病机之一,是以气的升举无力,应升反降为主要特征的一种病理变化。气陷多因气虚进一步发展而来。脾宜升则健,脾气虚,易导致气陷,常称"中气下陷"。机体内脏位置的相对恒定,全赖于气的正常升降出入运动。所以,在气虚而升举力量减弱的情况下,就会引起某些内脏的下垂,如胃下垂、肾下垂、子宫脱垂、脱肛等,还可伴见腰腹胀满重坠、便意频频,以及短气乏力、语声低微、脉弱无力等症。

(2)气脱:气脱是指气虚之极而有脱失消亡之危的一种病理变化。由于体内气血津液严重损耗,以致脏腑生理功能极度衰退,真气外泄而陷于脱绝危亡之境。气脱有虚脱、暴脱之分,精气逐渐消耗,引起脏腑功能极度衰竭者,为虚脱;精气骤然消耗殆尽,引起阴竭阳亡者,为暴脱。如心气虚脱则心神浮越,脉微细欲绝;肝气虚脱则目视昏蒙,四肢微搐;脾气虚脱则肌肉大脱,泻利不止;肺气虚脱则呼吸息高,鼾声如雷;肾气虚脱则诸液滑遗,呼气困难。阴气暴脱则肤皱眶陷,烦躁昏谵;阳气暴脱则冷汗如珠,四肢厥逆等。

(3)气滞:气滞是指某些脏腑经络或局部气机郁滞的病理变化。气滞主要是由于情志内郁,或痰、湿、食、积、瘀血等阻滞,以及外伤侵袭、用力努伤、跌仆闪挫等因素,使气机阻滞而不畅,从而导致某些脏腑经络的功能失调或障碍所致,以闷胀、疼痛为其临床特点。由于人体气机升降多与肝主疏泄、肺主宣降、脾主升清、胃主降浊,以及肠主泌别传导功能有关,故气滞多与这些脏腑功能失调有关。

气行则血行,气滞则血瘀;气行水亦行,气滞则水停。所以气滞可以引起血瘀、水停,形成瘀血、痰饮、水肿等病理变化。

(4)气逆:气逆是气机逆乱、失常之统称。气逆,主要指气机上逆,是气机升降失常,脏腑之气逆乱的一种病理变化。气逆多由情志所伤,或因饮食寒温不适,或因痰浊壅阻等所致。气逆最常见于肺、胃和肝等脏腑。肺以清肃下降为顺,若肺气逆,则肺失肃降,发为咳逆上气;胃气宜降则和,若胃气逆,则胃失和降,发为恶心、呕吐、嗳气、呃逆;肝主升发,若肝气逆,则升发太过,发为头痛胀,面红目赤而易怒。由于肝为刚脏,主动主升,且又为藏血之脏，因此，在肝气上逆时，甚则可导致血随气逆，或为咯血、吐血，或壅遏清窍而致昏厥。

一般地说，气逆于上，以实为主，但也有因虚而气上逆者。如肺虚而失肃降或肾不纳气，都可导致肺气上逆；胃虚失降也能导致胃气上逆等，属因虚而气逆。

(5)气闭：气闭是脏腑经络气机闭塞不通的一种病理变化。气闭多是风寒湿热痰浊等邪毒深陷于脏腑或郁闭于经络，以致某一窍隧失其通顺之常所致。如心气内闭则谵语癫狂，神昏痉厥；胸肺气闭，则胸痹结胸，气喘声哑；膀胱气闭则小便不通；大肠气闭则大便秘结；经络气闭则关节疼痛等。其中以心闭神昏最为严重，一般所说的闭证，主要是指心气内闭而言。

(二) 血失调

1. 血虚　血虚是指血液不足，濡养功能减退的一种病理变化。其形成的原因：一是失血过多，如吐血、衄血、月经过多、外伤出血等使体内血液大量丧失，而新血又不能及时生成和补充；二是血液生化不足，脾胃为气血生化之源，脾胃虚弱，化源不足，导致生成血液的物质减少，或化生血液的功能减弱；三是久病不愈，慢性消耗等因素而致营血暗耗；四是瘀血阻滞，瘀血不去则新血不生等，最终导致全身血虚。

血是维持人体生命活动的重要物质之一，对人体具有营养作用。因此，血液虚亏不能营养脏腑组织，必然导致全身或局部失于营养，生理功能逐渐减退等病理变化。其临床表现以眩晕，面色不华，唇、舌、爪甲淡白无华为重要特征。

2. 血瘀　血瘀是指瘀血内阻，血行不畅的一种病理变化。气滞而致血行受阻，或气虚而血运迟缓，或痰浊阻于脉络，或寒邪入血，血寒而凝，或邪热入血，煎熬血液等，均足以形成血瘀，甚则血液瘀结而成瘀血。所以，瘀血是血瘀的病理产物，而在瘀血形成之后，又可阻于脉络，而成为血瘀的一种原因。

血瘀的病机主要是血行不畅。瘀血阻滞在脏腑、经络等某一局部时，则发为疼痛，痛有定处，得寒温而不减，甚则可形成肿块，称之为瘀。同时，可伴见面目黧黑、肌肤甲错、唇舌紫黯以及瘀斑、红缕等血行迟缓和血液瘀滞的现象。

血瘀反过来又可加剧气机的郁滞，从而形成气滞导致血瘀、血瘀导致气滞的恶性循环。由于血瘀与气虚、气滞、血寒、血热等病理上相互影响，所以血除有寒热之别外，常常出现血瘀兼气虚、血瘀兼气滞、血瘀兼血虚等病理改变。

3. 血热　血热是指血分有热，血行加速甚则瘀阻的一种病理变化。血热多由外感热邪侵袭机体，或外感寒邪入里化热，伤及血分以及情志郁结，郁久化火，火热内生，伤及血分所致。

由于血得温则行，故在血热的情况下，血液运行加速，甚则灼伤脉络，迫血妄行，邪热又可煎熬阴血和津液。所以，血热的病理变化，以既有热象，又有耗血、动血及伤阴为其特征。

4. 出血　出血是指血液溢于脉外的一种病理变化。其形成多由火气上逆，或热邪迫血妄行，或气虚不能摄血，或瘀血停滞，或因外伤损伤脉络等，使血液不能正常循行而溢于脉外所致。出血之候，随处可见，由于出血部位、原因以及出血量之多寡和血的颜色之不同，可表现出不同的病理现象。

出血过多，不仅可以导致血虚气弱，发展成为气血双虚，从而使脏腑组织功能减退；若突然大量失血，还可致气随血脱，甚则发生阴阳离决而死亡。

此外，血的失常还包括血寒，血寒是血分有寒，血行迟缓的一种病理变化，多因寒邪侵袭或阳虚内寒所致，以肢体手足麻木冷痛，心腹怕冷，腹有结块、疼痛，得温则减，女子月经不调为其病变特征。

（三）气血关系失调

1. 气滞血瘀　气滞血瘀是指气机郁滞，血行不畅而气滞与血瘀并存的一种病理变化。由于气的运行不畅，导致血运的障碍，而形成气滞血瘀，也可因闪挫外伤等因素，而致气滞和血瘀同时形成。在一般情况下，肝主疏泄而藏血，肝的疏泄在气机条畅中起着关键性的作用。因此，气滞血瘀多与肝的生理功能异常密切相关。其次，由于心主血脉而行血，故在心的生理功能失调时，则多先发生血瘀而后导致气滞。气滞血瘀，在临床上多见胀满疼痛，瘀斑及积聚癥瘕等症。

2. 气虚血瘀　气虚血瘀是指气虚而运血无力，血行瘀滞，气虚与血瘀并存的一种病理变化。气能行血，气虚则推动无力而致血瘀。轻者，气虚无力，但尚能推动，只不过血行迟缓，运行无力；重者，在人体某些部位，因气虚较甚，无力行血，血失濡养，则可见瘫软不用，甚至萎缩，肌肤干燥、瘙痒、欠温，甚则肌肤甲错等气血不荣经脉的具体表现。

3. 气不摄血　气不摄血，是指因气的不足，固摄血液的生理功能减弱，血不循经，溢出脉外，而导致咯血、吐血、衄血、发斑、便血、尿血、崩漏等各种出血的病理变化。其中因中气不足，气虚下陷而导致血从下溢，则可见崩漏、便血、尿血等病症。

4. 气随血脱　气随血脱，是指在大量出血的同时，气也随着血液的流失而散脱，从而形成气血两虚或气血并脱的病理变化。常由外伤失血或妇女崩漏、产后大出血等因素所致。血为气之载体，血脱，则气失去依附，故气亦随之散脱而亡失。

5. 气血两虚　气血两虚，即气虚和血虚同时存在的病理变化，多因久病消耗、气血两伤所致，或先有失血，气随血耗；或先因气虚，血的生化无源而日渐衰少，从而形成肌肤干燥、肢体麻木等气血不足之证。

四、津液失常

津液的正常代谢，是维持体内津液的正常生成、输布和排泄之间相对恒定的基本条件。

津液代谢失常，是津液的输布失常、津液的生成和排泄之间失去平衡，从而出现津液的生成不足，或是输布失常、排泄障碍，以致津液在体内的环流缓慢，形成水液潴留、停阻、泛滥等病理变化。

（一）津液不足

津液不足，是指津液在数量上的亏少，进而导致内则脏腑，外至孔窍、皮毛，失其濡润滋养作用，产生一系列干燥失润的病理变化。津液不足多由燥热之邪或五志之火，或高热、多汗、吐泻、多尿、失血，或过用辛燥之剂等引起津液耗伤所致。

津液不足的病理变化，由于津液亏损程度不同，而有伤津和伤阴之分。津和液，在性状、分布部位、生理功能等方面均有所不同，因而津液不足的病机及临床表现，也存在着一定的差异。津较清稀，流动性较大，内则充盈血脉，润泽脏腑，外则达于皮毛和孔窍，易于耗散，也易于补充。如炎夏而多汗，或因高热而口渴引饮；气候干燥季节，常见口、鼻、皮肤干燥；大吐、大泻、多尿时所出现的目陷、螺瘪，甚则转筋等，均属于以伤津为主的临床表现。液较稠厚，流动性较小，是以濡养脏腑，充养骨髓、脑髓、脊髓，滑利关节为主，一般不易损耗，一旦亏损则亦不易迅速补充。如热病后期或久病伤阴，所见到的舌光红无苔或少苔，唇舌干燥而不引饮，形瘦肉脱，皮肤毛发枯槁，甚则肉𥆧、手足震颤蠕动等，均属于阴液枯涸以及动风的临床表现。

伤津和脱液，在病机和临床表现方面虽然有所区别，但津液本为一体，二者相互为用，病理上互相影响。一般来说，轻者为伤津，重者为伤阴。伤津并不一定兼有伤阴，但伤阴则必兼有伤津，所以说伤津乃伤阴之渐，伤阴乃津枯之甚。

由于津血同源，故津液亏乏或枯竭，必然导致阴血亏乏，出现血燥虚热内生或血燥生风等津枯血燥的病理改变。若津液耗损，使血液减少而血行瘀滞不畅，从而发生血瘀之变，终致津亏血瘀。

气与津液相互依附、相互为用。津液的代谢，有赖于气的升降出入运动；气有固摄和气化作用，可以控制和调节津液的生成与排泄。气也要依附于津液而存在，如人体津液大量丢失，气失其依附而随之形成气随液脱的危重状态。

（二）水湿停聚

津液的输布和排泄，是津液代谢中的两个重要环节。津液的输布和排泄的功能障碍，虽然各有不同，但其结果都能导致津液在体内不正常的停滞，成为内生水湿、痰饮等病理产物的根本原因。

津液的输布障碍，是指津液得不到正常输布，导致津液在体内环流迟缓，或在体内某一局部发生潴留，因而津液不化，水湿内生，酿成痰饮的一种病理变化。导致津液输布障碍的原因很多，涉及肺的宣发和肃降、脾的运化和散精、肝的疏泄条达和三焦的水道是否通利等各个方面，但其中最主要的是脾的运化功能障碍。

津液的排泄障碍，主要是指津液转化为汗液和尿液的功能减退，而致水液潴留，上下溢于肌肤而为水肿的一种病理变化。津液化为汗液，主要是肺的宣发功能；津液化为尿液，主要是肾的蒸腾气化功能。肺肾的功能减弱，虽然均可引起水液潴留，发为水肿，但是肾的蒸腾气化则起着主宰排泄的作用。

津液的输布障碍和排泄障碍，二者虽然有别，但亦常相互影响和互为因果，其结果则导致内生水湿，酿成痰饮，引起多种病变。

总之，水湿停聚，主要形成湿浊困阻、痰饮凝聚和水液潴留等病理变化。

1. 湿浊困阻　湿浊困阻虽因肺脾肾等相关为病，但以脾不运湿为要。湿之为病最多，"湿伤人隐而缓。隐则莫见，而受之也深；缓则不觉，而发之也迟"（《医原》）。

2. 痰饮凝聚　痰与饮都是脏腑功能失调，津液代谢障碍，以致水湿停聚而形成的病理产物，又是多种疾患的致病因素，导致复杂的病理变化。详见第二章病因，在此不再赘述。

3. 水液潴留　水液潴留多由肺脾肾等脏腑功能失调，水液代谢障碍，从而使水液潴留体内，发为水肿。水液泛溢肌肤，则头面、眼睑、四肢水肿，甚则全身水肿。若水邪潴留腹腔，则腹肿胀大，发为腹水。

气可以化水，水停则气阻。津液代谢障碍，水湿痰饮潴留，可导致气机阻滞的病理变化。

（三）津液与气血的关系失调

1. 水停气阻　水停气阻是水液停蓄体内，导致气机阻滞的病理变化。津液的生成、输布和排泄，依赖于脏腑气机的升降出入运动，气行则水行。津液的气化失常，则水液停聚而形成水湿痰饮，水湿痰饮阻碍气机运行，水停则气阻。如水饮阻肺，则肺气壅滞，失于肃降，可见胸满咳嗽、喘促不能平卧；水饮凌心，阻遏心气，致使心阳被抑，则可见心悸心痛；水饮停滞中焦，阻遏脾胃气机，则可致清气不升，浊气不降，而见头昏困倦、脘腹胀满、纳化呆滞、恶心呕吐等症；水饮停于四肢，则可阻滞经脉气血的流通，故除见水肿外，尚可见肢体沉困或胀痛等症。

2. 气随液脱　气随液脱是由于津液大量丢失，气失其依附而随津液外泄，从而导致阳气暴脱亡失的气阴两脱的病理变化。气随液脱多由大汗伤津，或严重吐泻，耗伤津液所致。

3. 津枯血燥　津枯血燥是指津液亏乏，甚则枯竭，从而导致血燥虚热内生，或血燥生风的病理变化。津液是血液的重要组成部分，津血又同源于后天的水谷精微，若因高热伤津，或烧伤，而使津液大亏，或阴虚痨热，津液暗耗，均会导致津枯血燥，而见心烦、鼻咽干燥、口渴喜饮、肌肉消瘦、小便短少、舌红少津、脉细数等症。

4. 津亏血瘀　津亏血瘀指津液亏损，血液运行不畅的病理变化。津液充足是保持血脉充盈、血液运行通畅的重要条件。若因高热、烧伤，或吐泻、大汗出等因素，从而使津液大量消耗，则津液亏少而血亦亏虚，使血液循行滞涩不畅，即可发生血瘀之病变，临床表现即可在原有津液亏损不足基础上，出现舌质紫绛，或见瘀斑等症。

学习小结

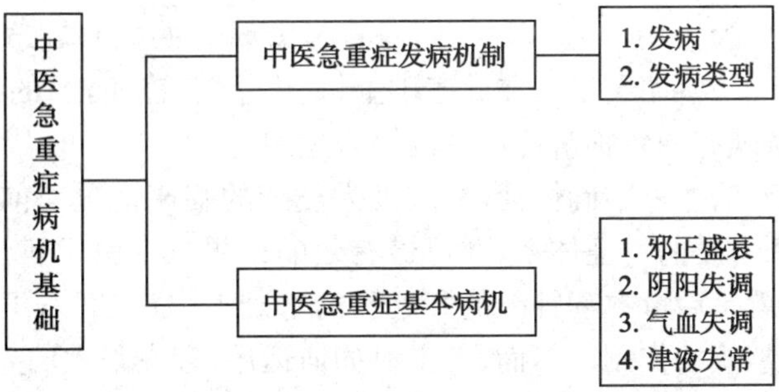

（刘清泉）

复习思考题

1. 中医急重症学常见发病机制有哪些？
2. 中医急重症学基本病机有哪些？

第三章　中医急重症学辨证体系

学习目的

通过对辨证体系的学习，了解三态论治的概念，熟悉两纲辨证及六证辨证的概念。

学习要点

三态论治；两纲辨证；六证辨证。

中医治疗学最为重要的理论就是辨证论治，历代各家进行了大量的研究和临床实践，对于推动中医学的发展起到了决定性的作用。《黄帝内经》奠定了中医学的基础理论，创立了后世发展的各种辨证体系的雏形。如东汉张仲景基于《灵枢·热病》、《素问·阴阳应象大论》等创立了著名的“六经辨证体系”；易水学派创始人张元素基于《黄帝内经》相关理论，在吸收孙思邈、钱乙等前人经验的基础上创立了以寒热虚实为纲的脏腑辨证理论体系；清代温病学家叶天士，在汲取前人研究的基础上创立了治疗温病的“卫气营血”辨证论治体系。从一定意义上讲，各种辨证体系都是在急重症的基础上形成的，也就是说，各种辨证体系实际上就是临床上诊治急重症的基本方法，对于临床急重症临床疗效的提高起到了极大的推动作用。

中医急诊学科理论体系完善的根本之一就是中医急诊学辨证体系的构建，如何让中医急诊学辨证体系更为实用、高效，是我们一直努力研究的核心。急重症的核心病机是“正气虚于一时，邪气暴盛而突发”，在此基础上，提出了“三态论治”的辨证论治理念，实际上是一种思路，是对现有的各种辨证体系的综合运用。

急诊医学临床诊治要求准确快捷，要在极为复杂的临床情况面前能够用最简单的方法，最能够体现临床本质的辨证体系，取得最有效的结果。中医学辨证论治体系中，最简洁的辨证理论体系就是后世在程钟龄的“六要”的基础上提出的“八纲辨证”，其对中医学的学习起到了提纲挈领的作用。然而，各学科如何运用，存在很大的差异。我们认为在中医急诊学学科领域，八纲辨证的临床使用极为重要，但要有一定的方法和思路，分步进行。首先辨明中医之最高层次即阴阳两纲，继而对患者的疾病状态进行辨识，即三态论治。所谓三态论治就是基于“虚态、实态、虚实互存态”三种状态，进而归纳总结出以证候为核心的疾病状态，为临床救治提供准确的方法。

一、三态:急诊辨证的思维之本

所谓三态就是疾病发生发展变化存在的三种不同的状态，是基于证候基础上的疾病变化过程中的一个横截面。证候相对稳定，状态总因不同的内部、外部条件而变化，状态是在不停运动的，把握住状态就更具有针对性，是提高临床疗效的基本途径之一。

所谓三态就是“虚态、实态、虚实互存态”。不同于传统的两纲辨证，虚证和实证，虚实两纲辨证是静态，而三态理念是动态，因为处于静态形成了“一分为二”的分类，而动态的变化形成了“一分为三”之别，在两端论的基础上因为变化而产生了第三种状态，这种认识疾病的基本方法是基于疾病是在不同发展变化的根本规律而提出的。“虚态、实态、虚实互存态”是针对“阴、阳、和”的一种病理变化。相互对立的各种事物或表现之间的交错和谐，阴阳平衡，维持了人体生理功能的正常，不会发生疾病。这种交错在某种因素的作用下发生了不和谐，阴阳不协调的现象，导致疾病的发生，甚至疾病加重导致死亡。

三态不是一种新的辨证体系，但重视细节的处理，对于急重症的诊断和治疗具有重要意义。

二、两纲：急诊辨证的最高层次

所谓两纲实际上是阴阳两纲，阴阳两纲是八纲辨证的总纲，阴阳学说也是中医哲学理论的基础。临床上面对疾病复杂的临床表现，总可以划分阴阳两类，表示疾病总体发展方向，具有十分重要的临床意义。以阴阳两纲诊断的证候除阴证、阳证以外，还有阴脱、阳脱危重证候。

（一）阴证与阳证

1. 阴证　凡符合“阴”的一般属性的证候，称为阴证。如里证、寒证、虚证概属阴证范围。

不同的疾病，所表现的阴性证候不尽相同，各有侧重，一般常见为：面色黯淡，精神委靡，身重蜷卧，形寒肢冷，倦怠无力，语声低怯，纳差，口淡不渴，大便稀溏，小便清长。舌淡胖嫩，脉沉迟，或弱或细涩。

2. 阳证　凡符合“阳”的一般属性的证，称为阳证。如表证、热证、实证概属于阳证范围。

不同的疾病表现的阳性证候也不尽相同。一般常见的有：面色红赤，恶寒发热，肌肤灼热，神烦，躁动不安，语声粗浊或骂詈无常，呼吸气粗，喘促痰鸣，口干渴饮，大便秘结，奇臭，小便涩痛，短赤，舌质红绛，苔黄黑生芒刺，脉象浮数，洪大，滑实。

3. 阴证和阳证的鉴别

(1)阴证

望诊：面色苍白或黯淡，身重蜷卧，倦怠无力，委靡不振，舌质淡而胖嫩，舌苔润滑。

闻诊：语声低微，静而少言，呼吸怯弱，气短。

问诊：大便气腥臭，饮食减少，口中无味，不烦不渴，或喜热饮，小便清长短少。

切诊：腹痛喜按，身寒足冷，脉象沉微细涩，弱迟无力。

(2)阳证

望诊：面色潮红或通红，喜凉，狂躁不安，口唇燥裂，舌质红绛，苔色黄或老黄，甚则燥裂，或黑而生芒刺。

闻诊：语声壮厉，烦而多言，呼吸气粗，喘促痰鸣，狂言叫骂。

问诊：大便或硬或秘，或有奇臭，恶食，口干，烦渴引饮，小便短赤。

切诊：腹痛拒按，身热足暖，脉象浮洪数大，滑实而有力。

（二）阴脱与阳脱

阴脱与阳脱是疾病的危险证候，辨证稍差，或救治稍迟，死亡立见。阴脱与阳脱是两个性质不同的病证，阴脱的根本原因是机体内大量脱失津液。阳脱的主要病因是阳气亡脱。因为气可随液脱，可随血脱，所以阳脱也常见于汗、吐、下太过以及大出血之后，同时，许多疾病的危笃阶段也可出现阳脱。由于阴阳是依存互根的，所以阴脱可导致阳脱，而阳脱也可以致使阴液耗损。在临床上，应分别阴脱、阳脱之主次，及时救治。

1. 阴脱　身热肢暖，烦躁不安，口渴咽干，唇干舌燥，肌肤皱瘪，小便极少，舌红干，脉细数无力。大汗淋漓其汗温、咸而黏为阴脱的特征。

2. 阳脱　身凉恶寒、四肝厥冷、蜷卧神疲，口淡不渴，或喜热饮，舌淡白润，脉微欲绝。大汗出汗冷、味淡为阳脱的特征。

3. 阴脱阳脱的鉴别

(1)阴脱

汗：汗热，味咸。

四肢：温和。

舌象：红干。

脉象：细数无力。

其他：身热，烦躁不安，口渴，喜冷饮。

(2)阳脱

汗：汗凉，味淡。

四肢：厥冷。

舌象：白润。

脉象：微细欲绝。

其他：身冷，蜷卧神疲，口淡，喜热饮。

阴阳的概念虽然抽象，但结合临床实际阴阳辨证就十分清晰，不仅简便易行，更有助于临床疗效的提高，因此在急诊临证之时，时时关注阴阳，救治方向方才不误。

三、六证：急诊临床辨证的核心

六证，基于两纲的基础上，在三态论的指导下，归纳总结疾病的六种不同状态，是通过四诊，掌握了辨证资料之后，根据病位的深浅，病邪的性质，人体正气的强弱等多方面的情况，进行分析综合，归纳为六类不同的状态，称为六证。六证是分析疾病共性的辨证方法，是各种辨证的总纲。在诊断过程中，有执简驭繁，提纲挈领的作用。六证并不意味着把各种证候截然划分为六个区域，它们是相互联系而不可分割的。由于疾病的变化，往往不是单一的，而是经常会出现寒热、虚实交织在一起的夹杂情况，如虚实夹杂，寒热错杂。在一定的条件下，疾病还可出现不同程度的转化，如寒证化热，热证转寒，实证转虚，因虚致实等。在疾病发展到一定阶段时，还可以出现一些与疾病性质相反的假象，如真寒假热，真热假寒，真虚假实，真实假虚等。不仅要熟练地掌握六证的特点，还要注意它们之间的相兼、转化、夹杂、真假，才能正确而全面地认识疾病，诊断疾病。

(一) 寒热三证

寒热是辨别疾病性质的两个纲领。阴盛或阳虚表现为寒证，阳盛或阴虚表现为热证。寒热辨证在治疗上有重要意义。《素问·至真要大论》说："寒者热之"，"热者寒之"，两者治法正好相反。所以寒热辨证，必须确切无误。

1. 寒证　是疾病的本质属于寒性的证候。可以由感受寒邪而致，也可以由机体自身阳虚阴盛而致。由于寒证的病因与病位不同，又可分为几种不同的证型。如感受寒邪，有侵犯肌表，有直中内脏，故有表寒、里寒之别。内寒的成因有寒邪入侵者，有自身阳虚者，故又有实寒、虚寒之分。

各类寒证的临床表现不尽一致，但常见的有：恶寒喜暖，面色皖白，肢冷蜷卧，口淡不渴，痰涎、涕清稀，小便清长，大便稀溏，舌淡苔白润滑，脉迟或紧等。

2. 热证　是疾病的本质属于热性的证候。可以由感受热邪而致，也可以由机体自身阴虚阳亢而致。根据热证的病因与病位的不同，亦可分别出几种不同的证型。如外感热邪或热邪入里，便有表热、里热之别。里热中，有实热之邪入侵或自身虚弱造成，则有实热和虚热之分。

各类热证的证候表现也不尽一致，但常见的有：恶热喜冷，口渴喜冷饮，面红目赤，烦躁不宁，痰、涕黄稠，吐血衄血，小便短赤，大便干结，舌红苔黄而干燥，脉数等。

3. 寒热错杂　在同一患者身上同时出现寒证和热证，呈现寒热交错的现象，称为寒热错杂。寒热错杂有上下寒热错杂和表里寒热错杂的不同。

(1)上下寒热错杂：机体上部与下部的寒热性质不同，称为上下寒热错杂。包括上寒下热和上热下寒两种情况。上下是一个相对的概念。如以膈为界，则胸为上，腹为下。而腹部本身上腹胃脘又为上，下腹膀胱、大小肠等又属下。

上寒下热：机体在同一时间内，上部表现为寒，下部表现为热的证候。例如，胃脘冷痛，呕吐清涎，同时又兼见尿频、尿痛、小便短赤，此为寒在胃而热在膀胱之证候。此即中焦有寒，下焦有热，就其相对位置而言，中焦在下焦之上。所以属上寒下热的证型。

上热下寒：机体在同一时间内，上部表现为热，下部表现为寒的证候。例如患者胸中有热，肠中有寒，既见胸中烦热咽痛口干的上热证，又见腹痛喜暖，大便稀溏的下寒证，就属上热下寒证。

(2)表里寒热错杂：机体表里同病而寒热性质不同，称为表里寒热错杂。包括表寒里热和表热里寒两种情况。

表寒里热：寒在表热在里的一种证候。常见于本有内热，又外感风寒，或外邪传里化热而表寒未解的病证。例如恶寒发热，无汗头痛，身痛，气喘、烦躁、口渴，脉浮紧即是寒在表而热在里的证候。

表热里寒：表有热里有寒的一种证候。常见于素有里寒而复感风热；或表热证未解，误下以致脾胃阳气损伤的病证。如平素脾胃虚寒，又感风热，临床上既能见到发热，头痛、咳嗽、咽喉肿痛的表热证，又可见到大便溏泄，小便清长，四肢不温的里寒证。

寒热错杂的辨证，除了要辨别上下表里的部位之外，关键在于分清寒热的多少。寒多热少者，应以治寒为主，兼顾热证；热多寒少者，应以治热为主，兼顾寒证。

4. 寒热转化

(1)寒证转化为热证：先有寒证，后来出现热证，热证出现后，寒证便渐渐消失，这就是寒证转化为热证。多因机体阳气偏盛，寒邪从阳化热所致，也可见于治疗不当，过服温燥药物。例如感受寒邪，开始为表寒证，见恶寒发热，身病无汗，苔白，脉浮紧。病情进一步发展，寒邪入里热化，恶寒症状消退，而壮热，心烦口渴，苔黄，脉数等症状相继出现，这就表示其证候由表寒而转化为里热。

(2)热证转化为寒证：先有热证。后来出现寒证，寒证出现后，热证便渐渐消失，就是热证转化为寒证。多因邪盛或正虚，正不胜邪，功能衰败所致；也见于误治、失治，损伤阳气的患者。这种转化可缓可急。如热痢日久，阳气日耗，转化为虚寒痢，这是缓慢转化的过程。如高热患者，由于大汗不止，阳从汗泄，或吐泻过度，阳随津脱，出现体温骤降，四肢厥冷，面色苍白；脉微欲绝的虚寒证(阳脱)，这是急骤转化的过程。

寒热证的转化，反映邪正盛衰的情况。由寒证转化为热证，是人体正气尚盛，寒邪郁而化热；热证转化为寒证，多属邪盛正虚，正不胜邪。

5. 寒热真假 当寒证或热证发展到极点时，有时会出现与疾病本质相反的一些假象，如“寒极似热”、“热极似寒”，即所谓真寒假热，真热假寒。这些假象常见于病情危笃的严重关头，如不细察，往往容易贻误生命。

(1)真寒假热：是内有真寒，外见假热的证候。其产生机制是由于阴寒内盛格阳于外，阴阳寒热格拒而成，故又称“阴盛格阳”，阴盛于内，格阳于外，形成虚阳浮越阴极似阳的现象，其表现如；身热，面色浮红，口渴，脉大等似属热证，但患者身虽热却反欲盖衣被，渴欲热饮而饮不多，面红时隐时现，浮嫩如妆，不像实热之满面通红，脉大却按之无力。同时还可见到四肢厥冷，下利清谷，小便清长，舌淡苔白等症状。所以，热象是假，阳虚寒盛才是疾病的本质。

(2)真热假寒：是内有真热而外现假寒的证候。其产生机制，是由于阳热内盛，阳气闭郁于内，不能布达于四末而形成，或者阳盛于内，拒阴于外，故也称为“阳盛格阴”。根据其阳热闭郁而致手足厥冷的特点，习惯上又把它叫“阳厥”或“热厥”。其内热愈盛则肢冷愈严重，即所谓“热深厥亦深”。其表现如手足冷，脉沉等，似属寒证，但四肢冷而身热不恶寒反恶热，脉沉数而有力，更见烦渴喜冷饮，咽干、口臭、谵语、小便短赤，大便燥结或热利下重，舌质红，苔黄而干等症。这种情况的手足厥冷，脉沉就是假寒的现象，而内热才是疾病的本质。

辨别寒热真假的要领，除了了解疾病的全过程外，还应注意体察：假象的出现，多在四肢、皮肤和面色方面，而脏腑气血、津液等方面的内在表现则常常如实反映着疾病的本质。假热之面赤仅在颧颊上见浅红娇嫩之色，时隐时现，而真热的面红却是满面通红。假寒常表现为四肢厥冷，而胸腹部却是大热，按之灼手，或周身寒冷而反不欲近衣被，而真寒则是身蜷卧，欲得衣被。

(二)虚实三证

虚实是辨别邪正盛衰的两个纲领。虚指正气不足，实指邪气盛实。虚证反映人体正气虚弱而邪气也不太盛。实证反映邪气太盛，而正气尚未虚衰，邪正相争剧烈。虚实辨证，可以掌握病者邪正盛衰的情况，为治疗提供依据，实证宜攻，虚证宜补。只有辨证准确，才能攻补适宜，免犯虚虚实实之误。

1. 虚证 是对人体正气虚弱各种临床表现的病理概括。虚证的形成，有先天不足，后天失养和疾病耗损等多种原因。

各种虚证的表现极不一致，很难全面概括，常见有的：面色淡白或萎黄，精神委靡，身疲乏力，心悸气短，形寒肢冷，自汗，大便滑脱，小便失禁，舌淡胖嫩，脉虚沉迟，消瘦颧红，口咽干燥，盗汗潮热，舌红少苔，脉虚细数。

2. 实证 是对人体感受外邪，或体内病理产物堆积而产生的各种临床表现的病理概括。实证的成因有两个方面：一是外邪侵入人体，一是脏腑功能失调以致痰饮、水湿、瘀血等病理产物停积于体内所致。随着外邪性质的差异，致病之病理产物的不同，而有各自不同的证候表现。

由于病因不同，实证的表现亦极不一致，而常见的表现为：发热，腹胀痛拒按，胸闷，烦躁，甚至神昏谵语，呼吸气粗，痰涎壅盛，大便秘结，或下利，里急后重，小便不利，淋沥涩痛，脉实有力，舌质苍老，舌苔厚腻。

3. 虚实互存　凡虚证中夹有实证，实证中夹有虚证，以及虚实齐见的，都是虚实互存。如表虚里实，表实里虚，上虚下实，上实下虚等。由于虚和实错杂互见，所以在治疗上便有攻补兼施法。但在攻补兼施中还要分别虚实的孰多孰少，因而用药就有轻重主次之分。虚实互存中根据虚实的多少有实证夹虚，虚证夹实，虚实并重三种情况。

(1)实证夹虚：多发生于实证过程中正气受损者，亦可素有体虚而新感外邪者。其特点是以实邪为主，正虚为次。

(2)虚证夹实：多见于实证深重，拖延日久，正气大伤、余邪未尽者；亦可见于素体大虚，复感邪气者。其特点是以正虚为主，实邪为次。

(3)虚实并重：多为重证实证，迁延时日，正气大伤，而实邪未减者；或原正气甚弱，又感受较重邪气者。其特点是正虚与邪实均十分明显，病情严重。

4. 虚实转化　疾病的发展过程是邪正斗争的过程，主要表现为虚实的变化。在疾病过程中，由于病邪久留，损伤正气，实可转为虚证；亦有正气虚，脏腑功能失常，而致痰、食、血、水等凝结阻滞者，因虚致实证。

5. 虚实真假　虚和实临证有真假之分，辨证时要从错杂的证候中，辨别真假，以去伪存真，才不致犯"虚虚实实"之误。辨虚实之真假与虚实互存不同，应注意审察鉴别。

(1)真实假虚：指疾病本身属实证，但又出现虚之征象。如热结肠胃，痰食壅滞，大积大聚之实证，却见神情沉静，身寒肢冷，脉沉伏或迟涩等症脉。古称之为"大实有羸状"。治疗应专力攻邪。

(2)真虚假实：指疾病本质属虚证，但又出现实的现象。如素体脾虚、运化无力，因而出现腹部胀满而痛，脉弦等症脉，古人所谓"至虚有盛候"，就是指此而言。治疗应用补法。

虚实真假的鉴别，可概括为以下四点，作为辨别虚实真假的要点，脉象有力无力，有神无神，浮候如何，沉候如何。舌质胖嫩与苍老。言语发声的亢亮与低怯。体质的强弱，发病的原因，病的新久，以及治疗经过如何。

学习小结

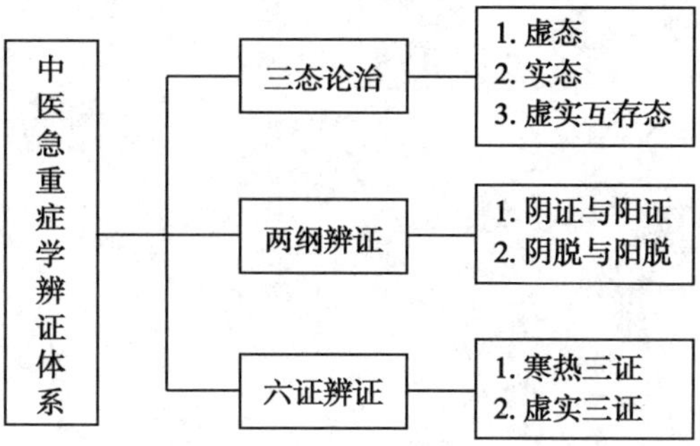

（刘清泉）

复习思考题

1. 什么是三态论治？

2. 两纲辨证的意义是什么？

第二篇　病　证　篇

第一章　中　　风

学习目的

通过学习中风的基本概念、病因病机及相关知识，为临床救治中风奠定理论基础。

学习要点

掌握中风的概念，基本病机，诊断与鉴别诊断，急救处理及辨证救治要点。

一、概　　述

中风是以突然昏仆、不省人事，伴口眼歪斜、言语不利、半身不遂，或不经昏仆，仅以口眼歪斜、偏身麻木为临床特征的危急病症，因其起病急，症见多端，病情变化迅速，与风之善行数变特点相似，故名为中风。《金匮要略》正式将本病命名为中风，其曰："夫风之为病，当半身不遂，或臂不遂者，此为痹，脉微而数，中风使然。"并创立了在络、在经、在腑、在脏的分证方法，"邪在于络，肌肤不仁；邪在于经，即重不胜；邪入于腑，即不识人；邪入于脏，舌即难言，口吐涎"。本病多见于中老年人，四季皆可发病，但以冬春两季最为多见。

中风常见于现代医学的脑血管病，不论是出血性还是缺血性脑血管病均可参考本节辨证论治。

二、病　　因

元气亏虚，年老体弱，或久病气血亏损，脑脉失养，阴血亏虚，阴不制阳，阳亢化风，风阳内动，夹痰浊、瘀血上扰清窍，突发本病；或劳倦内伤，劳欲过度，耗伤阴精，阴虚火旺；或饮食不节，过食肥甘厚味，损伤脾胃，脾失运化，痰浊内生，痰浊化热，上蒙清窍；或情志过极，七情所伤，肝失条达，气机郁滞，血行不畅，瘀结脑脉。凡此种种，均可引起气血逆乱，上扰脑窍而发为中风。

三、病　　机

中风多发于中老年患者，在上述病因基础上，以致元气亏虚，气虚生瘀，瘀血生痰，痰郁化火，火极生风，致使脏腑阴阳失调，气血逆乱，上冲脑窍，导致脑脉闭阻或脑脉血溢。其中元气亏虚为本，瘀、痰、火、风为标，瘀、痰是中间病理产物，风、火是最终致病因素。年老体虚，脏腑功能衰退，气机升降出入失常而致气血逆乱；元气既虚，血运无力而生瘀；气不行津，津聚为痰；痰瘀日久，郁而化热；或五志过极，或水不涵木，以致热极生风、肝阳化风，风火相煽，夹痰夹瘀上逆阻窍，发为中风。

四、诊断与鉴别诊断

（一）诊断要点

1. 具有突然昏仆、不省人事，伴口眼歪斜、言语不利、半身不遂，或不经昏仆，仅以口眼歪斜、偏身麻木等特定的临床表现。

2. 多起病急骤，发病年龄多在 40 岁以上。

3. 常有眩晕、头痛、心悸等病史，病发多有劳倦、饮食不节或情志失调等诱因。

4. 头颅 CT 是最有效最迅速的确诊方法，必要时可行头颅磁共振检查。

（二）证候诊断

1. 中经络

邪阻经络

主症：半身不遂，偏身麻木，感觉减退或消失，头昏目眩，口眼歪斜，言语謇涩或不语，可见气短乏力，自汗出，心烦易怒，呼吸气粗，口燥咽干，痰多而黏，尿赤便干。

舌脉：舌质黯淡或紫黯，苔薄白或白腻，脉弦滑或弦细数。

2. 中脏腑

(1)闭证

①阳闭

主症：起病急骤，神昏或昏愦，半身不遂，鼻鼾痰鸣，肢体强痉拘急，躁扰不宁，甚则抽搐、牙关紧闭。

舌脉：舌质红绛，舌苔薄黄或黄腻，脉弦或滑数。

②阴闭

主症：神昏或昏愦，半身不遂，肢体松懈，瘫软不温，面白唇黯，痰涎壅盛。

舌脉：舌质黯淡，舌苔白腻，脉沉滑或沉缓。

(2)脱证

主症：突然神昏或昏愦，肢体瘫软，手撒肢冷，大汗淋漓或冷汗如珠，二便自遗。

舌脉：舌萎，脉沉缓或沉微。

（三）鉴别诊断

1. 痫症与中风之中脏腑均有猝然昏仆之症。但痫症为反复发作性疾病，发作时伴四肢抽搐，口吐涎沫，双目上视，或发作异常叫声，醒后一如常人，活动自如，发病以青少年居多。

2. 厥证与中风均可见神昏之症。但厥证神昏常伴有四肢逆冷，移时苏醒，醒后无半身不遂、口舌歪斜、言语不利等症。

3. 痉病以四肢抽搐，项背强直，甚至角弓反张为主症。病发亦可伴神昏，但无半身不遂、口舌歪斜、言语不利等症状。

（四）疾病鉴别诊断思路

1. 辨中经络与中脏腑　根据神机受损的程度与有无神志昏蒙分为中经络与中脏腑。两者根本区别在于中经络一般无神志改变，主要症见肢体活动和感觉障碍，口眼歪斜及头目眩晕等。而中脏腑有神志改变,主要症见突然昏仆,不省人事,半身不遂、口眼歪斜、舌强言謇或不语、偏身麻木、神志恍惚或迷蒙。

2. 辨闭证与脱证 中脏腑又因邪正虚实不同,有闭、脱之分。闭证主要见神昏,半身不遂,肢体强硬拘急等症;脱证可见神昏,半身瘫软,手撒肢冷,二便自遗等症。

五、治则治法

根据病因病机,采用复元醒脑、逐瘀化痰、泄热息风等治疗方法。出现闭、脱两证当分别治以祛邪开窍和扶正固脱。

六、急救处理

1. 保持安静,卧位休息,避免不必要的搬动。

2. 保持呼吸道通畅,松解衣领,卸掉假牙,尽可能保持侧卧位,以利于口腔分泌物的引流,防止舌后坠。吸氧,病情严重者当机械通气。

3. 开放静脉通道,宜选用生理盐水,保持营养和水电解质平衡。

4. 严密观察意识,生命体征、瞳孔及血糖情况。

5. 体温升高,可予乙醇涂擦、冰袋、冰帽或冰毯进行物理降温。

6. 高血压、烦躁者对症处理。

7. 定时翻身拍背,防止褥疮、肺部感染等;有感染者针对病因用药。

8. 发病24小时内宜禁食。神志清楚者可予普软食;对轻度吞咽困难者,给予流质饮食;中度吞咽困难者,给予半流质饮食;严重吞咽困难或意识障碍者,采用留置胃管进食。

七、辨证救治

(一)中经络

邪阻经络

治法:活血化瘀,化痰通络。

处理:

(1)方药:化痰通络汤加减。常用药:法半夏、茯苓、天竺黄、胆南星、天麻、丹参、香附、大黄等。

加减:风火偏甚者合用天麻钩藤饮;瘀血重者合用桃红四物汤;痰热腑实甚者合用大承气汤;气虚血瘀者用补阳还五汤加减。

(2)中成药:缺血性中风患者可予红花注射液或丹参注射液。

(二)中脏腑

1. 闭证

(1)阳闭

治法:清热化痰,醒神开窍。

处理:

①方药:羚角钩藤汤加减。常用药:羚羊角、桑叶、钩藤、菊花、生地黄、白芍、川贝母、竹茹、茯神、甘草等。

加减:肝火旺盛者加龙胆、栀子;腑实热结者加生大黄、芒硝等。

②中成药:安宫牛黄丸、醒脑静注射液或清开灵注射液。

(2)阴闭

治法:温阳化痰,醒神开窍。

处理:

①方药:涤痰汤加减。常用药:法半夏、陈皮、茯苓、胆南星、竹茹、石菖蒲、人参等。

加减:寒象明显,加桂枝;兼有风象者,加天麻、钩藤。

②中成药:苏合香丸,醒脑静注射液。

2. 脱证

治法:益气回阳固脱。

处理:

(1)方药:参附汤。常用药:人参、附子。

加减:汗出不止加桂枝龙骨牡蛎汤或生脉散。

(2)中成药:阳脱者选用参附注射液;阴脱者以生脉注射液或参麦注射液。

知识拓展

当今学者关于中风的论述颇为丰富。学者王永炎提出"毒损脑络",认为中风发病是由于毒邪损伤脑络,络脉破损或络脉痉挛瘀闭所致;张伯礼认为中风病机为气虚中络,络脉瘀滞,制定化瘀止血的七香散治疗脑出血;任继学倡导血凝为瘀,瘀血生痰,痰闭清窍或痰热腑实为中风之病机;张学文认为"瘀血乃中风发病之关键";王新陆提出"脑浊"之论,予和血复康饮治疗脑出血急性期;陈绍宏制定"复元醒脑、逐瘀化痰、泄热熄风"之治法,拟定中风醒脑方,用于临床治疗中风病急性期。

案例分析

患者张某,女,60岁,农民,以"右侧肢体活动不利1天"于2011年4月23日23:00入院。6年前体检时发现血压150/90mmHg,未予治疗。此次入院时嗜睡、言语不利,吐字不清,右侧肢体活动不利,舌尖红,苔薄黄,脉弦。查体:T 36.5℃,P 74次/分,R 20次/分,BP 168/114mmHg,右侧眼裂增宽,嘴角左偏,伸舌右偏,双侧瞳孔等大等圆,直径约3mm,左侧对光反射灵敏,右侧对光反射稍迟钝,颈软,心、肺、腹阴性,神经系统:左侧肢体肌张力、肌力正常,生理反射存在,病理反射未引出;右侧肢体肌张力增高,上肢肌力1级,下肢肌力2级,生理反射存在,巴宾斯基征、查多克征、奥本汉姆征、戈登征阳性。辅助检查:血常规示:中性粒细胞百分比70.5%,红细胞5.18×10^{12}/L;生化示:AST 45U/L,LDH 546U/L;凝血全套示:APTT 50sec;血糖:5.8mmol/L;床旁心电图未见明显异常。头颅CT示:左侧基底节区梗死灶。

入院考虑诊断:中医:中风(中脏腑 气虚血瘀),西医:急性脑梗死。入院后监测生命体征,口服阿司匹林抗血小板聚集,并与中药复方制剂中风醒脑口服液鼻饲,每次25ml,每日4次,此方由红参、三七、大黄等药物组成。经上述治疗3天后,BP 158/90mmHg,右侧肢体肌张力稍高,上肢肌力1级,下肢肌力2级,巴宾斯基征阳性。治疗6天后,BP 136/82mmHg,右侧肢体肌张力正常,上肢肌力1~2级,下肢肌力3级,病理征阴性。治疗14天后,右侧上肢肌力2级,下肢肌力已达3~4级,1个月后患者能跛行数百米。

(成都中医药大学附属医院住院病案)

按语:本病员系老年,起病急骤,以肢体活动不利为主要症状,属中医"中风"范畴,且影像学证实为"左侧基底节区梗死"。"半身不遂,大率多痰。痰壅盛者,口眼㖞斜者,不能言者……引出风痰","湿土生痰,痰生热,热生风也","中风大率主血虚有痰,治痰为先","中风半身不遂,偏身麻木,是由气虚血瘀而成”,“元气既虚,不能达于血管,血管无气,必停留为瘀”,故选中风醒脑方,方中重用红参为君药,大补元气,以针对中风元气亏虚的病机本质;且补气以行血,加强方中三七散瘀之功;三七尚能止血,可防活血而致出血之虞;配以大黄,既可活血止血,又能通腑以泄热息风,且可制约红参温燥之性。诸药共奏复元醒脑、泄热息风之功。经国家中医药管理局组织在33家医院进行多中心临床研究表明,应用中风醒脑方治疗急性脑出血471例,结果提示:在21天、90天时能降低患者的病死率;在21天时能提高血肿吸收率;在21天、90天时能明显改善患者的神经功能缺损程度。

学习小结

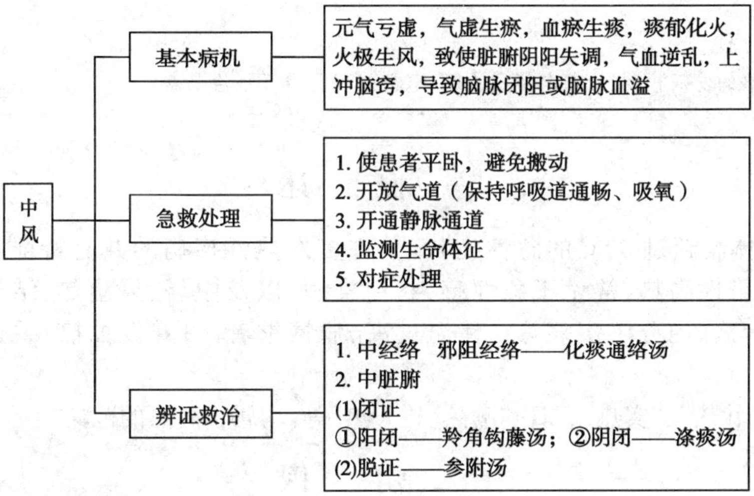

（张晓云　于白莉）

复习思考题

1. 阐述中风病的病因病机。
2. 怎样诊断中风,应与哪些病证相鉴别?
3. 中风如何救治?

第二章　高　　热

学习目的

通过学习高热的基本概念、发病机制、诊断标准、急救处理等相关知识，为临床救治高热奠定基础。

学习要点

掌握高热的发病机制、诊断与鉴别诊断、急救处理及辨证救治要点。

一、概　　述

高热是体温超过 39℃的急性症状，是许多发热性疾病的共有特征，包括感染性高热与非感染性高热，常见于急性感染、传染病，以及中暑、风湿热、结核病、恶性肿瘤、结缔组织病、内分泌疾病等。体温过高、病情重者，可并发抽搐、昏迷、出血等危险证候。

中医的“壮热”、“实热”、“日晡潮热”、“大热”等，均属于高热的范畴。

二、病　　因

外感高热为感受六淫、时疫之邪；内伤高热由饮食失调，劳倦过度，房事无节，情志抑郁等而致病。

三、病　　机

1. 外感高热　外感六淫　风、寒、暑、湿、燥、火，异常的六气，从肌表或口鼻而入，正气与之抗争而引起高热。六淫可单独致病，也可两种以上的邪气兼夹致病，如风寒、风热、湿热、风湿热等。在表之邪不解，则内传入里，邪正剧争而致高热不解。

时疫毒邪，逢人体正虚于内、卫气失护于外、营气失守于中时侵入。时疫病邪多从口鼻而入，若邪微毒弱，卫气拒之，邪止犯于卫，则人体本气自清而不发病；若邪盛毒强，卫虚御邪无力，敛降失用，清化无力，而反外泄，则邪毒必犯于肺，肺气不清，外而卫气不能内敛，正邪交争必见肺卫之证；更有邪毒肆虐，毒性锋利，由卫直入气分，气化受扰，气机障碍而生气分之证；若邪毒留恋不解，或正不胜邪，则邪毒内陷于营。营为血之帅，邪居于营，伏而不出，内淫于血，血不安行于内则发血分之证。

2. 内伤高热　由于饮食失调，劳倦过度，房事无节，情志抑郁等原因，导致阴阳气血偏盛偏衰，脏腑的正常功能失调，而致气滞、血瘀、食停、湿积、痰蕴等。这些病理产物堆积迁延日久，郁而化热，进一步导致脏腑功能紊乱，形成正虚邪实的复杂病理过程。

四、诊断与鉴别诊断

(一) 诊断要点

1. 体温在 39℃以上。

2. 外感高热起病多急骤,常有明显的受凉、疲劳、饮食不洁等病史,多伴寒战。

3. 内伤发热起病多缓,病程长,多无恶寒。

(二) 证候诊断

1. 外感高热

(1)外感风热

主症:高热恶寒,鼻塞流涕,咳嗽,口干咽痛,或身重脘闷。

舌脉:舌红,苔薄黄,脉浮数。

(2)外感风寒

主症:恶寒高热而无汗,喷嚏,头项痛,身重脘闷。

舌脉:舌苔薄白,脉浮。

(3)肺热

主症:壮热,咳嗽或喘促,痰黄稠或痰中带血,胸痛,口渴。

舌脉:舌红苔黄,脉滑数。

(4)胃热

主症:壮热,口渴引饮,面赤心烦,口苦口臭。

舌脉:舌红苔黄,脉洪大有力。

(5)血热动风

主症:身热灼手,神昏谵语,四肢抽搐,颈项强直,牙关紧闭,或斑疹隐现。

舌脉:舌质红绛,脉弦数或细数。

2. 内伤高热

(1)气郁高热

主症:热势常随情绪波动而起伏,精神抑郁,胸胁胀满,烦躁易怒,口干而苦,纳食减少。

舌脉:舌红,苔黄,脉弦数。

(2)气虚高热

主症:热势时高时低,常在劳累后发作或加剧,倦怠乏力,气短懒言,自汗,易于感冒,食少便溏。

舌脉:舌质淡,苔白薄,脉细弱。

(3)血虚高热

主症:发热,头晕眼花,身倦乏力,心悸不宁,面白少华,唇甲色淡。

舌脉:舌质淡,脉细弱。

(三) 鉴别诊断

1. 假热证 病人自觉发热,倦怠乏力,心烦躁扰,但测量体温不高,或由于测量体温不准,造成假性体温升高,但反复检测又正常者。

2. 不同疾病引发高热间的鉴别 可按发热情况,是否伴发皮疹、关节痛等伴随症状,倾向于某一系统表现，及相应的望、闻、问、切诊以明确诊断与辨证，然对1周以上仍未确诊者，要针对性地查找邪毒。

3. 内伤高热与外感高热　外感高热为猝感时邪所致，病机为“正邪交争”、“阳盛则热”，病性多属热证、实证。临床特点为起病急、病程短，呈现壮热、潮热或往来寒热，发热初起多伴恶寒，虽得衣被而不减，兼见头痛，身痛，鼻塞流涕，咽痛，咳嗽，脉浮等外感之象。内伤高热以内伤为病因，病机为脏腑功能失调，气血阴阳亏虚，病性多属虚证或虚实夹杂证。临床特点为起病缓慢，病程较长，或有反复发作史，热势高低不一，常以低热为主，多无恶寒，或虽恶寒，若得衣被则减，常见头晕，头痛，时作时止，心悸，少寐，自汗，盗汗，脉弱无力等脏腑虚损之象。

(四) 疾病鉴别诊断思路

1. 抓住虚实　分清虚实是高热急症辨证的关键环节。临床上以实证多见，热势急迫，多持续不解，烦渴面赤，尿黄便干，舌红脉实；虚证多见热势缓进，多有波动，气短懒言，尿清便溏，脉象多虚。

2. 区别表里　表证多见恶寒发热，鼻塞流涕，苔薄脉浮数；里证则见烦渴便干，脉沉数，多伴脏腑病变的各种表现。

3. 审清标本　即明确高热之病机。邪、毒、热与变，三者之主从顺逆。毒随邪入，热乃毒生，邪毒之本，发热是标；热毒内陷，耗气动血，症见吐衄发斑，则热毒为本，出血是标。

4. 详察传变　高热急症变化迅速，临床必须详察病情，随证治之。外感高热多六经、卫气营血传变，内伤高热则多按脏腑传变。然亦有越经传、合病、并病、正不束邪而肆意相传者。

五、治则治法

外感高热，由六淫及疫毒所致，入里化热；或温热之邪，由表及里，或有脏腑功能失调，郁热化火，病机有不同，但发热为其共性，因此，必须采用清热解毒、泻火凉血、清泻脏腑、滋阴退热之法，清除邪热，调和脏腑。

内伤高热，实火宜泻，虚火宜补，并应根据证候、病机的不同而分别采用有针对性的治法。属实者，宜以解郁、活血、除湿为主，适当配伍清热。属虚者，则应益气、养血、滋阴、温阳，除阴虚发热可适当配伍清退虚热的药物外，其余均应以补为主。对虚实夹杂者，则宜兼顾之。

六、急救处理

1. 一般处理　患者应卧床休息，保持室内空气清新，温度和湿度适当，给予充足的水分和维生素，流质或半流质饮食。高热惊厥或谵妄者可给予退热紫雪丹或安宫牛黄丸口服或灌胃以镇静开窍醒神。

2. 物理降温　可反复用冷毛巾湿敷额部，或用冰袋置于额、枕后、颈、腋和腹股沟处降温，或用疏风清热中药煎水擦浴。对于高热患者可头置冰帽、冰水灌肠、冰盐水洗胃、使用降温毯，或将患者置于冰水浴盆或空调房内。

3. 针刺疗法　以三棱针刺少商、风池、大椎、曲池、合谷等穴，刺破皮肤后放出少量血液；针刺手足三里、阳陵泉、三阴交、内关、合谷、曲池穴。

4. 灌肠 病人神志昏蒙,见阳明经证者,可用白虎汤灌肠。阳明腑证者,可用承气汤类灌肠。

5. 高热伴喘证者可吸氧,病情严重者给予机械通气。

6. 开放静脉通道。

七、辨证救治

(一) 外感高热

1. 外感风热

治法:解表退热。

处理:

(1)方药:银翘散加减。常用药:金银花、连翘、桔梗、薄荷、牛蒡子、竹叶、荆芥穗、甘草。

加减:热甚者,加黄芩、板蓝根、青蒿;夹湿者,加藿香、佩兰;项肿咽痛者,加马勃、玄参。

(2)中成药:双黄连口服液,热毒宁注射液,清开灵注射液。

2. 外感风寒

治法:解表退热。

处理:

(1)方药:荆防败毒散加减。常用药:羌活、柴胡、前胡、枳壳、茯苓、荆芥、防风、桔梗、川芎、甘草。

加减:寒甚者,加麻黄、桂枝;咳嗽者,加杏仁、贝母。

(2)中成药:小柴胡冲剂,散寒解热口服液。

3. 肺热

治法:清热解毒,宣肺化痰。

处理:

(1)方药:麻杏石甘汤加减。常用药:麻黄、杏仁、甘草、石膏。

加减:热甚者,加用金银花、连翘、鱼腥草;胸痛咳嗽脓痰者加用金荞麦。

(2)中成药:双黄连口服液,安宫牛黄丸,痰热清注射液。

4. 胃热

治法:清胃解热。

处理:

(1)方药:白虎汤加减。常用药:石膏、知母、甘草、粳米。

加减:卫气同病者,加金银花、连翘、芦根;大便秘结者,加大黄、芒硝;发斑者,加水牛角、玄参;胃气上逆、心下痞闷者,加半夏、代赭石。

(2)中成药:清开灵注射液。

5. 血热动风

治法:凉血息风止痉。

处理:

(1)方药:羚角钩藤汤加减。常用药:羚羊角,钩藤、桑叶、菊花、生地黄、白芍、川贝母、竹茹、甘草、茯神。

加减：腑实者，加大黄、芒硝；肌肤发斑者，加水牛角、牡丹皮。

(2)中成药：安宫牛黄丸，清开灵注射液，醒脑静注射液。

(二) 内伤高热

1. 气郁高热

治法：疏肝理气，解郁泻热。

处理：

(1)方药：丹栀逍遥散加减。常用药：牡丹皮、栀子、当归、芍药、茯苓、白术、柴胡、甘草。

加减：气郁较甚，可加郁金、香附、青皮理气解郁；热象较甚，舌红口干便秘者，可去白术，加龙胆、黄芩清肝泻火；妇女若兼月经不调，可加泽兰、益母草活血调经。

(2)中成药：清开灵注射液。

2. 气虚高热

治法：益气分健脾，甘温除热。

处理：

(1)方药：补中益气汤加减。常用药：黄芪、甘草、人参、当归、陈皮、升麻、柴胡、白术。

加减：自汗较多者，加牡蛎、浮小麦、糯稻根固表敛汗；时冷时热，汗出恶风者，加桂枝、芍药调和营卫；脾虚夹湿，而见胸闷脘痞，舌苔白腻者，加苍术、茯苓、厚朴健脾燥湿。

(2)中成药：黄芪注射液。

3. 血虚高热

治法：益气养血。

处理：

(1)方药：归脾汤加减。常用药：白术、茯神、黄芪、龙眼肉、酸枣仁、人参、木香、甘草、当归、远志。

加减：血虚较甚者，加熟地黄、枸杞子、制首乌补益精血；发热较甚者，可加银柴胡、白薇清退虚热；由慢性失血所致的血虚，若仍有少许出血者，可酌加三七粉、仙鹤草、茜草等止血。

(2)中成药：归脾丸。

学习小结

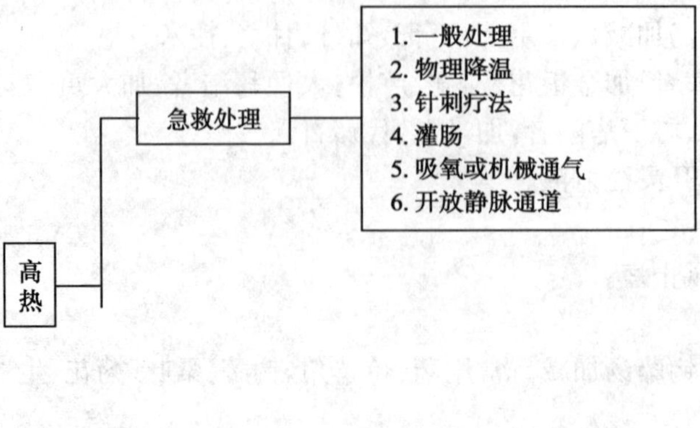

辨证救治

（一）外感高热
1. 外感风热——银翘散
2. 外感风寒——荆防败毒散
3. 肺热——麻杏石甘汤
4. 胃热——白虎汤
5. 血热动风——羚角钩藤汤
（二）内伤高热
1. 气郁高热——丹栀逍遥散
2. 气虚高热——补中益气汤
3. 血虚高热——归脾汤

（周 红）

复习思考题

1. 简述外感高热与内伤高热的区别。
2. 简述肺热证与外感风热证的症状特点、治疗原则和方药并分别列举。

第三章 暴　喘

学习目的

通过学习暴喘的基本概念、病因病机及相关知识，为临床救治肺系疾病、心系疾病等疾病出现的暴喘奠定理论基础。

学习要点

掌握暴喘的概念，诊断与鉴别诊断，急救处理及辨证救治要点。

一、概　　述

暴喘是指以突然出现剧烈喘息，呼吸急促，张口抬肩，不能平卧，甚则四肢厥冷，大汗淋漓等为主要表现的一类病证。暴喘之名始见于华佗《中藏经》：“不病而暴喘促者死。”暴者，卒也，急也。

现代医学的重症哮喘、急性肺损伤（ALI）、急性呼吸窘迫症（ARDS）、急性呼吸衰竭等病均可参照本节内容辨证救治。

二、病　　因

肺司呼吸，赖其宣发肃降功能，使气道通畅，呼吸调匀；外合皮毛，内为五脏之华盖，朝百脉而通他脏。肺为娇脏，不耐寒热，外邪侵袭，或是他脏病气上犯，皆可使肺失宣降，肺气胀满，壅阻气道，以致呼吸不利而喘。

三、病　　机

六淫、疫毒直中于肺，肺气郁闭，痰浊内生，宣肃失司，气逆而喘；或外伤产后，瘀血形成，上搏于肺，肺失宣降而喘；或阳明邪热与肠道糟粕相结，腑气不通，浊气内阻，上干于肺，肺气窒塞而喘；或饮食失节，损伤脾胃，脾失健运，痰浊内生，上犯于肺，壅阻气道而喘；或情志不遂、忧思气结，致肝失条达、气失疏泄，肺气闭阻，气机不利而喘；或脏腑真气受伤，肺气衰败，失于肃降，气机逆乱，宗气外泄而喘。

本病病位在肺，与大肠、心、肝、脾、肾有关，其病理性质多属虚实夹杂，以邪实为主，表现为热毒、瘀血、痰湿壅滞于肺；正虚有肺肾亏虚，肾不纳气，或失血气脱。病情进一步发展，可发展为“喘脱”致气阴耗竭，阴阳欲脱，证见气急喘促、发绀、高热、便结、程度不等的腹胀、舌绛脉滑数等，概括为“喘”、“昏”、“满”、“热”四证并见，尤以“喘”、“满”为突出表现。

四、诊断与鉴别诊断

（一）诊断要点

1. 典型的证候特征：喘促气短，呼吸困难，甚至张口抬肩、鼻翼扇动，不能平卧、大汗淋漓，口唇爪甲青紫，甚至全身青紫，烦躁恐惧不安，舌紫黯，脉始为数疾，进而脉微欲绝。

2. 有慢性咳嗽、哮病、肺痨、心悸等病史。

3. 有外感、饮食不节、情志内伤、劳欲过度等诱因。

(二) 证候诊断

1. 热毒袭肺，肺失宣降

主症：喘促气急或张口抬肩，不能平卧，高热烦渴，烦躁不宁、面唇发绀。

舌脉：舌质绛，苔薄白或黄，脉洪数。

2. 痰热壅肺，腑实热结

主症：喘促气涌，气粗声高息涌，胸腹胀满，咳嗽痰多，黏稠色白或黄，或痰中带血，伴胸中烦热，咽干口渴，尿赤便秘。

舌脉：舌红，苔黄腻，脉滑数。

3. 痰湿阻肺，肺气壅塞

主症：喘促气急或张口抬肩，不得平卧，胸胁胀满，心胸憋闷，咳唾痰涎，量多色白。

舌脉：舌淡红，苔白腻，脉弦滑。

4. 瘀血阻肺，肺络壅阻

主症：喘促气急，呼吸窘迫、张口抬肩、喝喝喘急、胸胁作痛、面色赤紫，唇绀。

舌脉：舌黯瘀斑，脉涩。

5. 气阴两伤

主症：喘促气短，动则尤甚，痰少或稀薄，声低懒言，自汗畏风，身倦乏力，心烦口干面红。

舌脉：舌质淡红，苔薄白或少苔，脉沉细数或弱。

6. 阴阳两虚，阳微欲绝

主症：喘逆，鼻扇气促，张口抬肩，呼多吸少，心慌动悸，烦躁不安，面青唇紫，汗出如珠，四肢厥冷，血压下降。

舌脉：舌质淡，脉沉细无力，脉微欲绝。

(三) 鉴别诊断

本病应与以下病症相鉴别：

1. 气短　相同点均可见呼吸异常。不同点：暴喘，呼吸困难，张口抬肩，甚则不能平卧；短气亦即少气，呼吸微弱而喘促，或短气不足以息，似喘而无声，尚可平卧。

2. 哮病　哮指声响言，为喉中有哮鸣音，是一种反复发作的疾病；暴喘指呼吸气促困难，是多种急慢性疾病急性发作的一个症状。哮必兼喘，喘未必兼哮。

(四) 疾病鉴别诊断思路

暴喘的诊断首先要分清虚实。实喘者呼吸深长有余，呼出为快，气粗声高，伴有痰鸣咳嗽，脉数有力，病势急；虚喘者呼吸短促难续，深吸为快，气怯声低，少有痰鸣咳嗽，脉象微弱或浮大中空，病势缓，时轻时重，遇劳则甚。

暴喘属实者又当辨外感与内伤。外感者起病急，病程短，多有表证；内伤病程久，反复发作，无表证。虚喘者则应辨病变脏器。肺虚者劳作后气短不足以息，喘息较轻，常伴有面色皖白，自汗，易感冒；肾虚者静息时亦有气喘，动则更甚，伴有面色苍白，颧红，怯冷，腰膝酸软；心阳虚衰时，喘息持续不已，伴有发绀，心悸，水肿，脉结代。

五、治则治法

暴喘，治当以“实者泻之”、“虚则补之”、“客者除之”、“留者攻之”为治疗原则。实喘，治在肺，宜祛邪利气，应区别寒、热、痰、气的不同，寒者温宣，热者清肃；在痰则化痰，在气则降气、理气；虚喘，治在肺肾，以肾为主，培补摄纳，补肺、健脾、益肾，同时益气、滋阴、温阳、纳气；虚实夹杂，下虚上实者，分清主次，标本兼治；寒热错杂者，温清并用。至于喘脱重症，则应扶正固脱。

六、急救处理

1. 纠正低氧　可予吸氧，必要时可以采用气管插管或气管切开进行机械通气。

2. 监测意识、呼吸、血压、心率，出入量，根据病情动态监测血气分析，定时翻身拍背，促进痰液排出，定时吸痰。

3. 首先积极治疗原发病，祛除诱发因素。

4. 积极预防和处理各种合并症如水电解质紊乱、酸碱失衡、心力衰竭、休克、心律失常、消化道出血、DIC及肝、肾衰竭等。

七、辨证救治

1. 热毒袭肺，肺失宣降

治法：清热解毒，宣肺降逆。

处理：

(1)方药：清瘟败毒饮合麻杏石甘汤加减。常用药：生石膏、水牛角、黄连、栀子、桔梗、黄芩、知母、赤芍、玄参、连翘、鲜竹叶、甘草、牡丹皮、麻黄、杏仁等。

加减：热入营血，舌绛，可合犀角地黄汤(今用水牛角代犀角)清营凉血；痰热瘀互结者，加法半夏、胆南星、赤芍、丹参；痰黄难以咯出者加全瓜蒌、海蛤粉、川贝母以清化痰热。

(2)中成药：醒脑静注射液。

2. 痰热壅肺，腑实热结

治法：清热化痰，肃肺平喘，通里攻下。

方药：桑白皮汤合大承气汤加减。常用药：桑白皮、半夏、紫苏子、杏仁、贝母、栀子、黄芩、黄连、大黄、厚朴、枳实、芒硝等。

加减：痰热闭窍，出现神昏者可加用石菖蒲醒脑开窍，针刺内关、人中；瘀热者，加赤芍、丹参、三七、牡丹皮等；伤阴者，加麦冬、西洋参、五味子等。

3. 痰湿阻肺，肺气壅塞

治法：豁痰开结，降气平喘。

方药：三子养亲汤合宽胸理肺汤加减。常用药：白芥子、莱菔子、紫苏子、瓜蒌、薤白、半夏、陈皮、茯苓、桃仁等。

加减：寒重者，用生麻黄，加干姜；胸闷者加川芎、桃仁；痰黏者，加姜汁、荆沥汁；脾虚者，加用四君子汤。心肾阳虚证加苏子降气汤或参蛤散。

4. 瘀血阻肺，肺络壅阻

治法：活血祛瘀，豁痰平喘。

处理：

(1)方药:血竭散合血府逐瘀汤加减。常用药:血竭、熊胆、麝香、当归、生地黄、桃仁、红花、枳壳、赤芍、柴胡、甘草、桔梗、川芎、牛膝等。

加减:痰瘀互结者加紫苏子、厚朴、杏仁,以降气化痰平喘;咯血、便血者加三七粉、花蕊石,以祛瘀止血;瘀血夹水湿犯肺者加用葶苈大枣泻肺汤。

(2)中成药:红花注射液或丹参注射液。

5. 气阴两伤

治法:益气养阴,固脱平喘。

处理:

(1)方药:生脉散合补肺汤加减。常用药:麦冬、人参、五味子、黄芪、甘草、钟乳、桂心、干地黄、茯苓、白石英、厚朴、桑白皮、干姜、紫菀、橘皮、当归、远志、大枣等。

加减:有血瘀者,加大黄、牡丹皮、桃仁、红花、赤芍、三棱、莪术;喘汗不敛者加龙骨、牡蛎,糯稻根。

(2)中成药:生脉注射液或参麦注射液。

6. 阴阳两虚,阳微欲绝

治法:益气养阴,扶阳固脱。

处理:

(1)方药:生脉散合参附汤加减。常用药:麦冬、人参、五味子、附子。

加减:喘汗不止者加龙骨、牡蛎以敛汗固脱;阳虚水泛者选用真武汤加减。

(2)中成药:参附注射液或参麦注射液。

学习小结

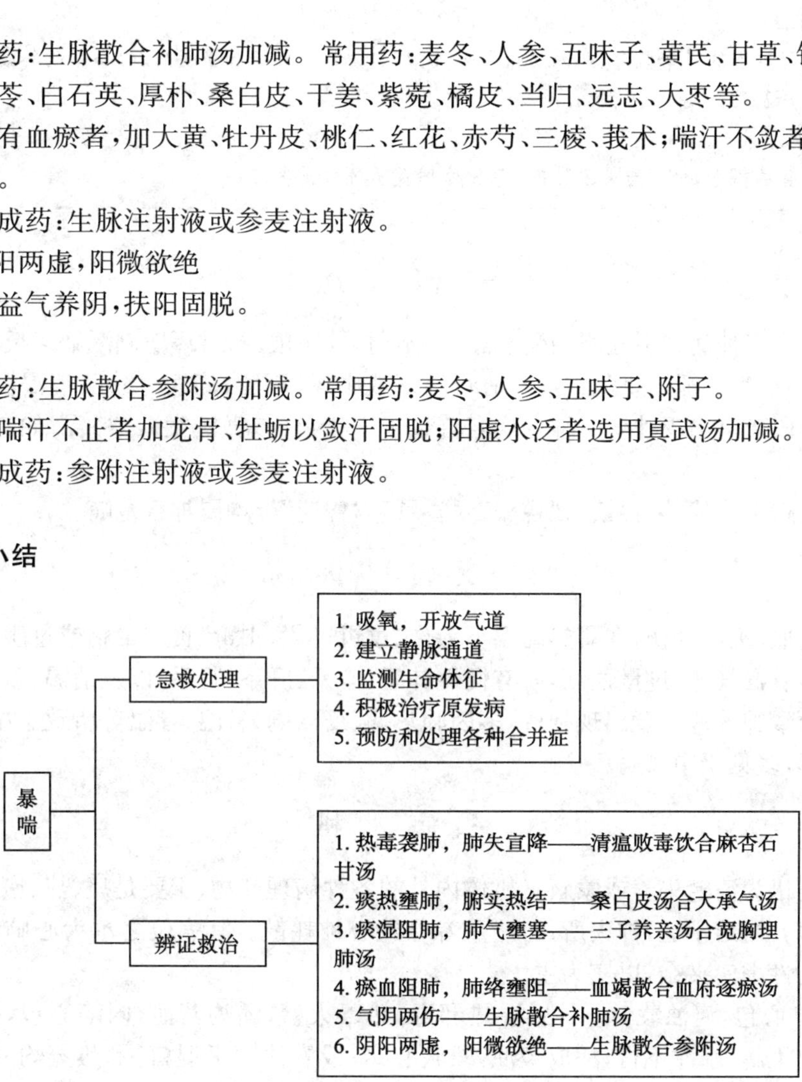

（方邦江）

复习思考题

1. 阐述暴喘的病因病机。
2. 如何诊断暴喘,应与哪些病证相鉴别?
3. 简述暴喘如何救治。

第四章　神　昏

学习目的

通过学习神昏的基本概念、病因病机及相关知识，为临床救治肺系疾病、心系疾病等疾病出现的神昏奠定理论基础。

学习要点

掌握神昏的概念，诊断与鉴别诊断，急救处理及辨证救治要点。

一、概　　述

神昏指由多种病证引起心脑受邪，窍络不通，神明被蒙，对环境刺激缺乏反应，以不省人事，神志不清为特征的急危重症。时行温病或中风、厥脱、痫病、痰证、消渴和喘逆等发展到严重阶段皆可出现神昏。神昏病名首载于宋代《许叔微医案》："神昏，如睡，多困，不得眠。"

中医文献中论述的"昏愦"、"昏蒙"、"昏冒"、"昏迷"等均属神昏范畴。

二、病　　因

创伤失血、头部外伤；在暑热高温下劳作、过饥过累、中毒、食服毒物或过服药物、吸入煤气或其他有毒气体、过量饮酒等；有慢性肺系、心系、肝系、肾系，以及消渴、瘿病等病证，病情加重而致神昏。儿童出现神昏，多因肺热病、疫毒痢、暑温、春温等所致。中老年人突然出现昏迷，多见于中风病。

三、病　　机

核心病机为清窍失养或蒙蔽。机体内外的各种病理产物，主要是痰、热、瘀、虚扰及神明，蒙蔽清窍，络窍不通，神失所司，严重者导致心神耗散。其病位之本为心脑，病位之标在五脏。病性虚实夹杂，以实为主。

1. 热陷心包，痰浊蒙窍　外感温热邪毒，热毒火盛，燔灼营血，内陷心包，扰乱神明；或郁阻气分不解，水津不行，酿成痰浊，蒙蔽心窍；或素体脾虚湿盛，邪热蒸灼，痰热互结，上蒙清窍，神失所用，皆可发为神昏。

2. 风火内闭，情志过极　肝失疏泄，木失条达之性，郁而化火，风阳攻冲，上犯清窍而成神昏。或风火相煽，伤及脑络，络破血溢，闭阻络窍而成神昏。

3. 阴精亏损，阴竭阳脱　失血过多，气随血脱；或脾气衰败，泻下频作；或高热大汗，津液内竭；或邪热久困，耗液伤津；或阴竭阳亡，心神失养，脑髓失荣，神无所倚，皆可致神昏。

四、诊断与鉴别诊断

(一) 诊断要点

1. 病史　患者常有外感热病、内伤杂病，以及外伤病史（如高热、急黄、中暑、中风、肺衰、消渴、臌胀、痛证、中毒、头部外伤等）。

2. 发病特点　多出现在多种疾病的危重阶段，突发或在疾病发展过程中逐渐出现。

3. 症状特点　神志不清，不省人事。轻者嗜睡昏蒙，重者昏不识人，甚者对外界刺激毫无反应。

(二) 证候诊断

1. 邪毒内闭

主症：神昏，高热，烦躁，二便秘结。

舌脉：舌红或绛，苔厚腻或黄或白，脉沉实有力。

2. 内闭外脱

主症：神昏，面色苍白，身热肢厥，呼吸气粗，目闭口开，撒手遗尿，汗出黏冷。

舌脉：舌红或淡红，脉沉伏，虚数无力，或脉微欲绝。

3. 脱证

(1)亡阴

主症：神志不清，皮肤干皱，口唇无华，面色苍白，或面红身热，目陷睛迷，自汗肤冷，气息低微。

舌脉：舌淡或绛，少苔，脉芤或细数或结代。

(2)亡阳

主症：昏愦不语，面白唇紫，气息微弱，冷汗淋漓，四肢厥逆，二便失禁。

舌脉：舌淡润黯，脉微细欲绝。

(三) 鉴别诊断

1. 神昏与厥证相鉴别　厥证由气机逆乱，气血运行失常所致，以突然发生的一过性昏倒，不知人事，或伴有四肢逆冷为主要临床表现的一种急性病证。其特点虽有神识不清，但短时间内逐渐苏醒，无明显后遗症。

2. 神昏与痫症相鉴别　痫症多突然扑倒，昏不知人，口吐涎沫，两目上视，四肢抽搐，或口中作猪羊叫声，可自行恢复，一如常人。一般有反复发作病史，每次发作症状相似。

3. 神昏与癔证相鉴别　癔证发病前多有精神因素，多发生于青壮年，女性较多，为一种精神障碍性疾病，表现为阵发性意识范围缩小时，可能有迷惘、昏睡状态出现，甚至强直性昏厥，可自行缓解、苏醒，或经暗示治疗而获效。

(四) 疾病鉴别诊断思路

1. 根据患者现病史和既往史对神昏病人进行鉴别诊断。如有外伤：脑震荡、脑挫裂伤、颅内出血；中毒：药物、一氧化碳、乙醇、有机磷农药等；既往病史：糖尿病的可见糖尿病酮症、低血糖、糖尿病高渗神昏，慢性肝病可见肝性神昏，另外高血压病史、心脏病史、肺脏病史、肾脏病等都可以引起相应的神昏。

2. 症状和体征。如抽搐可见于癫痫发作、中风等脑部疾病。发热在先可见于脑膜炎、脑炎、脑脓肿、脑型疟疾。前驱症状为剧烈头痛可见于蛛网膜下腔出血、脑出血、高血压脑病、脑膜炎。黄疸，血压、脉搏、呼吸异常，呼吸的气味，以及神经系统的查体有无脑膜刺激征、颅内压增高症、脑的局灶性体征、瞳孔的改变等都有助于鉴别诊断。

3. 迅速展开有针对性的、全面的相关检查，以明确病因和病情。

五、治则治法

1. 分主次 神昏是急危重症，常可危及生命，神昏发病时首先要关注和维持生命体征，首先解除影响和导致生命体征不稳定的病症。在分辨神昏不同证候中，何者为导致神昏的主证，何者为非主证，这对临床指导选方用药十分重要。感受温热邪毒所致的神昏，高热乃是主证，高热一退，神昏即解；喘促痰蒙之神昏，痰涎壅盛为其主证，痰浊一去，神昏则去。

2. 审标本 神昏之为病，神昏为标，导致神昏的病因为本。治神昏之要，祛除导致神昏的病因，就可达到治其本而缓其标急之危。如痰热腑实，导致痰热上扰于心，治疗化痰通腑，使腑气得通，痰热得清，则神昏必解。

3. 辨闭脱 属于闭证，以开闭通窍为主，阳闭用凉开法，阴闭用温开法。待神志清醒后再图治其本。此外在辨证时必须掌握闭脱的主次，以闭证为主而兼见脱证者，当以祛邪开窍为上，兼以扶正，注意祛邪而不伤正。若以脱证为主，兼见闭证者，当以扶正固脱为主，兼以祛邪。

六、急救处理

1. 生命体征监护 应将患者安置在重症监护室，以便于严密观察生命体征，随时抢救治疗。

2. 建立静脉通道，保持呼吸道通畅，控制体温，吸氧 立即建立静脉通道，根据不同的原发病予以不同流量吸氧；中枢性高热需要戴冰帽、用冰毯；舌后坠者，放置口咽管，取侧卧位，以利口腔分泌物的引流，防止误吸或窒息。

3. 支持疗法 急性期常先短时间禁食，静脉补液，注意补充电解质、维生素和微量元素，维持水、电解质的平衡；进行肠外静脉补充营养时注意碳水化合物、脂肪、氮补充的量、比例和结构。在生命体征稳定后，依病情给予鼻饲易消化、高蛋白、富含维生素、有一定热量的流质饮食。改善患者的免疫功能，预防感染等并发症的发生。

七、辨证救治

1. 邪毒内闭

治法：清热化痰，开闭醒神。

处理：

(1)方药：菖蒲郁金汤加减。常用药：石菖蒲、炒栀子、鲜竹叶、牡丹皮、郁金、连翘、灯心草、竹沥。

加减法：热甚入于营血分者，可与清营汤、犀角地黄汤等；腑实内甚者，加大黄、芒硝、枳实、厚朴；若夹有瘀血者，用桃仁、红花。

(2)中成药：安宫牛黄丸，紫雪丹，清开灵注射液，醒脑静注射液。

2. 虚证(脱证)

(1)亡阴

治法:救阴敛阳,固脱醒神。

处理:

①方药:冯氏全真一气汤加减。常用药:人参、麦冬、五味子、熟地黄、白术、附子、牛膝。

加减法:若口干少津,则去附子、白术,加沙参、黄精、石斛等养胃生津。

②中成药:生脉注射液,参麦注射液。

(2)亡阳

治法:回阳固脱。

处理:

①方药:陶氏回阳急救汤加减。常用药:附子、肉桂、人参、麦冬、陈皮、干姜、白术、五味子、麝香、炙甘草等。

②中成药:参附注射液。

3. 内闭外脱

治法:开窍通闭,回阳固脱。

处理:

(1)方药:回阳救逆汤加减。药用药:熟附子、干姜、肉桂、人参、白术、茯苓、陈皮、炙甘草、五味子。

(2)中成药:参附注射液,生脉注射液。

学习小结

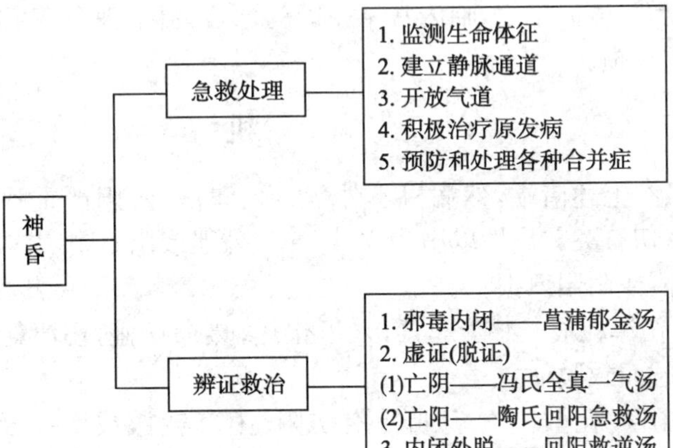

(孔　立)

复习思考题

1. 简述神昏的概念。
2. 简述神昏的诊断与鉴别诊断。
3. 简述神昏的急救处理与中医辨证救治。

第五章　脱　　证

学习目的

通过学习脱证的基本概念、病因病机及相关知识，为临床救治心系疾病、肾系疾病等出现的脱证奠定理论基础。

学习要点

掌握脱证的概念，诊断与鉴别诊断，急救处理及辨证救治要点。

一、概　　述

脱证是以面色苍白无华或潮红，汗出如珠或冷汗淋漓，四肢厥冷，烦躁不安或意识淡漠，甚或昏迷，二便自遗，脉微欲绝等为主要临床表现的一类危重病证。《灵枢·通天》曰："阴阳皆脱者，暴死不知人也。"《临证指南医案·脱》云："脱之名，惟阳气骤越，阴阳相离，汗出如油，六脉垂绝，一时急迫之症，方名为脱。"

现代医学的感染性休克、低血容量休克、心源性休克、过敏性休克、神经源性休克等均可参照本节内容辨证救治。

二、病　　因

脱证的病因复杂，概而论之，临床常见原因为邪毒内陷、脏气暴损、或亡津失血，以致阴阳气血津液严重耗损。

三、病　　机

脱证的病因虽有上述诸端，然病机不外气、血、津液、阴阳严重亏耗。其病位主要在心、肾，与诸脏腑密切有关。病性以虚为主，即津气外泄或阳不附阴或虚阳外越，可以阴损及阳，也可阳损及阴或阴阳俱损。

1. 邪毒内陷，伤津耗液　感受邪毒，入里化热，热毒炽盛，伤津耗液，阴亏阳损，阳气无所依附，虚阳外越而致脱证。

2. 脏气暴损，阳气耗散　久病或暴疾伤阳，阳气耗散或阴损及阳，阳不附阴而致脱证。

3. 津液阴血暴亡　突然严重内外出血，如吐血、便血、跌仆或创伤出血、妇人崩中；或暴吐暴泻等均可使阴血津液暴亡，将脱将离。

四、诊断与鉴别诊断

（一）诊断要点

1. 面色苍白无华或潮红，汗出如珠或冷汗淋漓，四肢厥冷，烦躁不安或神志淡漠，甚或昏迷，二便自遗，脉微欲绝等。

2. 有感受邪毒、大量出血、跌扑损伤、暴吐暴泻或严重心系疾病等病史。

(二) 证候诊断

1. 气脱

主症：神志淡漠，呼吸微弱，肢体瘫软，二便自遗。

舌脉：舌淡，脉沉微。

2. 血脱

主症：突然大量出血或长期反复出血，面色苍白，头晕眼花，心悸怔忡，四肢冰冷。

舌脉：舌淡，脉芤。

3. 阴脱

主症：神志恍惚，面色潮红，身热汗出如油，口渴饮冷，烦躁。

舌脉：舌干无津，脉微。

4. 阳脱

主症：神志淡漠，声低息微，冷汗淋漓，身凉肢厥，面色苍白。

舌脉：舌淡，脉微欲绝。

(三) 鉴别诊断

1. 厥证　厥证在发病之前，常有头晕、视物模糊、面色苍白、出汗等，而后突然发生昏仆，不省人事，常伴有恶心、汗出，或伴有四肢逆冷，醒后感头晕、疲乏、口干，但无失语、瘫痪等后遗症。发病前有明显的情志变动、精神刺激的因素，或有暴饮暴食史，或有素体痰盛宿疾。

2. 闭证　闭证属中风中脏腑之重证，因邪气内闭清窍所致，为实证。临床表现有神志昏迷、牙关紧闭、口噤不开、两手握固、肢体强痉等。

(四) 疾病鉴别诊断思路

1. 辨气脱、血脱、阳脱、阴脱　气脱证常是气虚证的进一步发展，多见于慢性病的危重阶段，也有失治误治而致气脱者。常见呼吸微弱，昏迷，汗出不止，目合口开，手撒身软，二便失禁，脉细而弱。

阳脱证是阳气极度衰微的危重证候。以神情淡漠、面色苍白、冷汗淋漓、手足厥冷、呼吸微弱、脉微欲绝等为特点。气脱以气息微弱欲绝为特征，阳脱以身凉肢厥为特征，常常相继或相兼出现，故常称为"阳气暴脱"。

阴脱证是阴液严重亏虚欲竭的危重证候。以汗出如油、汗质黏咸、面赤、形体温暖、口渴欲饮、尿少唇干、脉细数而疾为特点。可以发生于久病阴亏的基础上，也可因壮热伤阴，或大汗、大吐、大泻而致阴液暴失而发生。与阳脱相比较，阴脱体暖、汗热而黏、面色潮红、烦躁、脉细数而疾；而阳脱冷汗淋漓、手足厥冷、面色苍白、昏睡、脉微欲绝，临床需及时准确辨识，积极救治。

血脱证多见于长期失血或大出血患者，以面色苍白、眩晕、昏睡、心悸、舌淡、脉微或芤为特点。大出血时常伴四肢厥冷，大汗淋漓，甚至晕厥，表现为气随血脱证。

2. 辨轻重缓急　脱证一旦发生则病情险恶，故需识别脱证先兆，防患于未然，如恶心、出汗、烦躁常为脱证先兆，继而突然昏仆，不省人事，目合口开，鼻鼾息微，汗出如流，手撒便遗，四肢瘫软，手足发凉，脉微欲绝；脱证凶兆为目合口开、鼻鼾、手撒、遗尿等。阳气暴脱证或严重出血等致气随血脱证，不及时救治将阴阳离决而死亡。

3. 辨病因 当辨明致脱原因，脱证病因不外严重内外出血或暴吐暴泻等使阴血津液严重亏耗，或感受邪毒，伤津耗液，或脏气暴损，阳气耗散。治疗时，当积极祛除致脱原因，截断病势。

4. 辨变证 脱证一旦发生，易并发神昏、心悸、喘证、血证、关格、脏竭证等危重变证，加重病情，加速患者死亡。因此，在脱证的救治中，要警惕变证并积极防治。

五、治则治法

本证为阴枯阳竭，阴阳不相维系之象，病势凶险，故当遵循救命第一，固脱为先；详察脱因，截断病因；综合救治，积极防变的原则。治疗上多采用益气救阴、固本回阳之法。

六、急救处理

1. 建立静脉通道，吸氧，开放气道。
2. 监测生命体征、神志及尿量情况。
3. 监测血流动力学及血液流变学指标、血常规、血生化、凝血功能、血气分析等。
4. 液体复苏治疗，必要时选用血管活性药物。
5. 查找病因，积极治疗原发病。
6. 预防和处理各种并发症。

七、辨证救治

1. 气脱

治法：益气固脱。

处理：

(1)方药：独参汤。常用药：人参。

(2)中成药：黄芪注射液，参麦注射液。

2. 血脱

治法：养血固脱。

方药：圣愈汤加减。常用药：人参、黄芪、当归、熟地黄、川芎。

3. 阴脱

治法：救阴固脱。

处理：

(1)方药：生脉散。常用药：人参、麦冬、五味子。

(2)中成药：生脉注射液或参麦注射液。

4. 阳脱

治法：回阳固脱。

处理：

(1)方药：参附汤。常用药：人参、附子。

(2)中成药：参附注射液。

学习小结

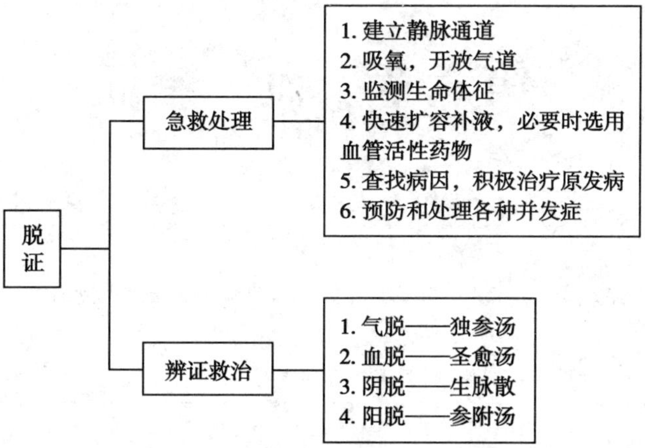

（叶　勇）

复习思考题

1. 简述脱证的定义、临床特点。
2. 简述脱证的诊断与鉴别诊断。
3. 简述脱证的中医治疗原则、急救措施、辨证救治。

第六章　血　　证

学习目的

通过学习血证的基本概念、病因病机及相关知识，为临床救治常见血证奠定理论基础。

学习要点

掌握血证的概念，诊断与鉴别诊断，急救处理及辨证救治要点。

一、概　　述

凡血液不循常道，或上溢于口鼻诸窍，或下泄于前后二阴，或渗出于肌肤，所形成的一类出血性疾患，统称为血证。其中出血势急，出血量大的为血证中的急危重症。早在《黄帝内经》即对血证的生理及病理有较深入的认识，有关篇章对引起出血的原因及部分血证的预后有所论述。

本节主要讨论咳血、吐血、便血。现代医学的支气管扩张、肺癌、肺结核、胃溃疡、胃癌、结肠癌等疾病所致出血，均可参照本节相关内容诊治。

二、病　　因

感受外邪，损伤肺络而咳血；情志过极，肝郁化火，肝火上逆犯肺而咳血或肝火横逆犯胃而吐血；饮食失节，损伤脾胃，脾不运湿，湿浊化热，热伤脉络，或脾胃虚衰，血失统摄而吐血、便血；久病耗气伤阴，气虚不摄，血溢脉外，或阴虚火旺，迫血妄行而致出血。

三、病　　机

各种原因导致出血，共同的病机可以归结为火盛气逆、迫血妄行，或气虚不摄、血溢脉外两大类。

由火盛气逆所致者属于实证；由阴虚火旺或气虚不摄所致者，则属于虚证。实证和虚证在疾病发展变化的过程中，又常发生实证向虚证的转化。如开始为火盛气逆，迫血妄行，但在反复出血之后，则会导致阴血亏损，虚火内生；或因出血过多，气随血脱，气不摄血。

四、诊断与鉴别诊断

（一）诊断要点

1．咳血　咳血又称咯血、嗽血。血由肺内或气管而来，经气道咳嗽而出。其要点如下：

①以往多有肺痨、支气管扩张及肺癌病史；②多因外感六淫、情志不畅、剧咳而诱发；③咳嗽，咳血，或痰中带血，或纯血鲜红，多伴有发热、胸痛；④神情紧张，烦躁不安，面色潮红或无华，舌质淡红，苔薄黄，脉数或芤数。

2．吐血　又称呕血。血由胃来，经呕吐而出。其要点如下：

①以往多有胃脘痛、臌胀、胃癌、肝癌等病史；②多因情绪激动，饮食失节而诱发；③恶

心，吐血，血色黯红或呈咖啡色，常夹杂食物残渣，严重时频繁吐血，血色鲜红；④神情紧张，汗出，面色无华或青灰，舌质淡黯，脉滑数或芤数。

3. 便血　血从肛门排出体外，无论便前、便后皆为便血。其要点如下：

①以往多有胃脘痛、臌胀、胃癌、肝癌、结肠癌、溃疡性结肠炎等病史；②黑便或便血鲜红；③神情不安，面色不华或青灰，舌质淡，脉滑数。

（二）证候诊断

1. 咳血

（1）实证：起病急，病程短，咳嗽频作，咳血鲜红或痰中带血，伴有胸痛发热，烦躁易怒，口苦，舌质红，苔黄，脉滑数。

（2）虚证：起病缓，病程长，反复咳血，咳声低弱，咳血鲜红或淡红，或痰中带血，伴有神疲气弱，自汗，口干咽燥，颧红，潮热盗汗，舌质红，脉细数。

2. 吐血

（1）实证：起病急，病程短，吐血频作，血色鲜红或紫黯，伴口臭或口苦，烦躁易怒，舌质红，苔黄，脉滑数。

（2）虚证：胃痛绵绵或不痛，吐血时轻时重，血色黯或鲜红，神疲乏力，心悸气短，面色苍白，汗出湿衣，舌质淡，脉细数。

3. 便血

（1）实证：便血紫黯或紫黑，或下血鲜红，伴胃脘胀闷而痛，口苦口干，或口中臭秽，舌燥苔黄，脉弦数或细数。

（2）虚证：便血紫黯，时轻时重，脘腹隐隐作痛，面色无华，神疲懒言，舌质淡，脉细。

（三）鉴别诊断

咳血多有肺结核、支气管扩张及肺癌等肺部疾病；吐血多有急慢性胃炎、消化性溃疡、胃癌、肝硬化等病史。咳血前多有胸闷、胸痛、咽痒等先兆症状；吐血前多有恶心、胃脘胀痛、心悸等先兆症状。咳血血色鲜红，或痰中带血；吐血血色紫黯或呈咖啡色，常夹杂食物残渣；咳血多因外感六淫及情志不畅而诱发，吐血多因饮食失节而诱发。

（四）疾病鉴别诊断思路

1. 咳血需与肺痈患者的咳血相鉴别，肺痈患者的咳血多由风温转变而来，常为脓血相兼，气味腥臭。初期可见风热袭于肺卫的证候，当演变到吐脓血阶段时，多伴有壮热、烦渴、胸痛、舌质红、苔黄腻、脉滑数等热毒炽盛证候。

2. 吐血排除鼻腔、口腔及咽喉出血，这些部位的出血多血色鲜红，且不夹食物残渣，在五官科做有关检查即可明确具体部位。

五、治则治法

治疗血证，应针对血证的病因病机及病位的不同，结合证候虚实及病情轻重而辨证论治。《景岳全书·血证》："凡治血证，须知其要，而血动之由，惟火惟气耳。故察火者但察其有火无火，察气者但察其气虚气实，知此四者而得其所以，则治血之法无余义矣。"概而言之，对血证的治疗可归纳为治火、治气、治血三个原则。

1. 治火　火盛气逆，损伤脉络，是血证最常见的病机，应根据证候虚实的不同，实火当清热泻火，虚火当滋阴降火。

2. 治气 气为血帅，血为气母，气能统血，血与气休戚相关，《医贯·血证论》曰："血随乎气，治血必先理气"，清·程钟龄提出"有形之血不能速生，无形之气所当急固"的理论，故实证当清气降气，虚证当补气益气。

3. 治血 《血证论·吐血》曰："得一分血，便保得一分命。"要达到治血的目的，最主要的是根据各种证候的病因病机进行辨证论治，包括凉血止血、收敛止血或化瘀止血。

六、急救处理

1. 一般急救措施 监测生命体征，建立有效地静脉通道（必要时行中心静脉监测），开放气道，防止误吸、窒息，观察尿量及神志变化。行急诊内镜检查以明确病因，必要时内镜下止血。

2. 积极补充血容量 液体以胶体溶液和晶体溶液为主，有以下情况者需要立即输血：①失血性休克；②血红蛋白低于70g/L或血细胞比容低于25%。

3. 止血措施

(1)内镜下止血：起效迅速、疗效确切，应作为首选。

(2)药物止血：抑酸药、生长抑素、垂体后叶素等。

(3)外科止血：诊断明确但药物和介入治疗无效者；或诊断不明确、但无禁忌证者，可考虑手术探查病因。

(4)中药止血：如云南白药、甘草人参汤。

4. 明确出血病因，积极治疗原发病。

七、辨证救治

(一) 咳血

1. 实证

(1)燥热伤肺

治法：清热润肺，宁络止血。

方药：桑杏汤加减。常用药：桑叶、栀子、淡豆豉、沙参、梨皮、贝母、杏仁、白茅根、茜草、藕节、侧柏叶凉血止血。

(2)肝火犯肺

治法：清肝泻火，凉血止血。

方药：泻白散合黛蛤散加减。常用药：青黛、黄芩、桑白皮、地骨皮、海蛤壳、甘草、旱莲草、茜草、大蓟、小蓟。

2. 虚证

阴虚肺热

治法：滋阴润肺，宁络止血。

方药：百合固金汤加减。常用药：百合、麦冬、玄参、生地黄、熟地黄、当归、白芍、贝母、甘草、白及、白茅根、藕节、茜草。

(二) 吐血

1. 实证

(1)胃热壅盛

治法：清热止血。

方药：三黄泻心汤加味。常用药：黄连、黄芩、生大黄、白及、侧柏叶。

(2)肝火犯胃

治法：泻肝清胃，凉血止血。

方药：龙胆泻肝汤加减。常用药：龙胆、柴胡、黄芩、栀子、泽泻、木通、车前子、生地黄、当归、白茅根、藕节、旱莲草、茜草。

2. 虚证

(1)气不摄血

治法：益气摄血。

处理：

①方药：甘草人参汤。常用药：生甘草、人参。

②中成药：云南白药胶囊，生脉注射液或参麦注射液。

(2)气随血脱

治法：益气固脱，回阳救逆。

方药：参附汤。常用药：人参、附子。

中成药：参附注射液。

(三) 便血

1. 实证

肠道湿热

治法：清化湿热，凉血止血。

方药：地榆散合槐角丸加减。常用药：地榆、茜草、槐角、栀子、黄芩、黄连、茯苓、防风、枳壳、当归。

2. 虚证

(1)脾胃虚寒

治法：健脾温中，养血止血。

方药：黄土汤加减。常用药：灶心土、炮姜、白术、附子、甘草、地黄、阿胶、黄芩、白及、乌贼骨、三七、花蕊石。

(2)气虚不摄

治法：益气摄血。

方药：甘草人参汤。常用药：生甘草、人参。

(3)气随血脱

治法：益气固脱，回阳救逆。

方药：参附汤。常用药：人参、附子。

中成药：参附注射液。

案例分析

刘某，女，37岁，教师。

病员因“呕血便血1天”于1987年7月就诊，平素有消化道出血病史，在某医院检查诊断为“复合性溃疡”，医生决定手术，而家属和病人要求中药治疗。当时患者呕吐咖啡色胃内容物，黑便，头晕，汗出湿衣，语声低微，心悸气短，面色苍白，四肢厥冷，舌质淡，脉细弱。中医诊断：吐血（气随血脱证），西医诊断：复合性溃疡，上消化道大出血。此患者因气随血脱，气不摄血，拟用甘草人参汤以益气固脱。处方：生甘草60g，人参30g，水煎服，50ml频服，每日2剂。2剂后，患者吐血渐少，原方继服2剂。

二诊：血止，心悸气短较前稍有好转，余症同前。原方再服5剂。100ml，日服3次。

三诊：血止，心悸气短、面色苍白较前减轻，四肢已温，苔薄白，脉细弱。此时出血已止，但日久伤血，中气亦伤，以十全大补汤补益气血。处方：党参30g、白术15g、茯苓15g、生甘草10g、黄芪15g、当归15g、熟地黄12g、赤芍10g、白及粉30g（冲服）、乌贼骨30g（冲服）。服药5剂后病情缓解，出院。

随访3个月，未再吐血，心悸气短较前好转。

（成都中医药大学附属医院住院病案）

按语：根据清·程钟龄"有形之血不能速生，无形之气所当急固"的理论，大失血患者，往往气随血脱，出现晕厥、虚脱的证候，值此生死存亡之际，当投峻补元气之药，如人参等，速培元气。只要元气尚存，就可得到生机。且气能摄血、生血，故补气亦能止血、补血。故临床遇有大失血元气将脱之时，固摄欲脱之气，最为当务之急，亦为临床急救之重要方法。

甘草人参汤是学者陈绍宏拟定的治疗急性消化性溃疡出血的专病专方。方以甘草甘温濡润，重用以健脾益气；配伍人参大补元气，益气固脱。全方配伍使脾气健旺，血行于脉道，共奏摄血、止血之功。此方自1985年以来应用于临床治疗上消化道出血，已有多家医院应用，并取得满意疗效。

学习小结

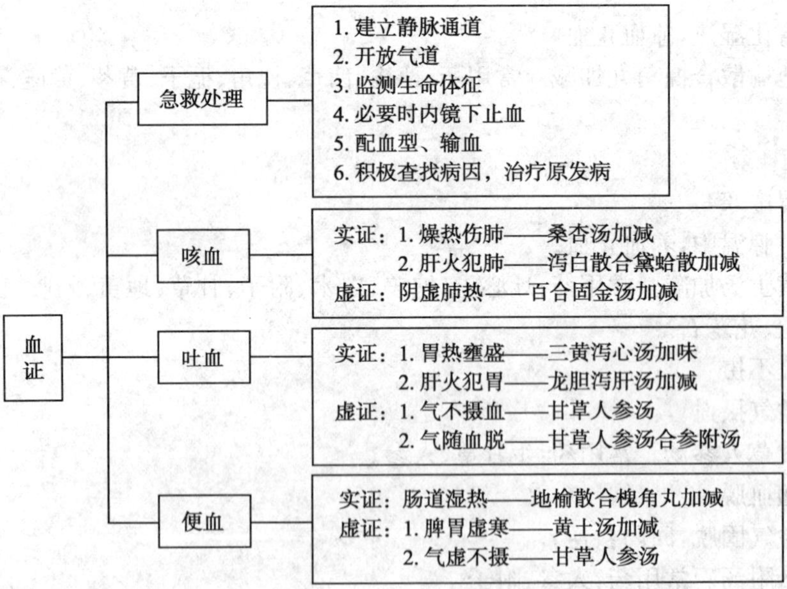

（张晓云 于白莉）

复习思考题

1. 简述血证的病因病机。
2. 总结血证的中医治疗原则、急救措施、辨证救治。

第七章　痉　　证

学习目的

通过学习痉证的基本概念、病因病机及相关知识，为临床救治脑系疾病、中毒、传染病等疾病出现的痉证奠定理论基础。

学习要点

痉证的概念，诊断与鉴别诊断，病证特点及治疗要点。

一、概　　述

痉病是以项背强急，四肢抽搐，甚则口噤，角弓反张，神志不清为临床表现的一种危重病常见病证。痉的病名首见于《黄帝内经》。《黄帝内经》有“诸痉项强，皆属于湿”，“诸暴强直，皆属于风”，“经筋之病；寒则反折筋急”，“督脉为病，脊强反折”等关于痉的论述。痉病常见于脑系疾病、中毒、传染病、头颅内伤、厥证、子痫、产后痉病、小儿惊风、破伤风、狂犬病等。

二、病　　因

人之正常四肢运动是在脑神的支配下通过经络、经脉而使筋肉相互协调的收缩与松弛而成。凡影响脑神导致神机失用，经气不利，经脉不通，筋肉挛急瘛疭，皆可发生四肢肌肉不自主抽动，而引发痉病。临床中导致痉病的发病原因有二，其一外邪侵袭如温热毒邪、金创风毒等；其二劳倦内伤化生浊毒、或阳虚寒凝、或阴伤失荣等。

三、病　　机

痉病的发生关键在于神机失用，经气不利，与肝、脾、心相关，其核心病机是“经脉不通，筋肉不荣”。

1. 外邪侵袭　外感温热、湿热毒邪，或金创风毒浸淫，皆可导致热毒化风扰神，进而经脉不利，筋肉失养，挛急瘛疭而发痉病。正如《温热经纬·外感湿热》所云：“中焦湿热不解，则热盛于里，而少火悉成壮火，火动则生风，而筋挛脉急。”《素问·至真要大论》中有“诸痉项强，皆属于湿”的论述。《外科正宗》云：“破伤风，因皮肉破损，复被外风袭入经络，渐传入里其患寒热交作，口噤咬牙，角弓反张，口吐涎沫。”

2. 劳倦内伤，失治误治　劳倦内伤，脾胃虚弱，运化失司，导致气血虚，元气不足，气化不利，阴火内盛，化生浊毒损伤经脉，神机失用，经气不利，经脉不通，筋脉失养而生挛急。亦有失治误治损伤阴血，筋脉无以荣养，则强直不能运动而发痉病。临证亦有失治误治导致阳伤寒凝而发痉病者。

四、诊断与鉴别诊断

(一) 诊断要点

1. 多突然起病,以项背强急、四肢抽搐,甚至角弓反张为特征。

2. 部分危重病人可有神昏、谵语等意识障碍的表现。

3. 发病前多有外感或内伤等病史。

(二) 证候诊断

1. 毒壅经络

主症:四肢抽搐,牙关紧闭,舌强口噤,或肌肉震颤,或苦笑面容,头痛眩晕。

舌脉:舌红,苔腻,脉弦。

2. 热盛阳明

主症:壮热汗出,口渴,躁扰不宁,甚则神昏,四肢抽搐,颈项强直,两目上视,面赤。

舌脉:舌质红绛,苔黄,脉数。

3. 热闭心营

主症:高热神昏,手足抽搐,角弓反张,牙关紧闭,唇甲青紫,烦躁不安,胸闷气促。

舌脉:舌红,苔燥无津,脉细促。

4. 痰浊阻滞

主症:神情呆滞,项背强急,四肢抽搐,脘闷呕恶,吐痰涎。

舌脉:舌苔白腻,脉滑或弦滑。

5. 络脉失荣

主症:肢体麻木,震颤甚或抽搐,头痛眩晕,面色无华,神疲气短。

舌脉:舌红,少苔,脉数。

(三) 鉴别诊断

1. 痫症　幼年发病,既往可有类似发作史,突然仆倒、意识丧失、两目上视,出现抽搐,口吐涎沫,或口中怪叫,移时苏醒,醒后如常人,脑电图检查发现异常者,为痫症。

2. 小儿惊风　小儿多急性发病,高热、抽搐者,多为急惊风;小儿体弱,久病而抽搐者,为慢惊风。

3. 中风　中老年人原有风眩,突然抽搐而并见肢体偏瘫,或伴神昏、呕吐、二便失禁、失语等症者,多为中风,头部CT能鉴别出血性中风和缺血性中风。

(四) 疾病鉴别诊断思路

1. 痉病起病突然,伴高热头痛,呕吐者,春温,暑温、疫毒痢等传染病,以小儿多见,且与季节有关;尚需结合病史有痢毒内陷、疔疮走黄、颅脑痈、脑内寄生虫病等。

2. 痉病与黄疸、脑神症状同时并见,并出现肝功能异常,肝脏大小、质地等变化者为肝病,见于传染性肝病、臌胀、肝癌等。

3. 消渴病日久,突见抽搐,应为消渴厥,血糖、尿酮体检查有助于诊断。

4. 痉病伴有尿少,口中尿味,见于急性或慢性肾病,或因患风眩而致肾功能严重损害者。

5. 有被狂犬咬伤史,症见抽搐,伴躁动不安、恶闻水声者,多为狂犬病。

6. 金属导致的外伤,伤口深处理不及时,之后未予注射破伤风抗毒素而出现抽搐症状者,需考虑为破伤风。

五、治则治法

痉病有外邪侵袭和内伤之分，病因不同，其临床证候有虚实之别，“实则泻之，虚则补之”为治则。泻法有汗、下之别，补法有阴、阳之分。临证之时多虚实互存，当衡量正邪的关系，或祛邪为主，或扶正为先，祛邪之法亦有表里之不同，或发汗或攻下，扶正有阴阳之不同，或养阴或温阳，圆机活法。

六、急救处理

1. 痉病发作时，应立即使病人平卧，头侧向一边，敞开衣领，有假牙者取下假牙，并在上下臼齿之间填以纱布包裹的压舌板（亦可用其他物代之），以防咬伤舌头。牙关紧闭者用开口器缓缓打开。

2. 痉病发作时针刺　取内关、人中、百会、涌泉、大椎，用泻法，十宣穴点刺放血。

3. 保持呼吸道通畅，开放气道，及时吸出痰涎，病情严重者气管插管或气管切开。

4. 吸氧，病情严重者应给予机械通气。

5. 因高热而痉者，应加强降温措施，如额部冷敷，乙醇擦浴，空调降低室温等。伴有腹胀便秘，呼吸急促，发热者结肠滴注承气汤类中药汤剂。

6. 开放静脉通道。

7. 监测生命体征。

七、辨证救治

1. 毒壅经络

治法：祛风止痉，解毒通络。

处理：

（1）方药：玉真散合五虎追风散加减。常用药：防风、白芷、白附子、羌活、蝉蜕、天麻、南星、全蝎、僵蚕、生大黄等。如恶寒发热，无汗，伴有项背强几几者合用葛根汤。

加减：高热，神昏加安宫牛黄丸。

（2）中成药：安宫牛黄丸，清开灵注射液，醒脑静注射液。

2. 热盛阳明

治法：泄热存津，息风止痉。

处理：

（1）方药：增液承气汤合羚角钩藤汤加减。常用药：羚羊角、钩藤、玄参、麦冬、生地黄、生大黄、芒硝、白芍、甘草等。

加减：神昏者加紫雪散；烦躁明显者加炒栀子、淡竹叶等；抽搐明显者加僵蚕、蜈蚣、广地龙等。

（2）中成药：安宫牛黄丸，紫雪丹，羚羊角口服液，清开灵注射液，醒脑静注射液。

3. 心营热盛

治法：清心凉营，泄热开窍。

处理：

（1）方药：犀角地黄汤合紫雪散加减。常用药：水牛角、生地黄、玄参、连翘、菖蒲、金银花。

加减：腹胀便秘、气急口臭者加生大黄、芒硝、枳实等；抽动严重者加僵蚕、蜈蚣、全蝎等。

(2)中成药：安宫牛黄丸，清开灵注射液，醒脑静注射液，血必净注射液。

4. 痰浊阻滞

治法：涤痰开窍，息风止痉。

处理：

(1)方药：导痰汤加减。常用药：法半夏、陈皮、枳实、茯苓、甘草、制天南星、生姜。

加减：痰浊化热，身热烦躁，加黄芩、天竺黄、竹茹、青礞石等。

(2)中成药：安宫牛黄丸，紫雪丹，细辛脑注射液，痰热清注射液。

5. 络脉失荣

治法：养络息风。

处理：

(1)方药：阴血不足者大定风珠加减，常用药：生白芍、生龟甲、生地黄、阿胶、麦冬、火麻仁、五味子、生鳖甲、生牡蛎等。阳虚寒凝者附子散加减，常用药：制附片、白术、桂枝、川芎、独活、生姜、大枣等。

(2)中成药：参麦注射液，黄芪注射液，参芪注射液。

案例分析

郭某，女，20岁。成都某厂工人。

1991年春，因临产入某妇产医院。次日晨，自觉身倦，头昏，发热，恶寒，双眼流泪，鼻流清涕，脸上出现红疹，当即诊断为麻疹。因怕传染他人，通知其转传染病院。由于即将分娩，两院相距又远，家属不同意，最后回到家中，复感风寒，病情急剧恶化，昏迷失语。遂请范老去家急诊。按太阳证麻疹寒闭论治，服药两剂，转危为安。面部耳后麻疹出而复收，疹色转为淡紫微暗，疹点下陷。额头微热无汗，恶风寒，胸闷气紧上逆，项背强痛，两手抽搐，口噤无声，人已昏迷。见面色灰暗，唇淡微乌，撬开牙关，视舌质淡红偏暗，苔黄夹白微腻，脉浮紧。此当临产疹出未透而重感风寒，麻毒内陷，并致刚痉之危证。法宜祛风散寒，解痉透疹，以葛根汤加减主之。

处方：葛根10g，麻黄10g，桂枝6g，白芍10g，甘草3g，生姜10g，升麻10g。

服药后，逐渐清醒，声渐出而语清，手足抽动停止。头项强痛明显减轻，疹点重新现出。此为寒邪衰，郁闭开，刚痉主证已解，转为正常疹出，遂即顺产。后继以清热解毒、甘寒养阴之剂，调治而愈。

【按语】 一般说来，麻疹属温病范围，切忌辛温发汗。为什么本例竟从太阳经病风寒表实兼证入手？《金匮要略》云："太阳病，发热无汗，反恶寒者，名曰刚痉"，"太阳病，无汗而小便反少，气上冲胸，口噤不得语，欲作刚痉，葛根汤主之。"临床所见，患者突然项背强痛，胸闷气紧上逆，口噤不得语，以及牙关紧闭等，皆为寒气盛而痉在表。同时疹出即没，疹点下陷，昏迷失语，牙关紧闭，显系麻疹中途隐没之闭证。此病例病机，究属热闭寒闭？细察之，额头虽微热，但非全身灼热；虽昏沉失语，但无烦渴谵妄；疹点虽下陷，仅淡紫微暗。

参之唇色，暗淡不红；苔黄而不燥，脉浮紧而不洪数。显然，应属麻疹寒闭之逆证。故投葛根汤发表透疹以除寒闭，从经输达邪外出，以解刚痉。产褥期中，由于失血伤津，产道创伤，感染毒邪而引起"产后发痉"，颇不乏人。本例麻疹，发生于成年，且临产发病，并转为寒闭刚痉，在临床中颇为罕见。此证对产妇而言，生死反掌。其致命之危，首在麻疹寒闭而引起之抽搐昏迷。故临证之要点，必须拨开云雾，辨析其症结。综观患者麻疹寒闭诸证，按伤寒六经，归根到底，则为寒气盛而致痉，应属寒，属表，属实，病在太阳之经，葛根汤实为对症之良方。

（范中林医案）

学习小结

- 痉证
  - 急救处理
    - 1. 使病人平卧
    - 2. 畅通气道
    - 3. 吸氧
    - 4. 开通静脉通道
    - 5. 监测生命体征
    - 6. 针刺、降温、通腑等
  - 辨证救治
    - 1. 毒壅经络——玉真散合五虎追风散
    - 2. 热盛阳明——增液承气汤合羚角钩藤汤
    - 3. 心营热盛——犀角地黄汤合紫雪散
    - 4. 痰浊阻滞——导痰汤
    - 5. 络脉失荣——大定风珠、附子散

（刘清泉）

复习思考题

1. 外邪侵袭为什么能致痉?
2. 内伤痉证的病因大致有哪些？如何与外邪侵袭致痉进行鉴别?
3. 风毒入络、心营热盛、热盛动风和络脉失荣四证的症状特点、治疗原则和方药各有什么不同?

第八章 头 痛

学习目的

通过学习头痛的基本概念、病因病机及相关知识，为临床救治内、外科、神经、精神等系统疾病出现的头痛奠定理论基础。

学习要点

掌握头痛的概念，诊断与鉴别诊断，急救处理及辨证救治要点。

一、概 述

头痛是指由于外感或内伤，致使头部经脉拘急或失养，清窍不利所引起的以病人自觉头部疼痛为主要临床特征的一类疾病。头痛既是一种常见病证，也是一个常见症状，可以发生于多种急慢性疾病过程中，有时亦是某些相关疾病加重或恶化的先兆。

头痛可见于现代医学中内、外、精神、神经、五官等各科疾病中，可参考本节内容辨证论治。

二、病 因

头为清阳之所，外因六淫之邪侵袭，内而脏腑之气血逆乱，皆可瘀阻脑络，乱其清气，髓海失养而致头痛。头痛病因虽变化多端，但不外乎外感和内伤。外感头痛多因感受六淫之邪；内伤头痛多由情志失调、饮食劳倦，或久病年老体虚而致脉络失养或脑络不通。

三、病 机

五脏精华之血，六腑清阳之气，皆会于头部，故头为元神之府，若邪阻脑络，则清窍不利；精血不足，则脑失所养，头痛乃发，此为头痛之基本病机。

1. 外感头痛　头为至清至高之处，手足三阳经皆上循于面，风为阳邪，“伤于风者，上先受之”。风乃六淫之首，常夹时气而发病。若夹寒邪，寒凝血滞，脉络不畅，绌急而致头痛；若夹热邪，风热上炎，侵扰清窍，气血逆乱，脉络不通而致头痛；若夹湿邪，湿蒙清窍，清阳不布而致头痛。

2. 内伤头痛　脑为髓海，肝肾之精血、脾胃运化之精微，皆上充于头，故内伤之头痛多与肝、脾、肾功能失调密切相关。头痛因于肝者，情志所伤，肝失疏泄，气郁化火，上扰清窍；或因火盛损伤肝阴，或肾水不足，水不涵木，肝阳失敛，上扰清窍。因于脾者，脾胃虚弱，化源不足，气血亏虚，清窍失养；或因脾失健运，痰浊内生，上蒙清窍，遏阻清阳；因于肾者，多因禀赋不足，或房劳过度，肾精亏损，髓海失充，发为头痛。或久病入络，气虚血瘀，脑络失养或脑络不通，亦可发为头痛。

四、诊断与鉴别诊断

(一) 诊断要点

1. 以头痛为主要临床表现　头痛部位可发生在前额、额颞、顶枕部,甚则全头痛,疼痛性质可为掣痛、跳痛、胀痛、重痛、隐痛等。头痛可突然发作,亦可缓慢而发,反复发作,久治不愈,时痛时止,甚至痛无休止。

2. 外感头痛多有突然发病,感受外邪病史;内伤头痛多反复发作,与情志、饮食、劳倦、久病体虚等因素有关。

3. 必要时可做经颅多普勒、脑电图、脑脊液、颅脑CT或MRI等检查以明确病因。

(二) 证候诊断

1. 外感头痛

(1)风寒头痛

主症:头痛起病较急,痛连项背,项背拘急,或恶风寒,遇风寒则甚。

舌脉:舌质淡,苔薄白,脉浮紧。

(2)风热头痛

主症:起病急,头胀痛如裂,微恶风,口渴喜饮。

舌脉:舌质红,苔黄,脉浮滑数。

(3)风湿头痛

主症:头重如裹,身热不扬,四肢困倦,胸闷纳差,恶心欲呕,大便溏。

舌脉:舌质淡,苔白腻,脉濡滑。

2. 内伤头痛

(1)肝阳头痛

主症:头胀痛而昏眩明显,两侧或巅顶为重,郁怒则加重,心烦易怒,面赤口苦。

舌脉:舌质红,苔黄,脉弦有力。

(2)血虚头痛

主症:头部隐隐作痛,遇劳痛增,卧则痛减,面唇苍白,神疲乏力,心悸失眠。

舌脉:舌质淡,苔薄白,脉沉细而弱。

(3)痰浊头痛

主症:头痛,眩晕,胸闷体倦,恶心、呕吐。

舌脉:苔厚腻,或舌胖大有齿痕,脉弦滑。

(4)肾虚头痛

主症:头痛而空,眩晕耳鸣,腰膝酸软,神疲乏力,早泄遗精,少寐健忘。

舌脉:舌淡或淡红,脉沉细无力。

(5)瘀血头痛

主症:头痛日久,痛如针刺,痛处固定不移,入夜尤甚。

舌脉:舌紫或有瘀斑、瘀点,苔薄白,脉沉细或细涩。

(三) 鉴别诊断

本病可与真头痛鉴别,真头痛表现为突发剧烈头痛,持续不解且阵发性加重,甚至伴频繁呕吐、肢厥、抽搐、昏迷等,病情危重,预后凶险,若抢救不及时,迅速死亡。多见于现代医学高血压急症、蛛网膜下腔出血等。

(四) 疾病鉴别诊断思路

1. 头痛剧烈,伴喷射样呕吐,多见于颅内高压;若同时有颈项强直,称为脑膜刺激征;若同时伴视乳头水肿,称为颅内压增高。

2. 头痛伴高热多见于严重感染或中暑。

3. 头痛与眩晕同见多见于内耳、小脑病变,后循环缺血。

4. 头痛伴惊厥可见于高热、癫痫。

五、治则治法

头痛的治疗须分内外虚实,外感所致多属实,治疗当以祛邪通络为主,视其邪气性质之不同,分别采用祛风、散寒、化湿、清热等法。内伤所致多属虚证或虚实夹杂,因虚者多采用益气升清、滋阴养血、益肾填精之法;因实者当平肝、化痰、散瘀;虚实夹杂者,当扶正祛邪并举。在相应的方药中加入引经药,可提高疗效。如太阳头痛选加羌活、防风;阳明头痛选加白芷、葛根;少阳头痛选用川芎、柴胡、黄芩;太阴头痛选用苍术;少阴头痛选用细辛;厥阴头痛选用吴茱萸、藁本。

六、急救处理

1. 卧床休息,保持环境安静,光线不宜过强。

2. 严密监测生命体征及神志变化。

3. 凡已转化为痉病、中风、昏迷者,则按相应病证紧急处理;兼见呕吐、高热、抽搐、神昏等症状者,则施以相应对症处理。

七、辨证救治

(一) 外感头痛

1. 风寒头痛

治法:疏风散寒止痛。

处理:

(1)方药:川芎茶调散加减。常用药:川芎、羌活、白芷、细辛、荆芥、防风、薄荷等。

加减:若巅顶痛可加藁本祛风止痛,若巅顶痛甚,干呕,吐涎,甚则四肢厥冷,苔白,脉弦,为寒犯厥阴,治当温散厥阴寒邪,方用吴茱萸汤加半夏、藁本、川芎之类。若寒客少阴经脉,证见头痛、足寒、气逆、背冷、脉沉细,方用麻黄附子细辛汤加白芷、细辛,温经散寒止痛。

(2)中成药:川芎茶调口服液。

2. 风热头痛

治法:疏风清热活络。

处理:

(1)方药:芎芷石膏汤加减。常用药:川芎、白芷、菊花、石膏、羌活、藁本等。

加减:若风热较甚者,可去羌活、藁本,加黄芩、栀子、薄荷辛凉清解;热盛津伤,症见舌红少津,加知母、石斛、天花粉清热生津;大便秘结,口鼻生疮,腑气不通者,合用黄连上清丸，苦寒降火，通腑泄热。

(2)中成药：风热清口服液。

3. 风湿头痛

治法：祛风胜湿，通窍止痛。

处理：

(1)方药：羌活胜湿汤加减。常用药：羌活、独活、防风、川芎、藁本、蔓荆子、防风、生甘草等。

加减：若湿浊中阻，症见胸闷纳呆、腹胀便溏者，加苍术、厚朴、陈皮等。若恶心呕吐者，加生姜、半夏、藿香等。若见身热汗出不畅，胸闷口渴者，为暑湿所致，宜清暑化湿，用黄连香薷饮加藿香、佩兰等。

(2)中成药：云香精。

(二)内伤头痛

1. 肝阳头痛

治法：平肝潜阳，息风止痛。

处理：

(1)方药：天麻钩藤饮加减。常用药：天麻、钩藤、石决明、黄芩、栀子、牡丹皮、牛膝、杜仲、桑寄生、白芍、夜交藤、茯神等。

加减：肝肾阴虚者，症见朝轻暮重，或遇劳加重，舌红苔薄少津，脉弦细，酌加生地黄、何首乌、女贞子、枸杞子等；若头痛甚，口苦、胁痛，肝火偏旺者，加郁金、龙胆、夏枯草等，火热较甚，亦可用龙胆泻肝汤清降肝火。

(2)中成药：天麻钩藤颗粒。

2. 血虚头痛

治法：养血止痛。

处理：

(1)方药：八珍汤加减。常用药：人参、白术、茯苓、炙甘草、当归、熟地黄、川芎、赤芍等。

加减：神疲乏力严重者，可加黄芪等。

(2)中成药：八珍颗粒。

3. 痰浊头痛

治法：化痰降浊。

处理：

(1)方药：半夏白术天麻汤加减。常用药：半夏、生白术、茯苓、陈皮、生姜、天麻等。

加减：若痰湿久郁化热显著者，加竹茹、枳实、黄芩、栀子、胆南星等；若胸闷、呃逆明显者，加厚朴、生姜、枳壳等。

(2)中成药：痰饮丸，半夏天麻丸。

4. 肾虚头痛

治法：填精补髓。

方药：大补元煎加减。常用药：熟地黄、山茱萸、山药、枸杞子、人参、当归、杜仲、莲须、芡实、金樱子等。

加减：属肾阳不足者，加用右归丸；属肾阴不足者，加用左归丸。

5. 瘀血头痛

治法：活血化瘀，通窍止痛。

处理：

(1)方药：通窍活血汤加减。常用药：麝香、生姜、葱白、白芷、细辛、桃仁、红花、川芎、赤芍、益母草、当归等。

加减：头痛甚者，可加全蝎、蜈蚣、土鳖虫等虫类药；久病气血不足，可合用当归补血汤。

(2)中成药：红花注射液，丹参注射液。

学习小结

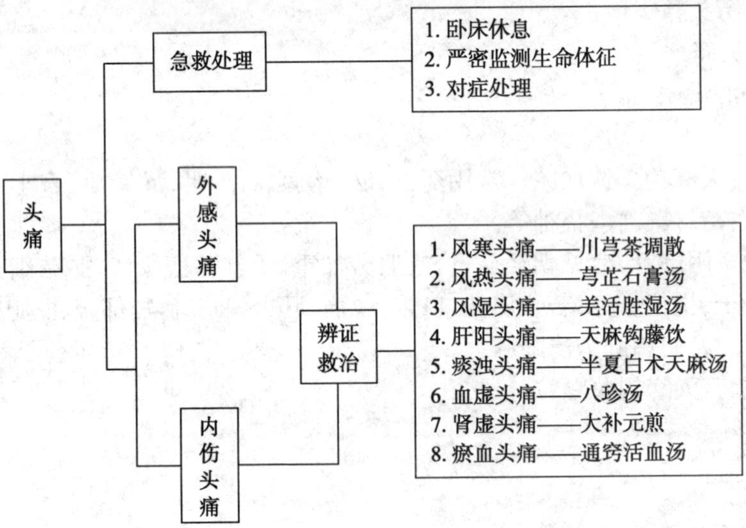

（张晓云 于白莉）

复习思考题

1. 简述头痛的病因病机。
2. 简述头痛的治则治法及辨证分型。
3. 简述头痛的各个证候特点有何不同。

第九章　卒　心　痛

学习目的

通过学习卒心痛的基本概念、病因病机及相关知识，为临床救治心系疾病奠定理论基础。

学习要点

掌握卒心痛的概念，诊断与鉴别诊断，急救处理及辨证救治要点。

一、概　　述

卒心痛是一种以“两乳之中，鸠尾之间”即膻中部位及左胸部位突然发生的以疼痛，伴有胸闷，严重者可出现喘促、濒死感等为主要表现的一类疾病。卒心痛首见于《素问・刺热》：“心热病者……热争则卒心痛。”

卒心痛属于中医“心痛”范畴，心痛之名首见于《素问・标本病传论》：“夫病传者，心病先心痛，一日而咳……。”《素问・缪刺论》有“卒心痛”及“厥心痛”之称。《素问・厥病》将心痛分为厥心痛及真心痛，厥心痛为卒心痛轻证，是真心痛之渐，真心痛为卒心痛之重证，为厥心痛之甚者。

现代医学中的不稳定型心绞痛、心肌梗死、缺血性心肌病等心系疾病可参照本篇辨证论治。

二、病　　因

卒心痛多发于中老年人，可单因为病，亦可多因综合致病。或年老体弱，肝肾亏虚，心脉失养，拘急而痛；或素体虚弱，复感外邪，邪滞胸中，心脉闭阻、心脉失荣而发卒心痛；或饮食失节，损伤脾胃，脾失运化，聚湿生痰，上归于胸，宗气受阻，心脉闭阻而发病；或情志过极，忧思恼怒，气血瘀滞，血脉运行不畅而致心痛；或劳累过度，耗气伤精，以致气血亏虚，气虚则血运无力，血虚则心脉涩滞，二者均可致心脉闭阻，心脉拘挛不通而痛。

三、病　　机

卒心痛的病位在心，其发病与肝、肾、脾等脏的盛衰有关，其病性为本虚标实，以本虚为主。本虚可有阴、阳、气、血之不足；标实可有寒凝、气滞、血瘀、痰浊之不同，同时又有兼寒、兼热的区别，二者相互影响，互结为患。

四、诊断与鉴别诊断

（一）诊断要点

1. 以膻中疼痛或左胸膺疼痛，突然发作为特点。疼痛性质有闷痛、隐痛、刺痛、灼痛等不同，可向左肩臂放射，也可表现为颈、牙齿或上腹部疼痛等表现，严重者可有濒死感，喘憋，呼吸困难，不能平卧，大汗出。

2. 本病猝然而发，或时发时止，常兼有胸闷，气短，心悸等。

3. 情绪波动、气候变化、饮食劳倦等因素常可诱发本病。

（二）证候诊断

1. 阴寒凝滞

主症：猝然胸闷痛，遇寒痛甚，痛引肩背，甚者胸痛彻背，背痛彻心，形寒肢冷，伴气短心悸，重则喘息不能平卧。

舌脉：舌淡或紫黯，苔薄白，脉紧。

2. 痰浊闭阻

主症：突发胸部闷痛不舒，咳嗽痰多，肢倦乏力，口黏，恶心，纳呆。

舌脉：舌体胖，质黯，苔厚腻，脉滑。

3. 瘀阻心脉

主症：胸部疼痛，痛有定处，入夜尤甚，甚或心痛彻背，背痛彻心，或痛引肩背，伴有胸闷，可见时发时止，多与情绪波动有关，亦可见突然发作，疼痛剧烈持续难解。

舌脉：舌黯红、紫黯或有瘀斑，或舌下血脉青紫怒张，脉弦涩或结代。

4. 阳气匮乏

主症：胸部闷痛，伴气短，动则加剧喘息，心悸，倦怠乏力，或懒言，面色白，或易汗出，畏寒怕冷，按之凹陷。

舌脉：舌淡体胖，边有齿痕，苔薄白，脉虚细无力或结代。

（三）鉴别诊断

1. 胃脘痛 疼痛部位主要在胃脘部，其疼痛多在饮食后或饥饿时发作，多伴有胃脘或闷或胀，或呕吐吞酸，或纳差，或便难，或泄泻，无胸闷、气短及心悸等。多因长期饮食失节或不洁，饥饱劳倦，情志郁结或外感寒邪，或素体不足等有关。

2. 胁痛 胁痛部位主要在两胁部，其疼痛特点或刺痛不移，或胀痛不休，或隐痛，很少有短暂即逝的，常伴有胁部胀满不舒，善叹息，嗳气，纳呆腹胀或咽口干燥。本病发作常常由情绪激动引发，少数体弱者可由劳累诱发。

3. 脏躁 本病好发于青年女性，表现为胸闷不适，时有胸痛，一过性刺痛为主，痛无定处，善叹息，长出气则有所缓解，或咽部异物感等症状。

4. 悬饮 悬饮可有胸胁胀痛，持续不解，与活动等无关，多伴有咳嗽、转侧或呼吸时加重，肋间饱满，可有咳痰等症状。

（四）疾病鉴别诊断思路

1. 胸痛隐隐、时轻时重，时作时休，胸闷不舒，心悸，短气，自汗、倦怠，活动后加重，面色㿠白，舌质淡，脉细或虚大无力。多为心气弱。

2. 胸痛胀闷，疼痛时轻时重，甚至胸痛彻背，掣及左肩、臂部作痛。症状重者可有面色苍白，自汗、畏寒，四肢清冷，或厥逆，舌淡润或胖大而有齿痕，脉沉迟或结代，多见于寒凝气滞。

3. 胸膺隐痛，绵绵不休，时轻时重，心悸不宁，多梦失眠，自汗、短气或气喘，活动后尤为明显。自觉发热，舌干少津，小便黄赤，舌红少苔，脉细或数而无力，或结代。多见于气阴两虚。

五、治则治法

本病救治原则为急则治其标。治疗上应先辨其虚实，掌握标本，标实应区分阴寒、痰浊、血瘀的不同。阴寒治以温阳散寒，痰浊治以泄浊豁痰，血瘀治以活血化瘀。本病在发生发展过程中，会出现心阳暴脱之危证，此时则当以益气固脱，回阳救逆为主。

六、急救处理

1. 安静休息，平卧位，避免情绪激动，发病后尽早到医院救治。
2. 吸氧，建立静脉通道，予心电监护监测生命体征，立即行床旁心电图检查。
3. 镇静镇痛，舌下含服硝酸甘油片。
4. 动态监测心电图、心肌损伤标志物、心肌酶谱等。

七、辨证救治

1. 阴寒凝滞

治法：辛温通阳，散寒活血。

处理：

(1)方药：当归四逆汤加减。常用药：桂枝、细辛、当归、芍药、甘草、通草、大枣等。

加减：如素体阳虚，可加吴茱萸、生姜。若剧痛无休止，胸痛彻背，背痛彻心，可选用乌头赤石脂丸。若伴有喘憋可选用瓜蒌薤白白酒汤，加用枳实、葶苈子等。

(2)中成药：冠心苏合丸。

2. 痰浊闭阻

治法：泄浊豁痰，宽胸理气。

处理：

(1)方药：瓜蒌薤白半夏汤合涤痰汤加减。常用药：瓜蒌、薤白、半夏、陈皮、甘草、胆南星、石菖蒲、竹茹、枳实、茯苓等。

加减：痰浊化热者，以黄连温胆汤加竹茹以清化痰热；痰热化火者，可加入海浮石、蛤壳等。

(2)中成药：冠心苏合丸。

3. 瘀阻心脉

治法：活血化瘀，通脉止痛。

处理：

(1)方药：血府逐瘀汤加减。常用药：当归、川芎、桃仁、红花、赤芍、柴胡、桔梗、枳壳、牛膝、生地黄等。

加减：若胸痛较剧，可加用乳香、没药、五灵脂、元胡以加强行气活血之力。

(2)中成药：复方丹参滴丸，红花注射液，丹参注射液。

4. 阳气匮乏

治法：益气温阳，宣痹止痛。

处理：

(1)方药:参附汤合右归饮加减。常用药:人参、附子、桂枝、熟地、山药、吴茱萸、杜仲等。

加减:如汗出如油者用四逆汤加人参以回阳救急;心悸喘促,下肢水肿,小便短少者可选用真武汤加汉防己、猪苓、车前子等;若阳损及阴,阴阳两虚可用四逆汤合生脉饮。

(2)中成药:麝香保心丸,参附注射液。

学习小结

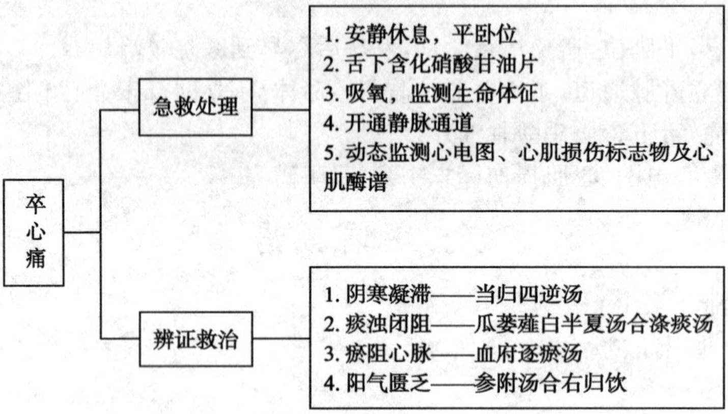

(姚卫海)

复习思考题

1. 总结卒心痛的病因病机。
2. 如何诊断卒心痛,应与哪些病证相鉴别?
3. 卒心痛如何救治?

第十章 肿　　胀

学习目的

通过学习肿胀的基本概念、病因病机及相关知识，为临床救治脾系、肾系等疾病奠定理论基础。

学习要点

掌握肿胀的概念，诊断与鉴别诊断，急救处理及辨证救治要点。

一、概　　述

肿胀是以全身水肿，腹部胀满不适为主要临床表现，伴喘咳、胸闷、腹痛、便秘或便溏，小便正常或量少甚则尿闭的一类病证，并发于各种急危重症的发生发展过程中，为水肿之重症。本病首载于朱丹溪的《脉因证治·肿胀》。

现代医学的肾性水肿、肝性水肿、心性水肿等疾病均可参照本节内容辨证救治。

二、病　　因

肿胀的病因有外感和内伤之分。外感多由寒湿、湿热、湿温等邪侵袭；内伤多由素体虚弱或年老久病，肺脾肾不足而发病。

三、病　　机

肿胀发病多与肺、脾、肾三脏相关，但与其他脏腑也有密切关系。其病性多属本虚标实，以本虚为主，本虚为素体虚弱或年老久病，肺脾肾不足；标实为痰、湿、热互结。

1. 外邪内侵　外邪袭肺，肺失宣降，通调失职，风水相搏发为水肿；外感水湿，脾阳不展，脾失转枢，水湿内停，水肿乃成。

2. 脾胃虚弱　素体虚弱或饮食劳倦，损及脾气，脾失运化，水湿内停，易成水肿。

3. 肾阳不足　先天禀赋薄弱，肾气亏虚，膀胱开合不利，气化失常，水泛肌肤，发为水肿；或因久病劳欲，损伤脾肾，水湿输布失常，溢于肌肤，发为水肿。

《景岳全书·肿胀》指出："凡水肿等证，乃肺、脾、肾三脏相干之病。盖水为至阴，故其本在肾；水化于气，故其标在肺；水惟畏土，故其制在脾。今肺虚则气不化精而化水，脾虚则土不制水而反克，肾虚则水无所主而妄行。"

四、诊断与鉴别诊断

（一）诊断要点

1. 以全身水肿，腹部胀满不适为主要临床表现，伴喘咳、胸闷、腹痛、便秘或便溏，小便正常或量少甚则尿闭，为水肿之重症。

2. 常并发于各种急危重症的发生发展过程中，起病急，病情重。

(二) 证候诊断

1. 湿热蕴结

主症:全身水肿,按之凹陷不起,腹部胀满不适,腹痛,按之痛剧,伴咳嗽咳痰或喘憋,恶心欲呕,嗳腐吞酸,口渴不欲饮或喜冷饮,大便干结,小便黄赤短少,皮温高。

舌脉:舌红苔黄厚腻,脉细数或滑数。

2. 寒湿外袭

主症:恶寒,全身水肿没指,腹部胀满不适,腹部疼痛,温覆痛减,腹泻,纳食减少,口不渴,大便溏泄无臭味,小便清长或量少,皮温偏低。

舌脉:舌淡黯,苔白滑,脉沉或沉细。

3. 脾胃虚寒

主症:全身皮肤漫肿无边,压之没指,皮色苍白,腹部胀满时减,复如故,或伴隐痛,纳差,恶心不渴,大便溏薄或泄泻如水,皮温低。

舌脉:舌淡,苔薄白滑,脉细或弱。

4. 脾肾阳虚

主症:肌肤肿胀,腹部胀满不适,时有疼痛,嗜卧但欲眠,纳少,或渴欲热饮,泄泻如水,日十数行,四肢厥冷。

舌脉:舌淡黯,苔薄白,脉沉细无力。

(三) 鉴别诊断

本病与臌胀相鉴别:臌胀可见腹部膨隆,肢体水肿,与本病易混淆,但臌胀的主症是单腹胀大,面色苍黄,腹壁青筋暴露,四肢多不肿,反见瘦削,后期或可伴见肢体水肿。臌胀的病机是由于肝、脾、肾功能失调,导致气滞、血瘀、水湿聚于腹中。

(四) 疾病鉴别诊断思路

1. 脾阳虚水肿与肾阳虚水肿 两者皆属阳虚证候,病程迁延,肿势以腰以下为著,舌脉表现亦颇相似,且临床多两者相兼出现。肾阳虚水肿较脾阳虚水肿为重,常表现为全身水肿。因腰为肾府,肾属下焦,肾阳不足,下焦水道不通,故肿势多先从腰脚开始,两踝部肿势较剧,并有腰膝酸软沉重,阴囊湿冷等兼症;脾阳虚水肿,兼有纳减便溏,肢冷倦怠症状。

2. 气血两虚水肿 多由脾胃气虚,生化不足,或久病后气血两亏,脏腑失养,导致水液代谢功能失常而发生水肿。《万病回春·水肿》云:"朝宽暮急是血虚,暮宽朝急是气虚,朝暮急气血俱虚。"此论对气血有所侧重时可作辨证参考。本证与脾阳虚水肿鉴别:本证气虚(气短等)、血虚(面色㿠白或萎黄、唇淡白、心悸头晕等)证候突出,尚无阳虚(肢冷、便溏等)证出现,肿势亦不如阳虚水肿重。

五、治则治法

本证为水肿之重症,治法宗《内经》"去菀陈莝"、"开鬼门"、"洁净府"三条基本原则,予以发汗、利小便、攻逐等法,具体应用视阴阳虚实不同而异。

六、急救处理

1. 卧床休息,营养支持。

2. 密切注意病情变化,监测生命体征,如体温、呼吸、脉搏、血压及伴发病象,尤其是对尿液色、质、量、味的观察。

3. 积极治疗引起肿胀的原发病。

4. 调节水及电解质平衡，注意液体出入量。严格限制入量。调节血钾、血钙、血钠及体内酸碱平衡，纠正可逆转因素。

5. 强化对病人皮肤、口腔的护理，同时加强对尿管、输液管、吸氧管的护理。

七、辨证救治

1. 湿热蕴结

治法：清热解毒，除湿通腑。

方药：越婢加术汤合并大承气汤加减。常用药：麻黄、生姜、白术、石膏、大枣、甘草、枳实、厚朴、大黄、芒硝。

加减：如伴喘咳可加葶苈子、莱菔子、枇杷叶、射干等以加强宣肺化痰、平喘止咳。

2. 寒湿外袭

治法：散寒除湿，行气暖脾。

方药：小青龙汤加减或实脾饮加麻黄、桂枝。常用药：桂枝、麻黄、干姜、细辛、半夏、五味子、炙甘草、白芍、茯苓、泽泻、猪苓。实脾饮则用于兼有脾胃虚寒之证。

3. 脾胃虚寒

治法：健脾益气，行气利水。

方药：附子理中汤加生黄芪、茯苓等。常用药：人参、附子、白术、炙甘草、干姜、生黄、茯苓。此方利水除湿药偏少，可加用猪苓、泽泻等利水之品。

加减：腹痛者加白芍、木香，白芍合炙甘草以缓急，木香、槟榔以疏肝行气止痛。

4. 脾肾阳虚

治法：温补脾肾，利水除湿。

方药：真武汤合五苓散加减或四逆汤加减。常用药：附子、茯苓、白术、白芍、生姜、泽泻、猪苓、桂枝等。

学习小结

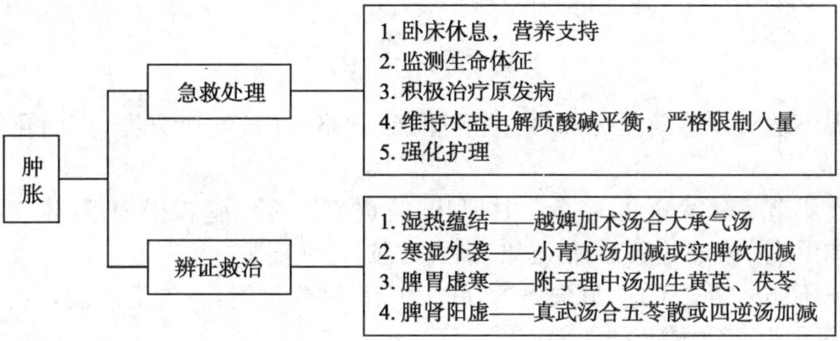

（姚卫海）

复习思考题

1. 总结肿胀的病因病机。

2. 简述肿胀如何救治。

第十一章 肠 痈

学习目的

通过学习了解肠痈的概念、病位、发病特点、疾病诊断与证候诊断要点，掌握紧急救治方法和辨证救治。

学习要点

掌握肠痈的诊断、鉴别诊断和证候分型；掌握肠痈急救处理，非手术治疗（辨证救治）的方法与手术治疗的适应证；熟悉肠痈病因病机。

一、概 述

肠痈是中医外科最常见的急症之一。属内痈范畴，病位在阑门，以转移性右下腹痛为主要临床表现；以邪蚀肠腑，肉腐成脓为特点的肠腑疾患。根据临床症状不同，又称缩脚肠痈、小肠痈、盘肠痈、大肠痈等。本病可发生于任何年龄，但好发于青壮年，男性多于女性，约占外科住院病人的15%；每逢季节交替，寒温突然变化时高发。

肠痈病名最早见于《素问·厥论》。受当时解剖条件限制，又有"大肠痈"、"小肠痈"、"盘肠痈"、"缩脚肠痈"、"直肠痈"等名称。汉代张仲景在《金匮要略·疮痈肠痈浸淫病脉证并治》中，对肠痈的未成脓和已成脓的辨证鉴别治法，有了较详细的论述。明代《外科正宗·肠痈论》中对肠痈的病因病机和辨证治疗进行了全面系统的总结。清代《医宗金鉴·外科心法要诀·大小肠痈》认为肠痈是湿热气滞瘀血注于肠中，为后世医家应用清热解毒泻火的原则治疗肠痈提供了理论依据。

西医的急性阑尾炎可参照本病治疗。

二、病 因

1. 寒温不适　外感六淫之邪，内陷肠腑，致脉络瘀阻，气血凝滞，瘀而化热，肉腐成脓，肠痈乃成。

2. 饮食不节　暴饮暴食，嗜食肥甘厚味，或贪凉饮冷致脾胃损伤，肠腑气机失和，功能失司，糟粕内停，瘀而化热，灼伤肠络，肉腐成脓，乃成肠痈。

3. 情志不畅　情志不遂，肝失条达，肝病传脾，脾失健运，致湿滞肠腑，食积内停或痰凝肠间，化热化火而致本病。

4. 劳倦过度　劳累过度或食后暴走，致肠腑气血失和，或肠中糟粕坠入阑门，使气机闭塞，化火灼伤肠络，而致本病。

三、病 机

寒温不适，情志不畅，饮食不节劳累过度是其因；六腑气机不利，传导失常，是其机；继而气滞血瘀，湿浊内蕴瘀而化热，肉腐成脓，肠痈乃成是其果。六腑者，传化物而不藏，以通为用，以降为顺。肠为六腑之一，如因饮食不节（洁）、寒温不适、情志不畅、饱食后暴走而致邪客肠间，气机郁滞，传导失司，糟粕内停，肠腑不通，上逆为呕，不通则痛，热蕴肠间，内熏气血则发热。瘀而化热，灼伤肠络，肉腐成脓，聚而成痈。早期为虚实夹杂，中期正盛邪实，毒邪炽盛，后期正虚邪陷，则会产生"走黄"之变证。

四、诊断与鉴别诊断

（一）诊断要点

1. 望诊和问诊　初起胃脘不适或绕脐而痛，痛无定处，伴恶心呕吐或腹泻；继而出现右下腹疼痛（故称转移性疼痛），痛无休止，时有加重，足不能伸，形寒发热，便秘或便闭。早期舌被薄苔，迁延热盛则苔转黄腻。晚期可自右下腹或右腰部破溃成痈。

2. 切诊　右下腹痛拒按，腹紧而韧，早期脉数微紧，继而脉见洪数；右侧足三里与上巨虚穴之间压痛。

3. 诊断要点

（1）本病每因寒温失调，饮食不节而诱发；

（2）以转移性右下腹痛为特有的临床症状；

（3）以右下腹疼痛，拒按，足不得伸，右侧足三里穴与上巨虚穴之间压痛为主要体征。

（二）证候诊断

1. 气机郁滞

主症：面白无华，形寒微热，突发腹痛，痛无定处，或绕脐而痛，恶心纳呆，嗳气反胃，腹泻或便秘。右下腹压痛，拒按，右侧足三里穴与上巨虚穴间压痛。

舌脉：舌苔薄白，脉弦微紧。

2. 瘀久蕴热

主症：面红气粗，憎寒壮热，右下腹痛，固定不移，痛无休止，时有加重，腹痛拒按，皮紧而韧，足不得伸，大便秘结或便闭，右侧足三里穴与上巨虚穴之间压痛。

舌脉：舌苔浊腻，脉洪数。

3. 热毒炽盛

主症：面赤，但热无寒，口渴喜冷饮，烦躁不安，全腹疼痛，皮紧如木，大汗如洗，甚则出现痈毒内陷走黄，形成变证，或肠痈自右下腹或右腰部破皮而出。

舌脉：舌苔黄腻，脉洪大。

（三）相关检查项目

1. 血常规检查　白细胞轻中度升高，中性粒细胞明显升高。

2. 尿常规　正常或有少量白细胞及红细胞。

3. 部分病人因阑门位置不同可出现转移性左下腹痛；转移性右上腹痛；但仍有转移性腹痛和阑尾穴的压痛。B超检查有助于该病诊断。

4. B超　可见阑尾粗大，周围炎性表现，或阑尾腔内的结石。

5. CT　可清楚显示阑尾形态，可明确诊断阑尾炎。

（四）鉴别诊断

1. 急性心腹痛（上消化道急性穿孔）　本病为平素脾胃虚寒，吞酸嗳气，发作有时，复加饮食不节，肝气犯胃，气血瘀闭所致。症见突发上腹痛，迅速蔓延全腹，面色苍白，肢冷汗出，病情危重，病势凶险。

2. 石淋 该病为湿热之邪蕴结于下焦，煎熬尿浊杂质，结为砂石，停阻于肾系所致，常见腹痛腰痛尿频尿急尿中带血及放射性疼痛。腰部叩击痛是其鉴别要点。

3. 肠蕈(卵巢囊肿蒂扭转) 因气血凝滞胞络所致，该病常有宫旁或少腹肿块，平素无疼痛；每因劳累及剧烈运动后发作右下或左下腹痛。

(五) 疾病鉴别诊断思路

要掌握肠痈特殊的腹痛特点，即转移性右下腹痛。但有如下情况可无此表现。

1. 异位阑尾 胚胎时结肠下降不全可使阑尾停留在不同位置，如肝下、脾下、左侧、腹膜后等，但是都有转移痛，只是位置有异。

2. 妊娠阑尾炎 由于子宫增大，会使阑尾位置改变。

3. 小儿阑尾炎 常常主诉不清，无明显的转移性腹痛表现。

4. 老年人阑尾炎 老年人的阑尾炎往往发病急，变化快，无典型的转移性右下腹痛，而且穿孔的几率大。

5. 粪石梗阻性阑尾炎 发病急，转移性腹痛不显著，可能是因为阑尾腔的急性、完全性梗阻使腔内压力急剧升高，而产生局部疼痛。

6. 如有青少年，发热在前，右下腹痛在后的病例，应排除肠系膜淋巴结炎的可能。

五、治则治法

六腑以通为用，以降为顺，肠痈者，热阻肠腑，腑气不通为其病机，因此，通腑泄热是治疗肠痈的关键。及早应用通腑泄热、活血化瘀法可以缩短病程。初期(急性单纯性阑尾炎)、酿脓期轻证(轻型急性化脓性阑尾炎)及右下腹出现包块(阑尾周围脓肿)，采用中药治疗，效果较好，能免除手术，如病情严重，或出变证，病情笃重者，应及时手术和中西医结合治疗。

六、急救处理

1. 节制饮食，严重者应禁食。
2. 卧床休息，减少运动，充分休息。
3. 病情较重不能进食者，适当静脉补液。

七、辨证救治

1. 气机瘀滞

治法：行气活血，通腑化滞。

方药：大黄牡丹皮汤加减。常用药：生大黄、牡丹皮、桃仁、冬瓜仁、芒硝。

加减法：气滞重者加枳实、厚朴；食滞重者加槟榔、莱菔子；热重加金银花、败酱草；痛甚者加元胡、川楝子；湿重加生薏苡仁。

2. 瘀久蕴热

治法：清热解毒，通里攻下。

方药：大柴胡汤合大黄牡丹皮汤加减。常用药：柴胡、黄芩、枳实、厚朴、大黄、牡丹皮、桃仁、冬瓜仁、芒硝。

加减：热重者可加金银花、蒲公英、败酱草、赤芍、皂角刺等以助清热解毒、凉血散结之力。水煎服，每日 2 剂，早晚分服。

3. 热毒炽盛

治法：通里攻下，清热凉血。

方药：增液承气汤合阑尾清解汤加减。常用药：生大黄、玄参、枳实、厚朴、金银花、蒲公英、冬瓜仁、元胡、川楝子、牡丹皮、木香、甘草。

加减：大热大渴者加生石膏、天花粉；右下腹包块者加皂角刺、穿山甲。不能口服者可保留灌肠。

学习小结

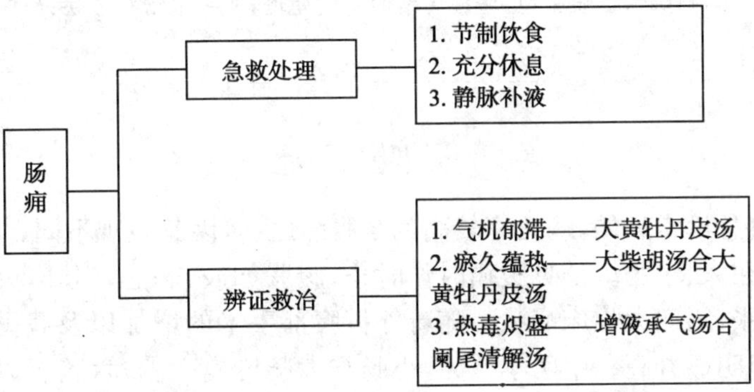

（石建华）

复习思考题

1. 肠痈的典型临床表现是什么？
2. 肠痈的辨证分型是什么？
3. 肠痈的病因病机是什么？

第十二章　肠　　结

学习目的

通过学习了解肠结的概念、病位、发病特点，疾病诊断与证候诊断要点，掌握紧急救治方法和辨证救治。

学习要点

肠结的诊断，鉴别诊断，证候分型；掌握肠结的急救处理；非手术治疗方法；绞窄性肠结的症状与体征。

一、概　　述

肠结是外科急诊常见的，病死率较高的卒腹痛之一，因其表现不同，又称之为关格、腹痛、腹胀。病位在大、小肠。证见腹痛时作时止，腹胀如鼓，恶心，呕吐，大便不通，排气停止等，即痛、吐、胀、闭四大临床症状。随着外科腹部手术的增加以及我国人口的老龄化，本病的发病率将明显升高。中医学认为，小肠与大肠皆属六腑，六腑者以通为用，传化物而不藏，故“泻而不能藏”、“实而不能满”。以通降为顺，以滞塞为病。凡导致肠腑气机壅滞者皆可诱发此病。西医的急性肠梗阻可参照本病治疗。

二、病　　因

1. 肠腑气滞　《灵枢·四时气》曰：“腹中常鸣，气上冲胸，喘而不能久立，邪在大肠。”肠腑气机失调，清浊相混，糟粕内停，气机阻遏，上逆则为呕，横窜则痛，时痛时止，痛无定处，腹中雷鸣，而无矢气。

2. 血瘀肠腑　《血证论·吐血》中指出：“气为血之帅，血随之而运行……气结则血凝。”血瘀肠腑，或邪伤肠络致肠壁受损则腹痛如割，痛有定处，延绵不止；甚或呕、便脓血。

3. 寒凝肠腑　《金匮要略》云：“必胸中大寒，痛呕，不能饮食，腹中寒上冲。”寒凝肠腑，寒邪凝滞，收引，血不得散，故腹痛拘挛，喜温喜按，常反复发作。

4. 热结肠腑　《伤寒论》：“阳明之为病，胃家实是也。”阳明腑实，热结郁闭，壅塞不通则现痞、满、燥、实及日晡潮热，头汗出，不大便等症。

5. 湿阻肠腑　《寿世保元·大便秘》中说：“闭结之患有五，曰风闭、气闭、热闭、寒闭、湿闭是也。”湿浊中阻，水饮内停，频繁呕恶，腹胀满如鼓。

6. 肠腑食积　饮食失节，食积中焦，或贪食，偏食而形成柿石、胃石、肉石阻塞肠道，腑气不通，证见腹痛骤发，自上而下逐渐移行，无矢气，便闭。

7. 肠腑虫团　肠中有蚘，相互错结成团，壅塞肠间而发肠痈。

8. 金刃所伤　腹部大手术后，气机失和，或瘀血、邪毒滞留腹中，瘀闭肠腑致腹胀如鼓、腹痛隐隐，停矢气，不大便。

三、病 机

气滞、血瘀、寒凝、热结、湿阻、食积、虫团、金刃所伤，等致病因素客于肠间，清浊相混，糟粕内停是其因，腑气不降，气机失调，壅遏上逆是其机，腑气不通，发为便闭是其果。六腑者，以通为用，以降为顺，泻而不藏。肠腑气机不利，壅遏横逆，气机逆乱则痛；腑气不降，上逆为呕；清浊相混，糟粕内停则胀，壅塞不通则发便闭。甚则化热灼伤肠络或肠络瘀阻而发厥、脱之证。

四、诊断与鉴别诊断

（一）诊断要点

望诊和问诊：突发腹痛，早期时痛时止，痛无定处，或似有定处，晚期痛无休止，固定不移，腹中如窜气或如奔豚状，恶心、呕吐，无矢气，腹胀如鼓，便闭。舌质或淡或黯或有瘀斑，苔或薄或腻或腐或燥或无苔，皆因病因不同、病程长、短而异。

切诊：腹痛发作时，腹部无局限性压痛或散在压痛，早期无腹皮紧，晚期可有腹痛拒按，皮紧如木，早期脉为弦紧、沉弦或弦细，迁延日久可有弦滑、滑数或细数。

闻诊可有腹中雷鸣或水行肠间之声，晚期会有金属音，甚至肠鸣音减弱或消失。

肠结的诊断相对较容易，因气滞、寒凝、热结、血瘀、湿阻、食积、虫团、外伤而导致的，具备腹痛、腹胀、呕吐、便闭及肛门排气停止临床表现的，即可诊断为肠结。

肠梗阻的准确诊断相当困难，不但要诊断肠梗阻是否存在，还是诊断出梗阻发生的部位，是高位还是低位；判断梗阻的程度，是完全性还是部分梗阻；分析梗阻的性质，有没有血循环障碍；以及梗阻的进程，是急性肠梗阻还是慢性肠结。以上是决定治疗方法的必要因素。

高位梗阻时，病人腹痛明显，呕吐频繁，腹胀相对较轻，早期肛门还会有少量的排气排便，这是梗阻远端残留的气体和粪便。随着梗阻的程度加重，排气排便停止。低位肠梗阻时，腹痛相对较轻，而腹胀严重，早期就有肛门排气排便停止，呕吐发生较晚。对于肠梗阻而言，早期呕吐是反射性呕吐，而晚期则是反流性呕吐，低位肠梗阻晚期可呕吐粪便样物。

完全性肠梗阻，排气排便会完全停止，腹痛腹胀严重；肠鸣音呈高调或金属声。不全肠梗阻则有少量的排气排便，腹胀较轻，肠鸣音可闻及气过水声。

在诊断中最关键的诊断要点是判断肠梗有无血运障碍，即是单纯性肠梗阻，还是绞窄性肠梗阻。单纯性肠梗阻，腹痛呈现阵发性，疼痛间歇期腹痛可完全消失；腹部无固定压痛，腹部对称，无肿块，肠鸣音亢进，活跃。无明显的全身中毒症状。绞窄性肠梗阻则会出现以下表现：①发病突然，腹痛剧烈，持续性疼痛伴阵发性加剧，或腹痛牵涉腰背疼痛者；②腹胀严重或腹胀不对称者；③早期出现休克或经一般抗休克治疗，症状无好转者；④发病后有脉数、发热、白细胞增高者；⑤腹痛固定，且有腹膜炎体征者；⑥腹腔出现移动性浊音或腹穿有血性腹水者；⑦肠鸣音由亢进转为减弱或消失而症状无缓解者；⑧排出血样大便者；⑨X线检查：腹部有孤立胀大肠袢者。

但单纯性肠梗阻晚期，因肠管高度扩张，也会发生血运障碍，出现肠坏死，因此肠梗阻的诊断应该动态/严密观察，及时得出或修正诊断。

（二）证候诊断

本病病因复杂，分型繁多，但无论哪种致病因素诱发本病，早期都表现为肠腑气机壅滞，传导失司。如处理不当或迁延日久，最终可造成肠腑血瘀内停，肠络受损，肠管坏死而危及生命。因此在临床急诊工作中关键在于辨别该病有无肠腑血瘀内停，肠络受损之证候；即辨别是气机壅滞性肠结还是脉络瘀阻性肠结。

1. 气机壅滞

主症：腹痛时作时止，痛无定处，腹皮不紧；恶心、呕吐，呕吐发生或早或晚，腹胀或轻或重，腹中转气或雷鸣或辘辘有声；无矢气；便闭。腹中无痞块；体外无狐疝，身无热。

舌脉：舌淡苔白，脉弦紧。

2. 脉络瘀阻

主症：发病突然，腹痛拒按，痛无休止，痛位不移，腹皮紧，手不可近；恶心、呕吐，腹胀如鼓，腹中转气停止，由如雷鸣变为寂静无声；无矢气；便闭或便下恶血或鲜血；腹中或有痞块或有肠型，身热或厥逆。

舌脉：舌红有瘀斑，苔黄腻或燥或舌光无苔。

（三）相关检查

1. 实验室检查　早期血常规正常，血电解质基本正常，如梗阻时间较长则有血浓缩现象，红细胞、血红蛋白增高；尿比重增加；或电解质紊乱。如肠梗阻发生绞窄（血瘀肠腑型）则有白细胞增高，血便及酸碱平衡失调。

2. 影像学检查

（1）B 超：可见肠管增宽，肠道积液，肠内容不能前行，并可见到发病部位肠管突然变窄。晚期或血瘀型肠结或见肠蠕动消失，肠间积液。由于这项检查是无创伤，污染少的检查，可以反复、动态观察。

（2）X 线：立位腹平片可见腹部出现气液平面。

（3）CT：是诊断肠结的非常好的方法，通过三维重建可以清楚显示病变发生的部位和程度。

（四）鉴别诊断

1. 急性脾心痛　腹痛多在上腹部、左上腹部，痛无休止，严重者也可有全腹痛，但是腹中无转气雷鸣，血、尿淀粉酶升高。

2. 石淋　腹痛呈刀割样，时作时止，并向会阴部放射，可有恶心、呕吐，痛处可有叩击痛，可有血尿。

（五）疾病鉴别诊断思路

1. 通过腹部症状、体征判断肠结是否存在血液供应障碍，掌握绞窄（血瘀肠腑型）肠梗阻的临床表现，体征和辅助检查的情况。

2. 如果肠结发生在腹部手术后的早期，往往是术中麻醉引起的麻痹性肠结。

3. 如因腹腔内严重感染早期出现肠结现象，应诊断为早期炎症性肠结。

4. 如患者有动脉硬化、风心病、产后突发腹痛，应警惕血管事件引起的肠结，病情凶险。

5. 结肠肿瘤可引起肠结，会出现热结旁流的症状，排气减少、腹胀，但是大便次数增多，便下脓血之稀便。

五、治则治法

肠结是一种复杂、疑难、病死率高的疾病，治疗上也比较困难，但肠腑为六腑之一，六腑者，传化物而不藏，故实而不能满。肠结的病机在于肠腑因各种病因导致的传导失司，治疗上应谨守病机，使用下法，热者寒之，寒者热之，燥者润之，有积者消导之，并结合按摩、颠簸等方法，使腑气得通，病情得解。但如出现肠管血运障碍，有绞窄之嫌者，应及时转手术治疗。

六、急救处理

1. 胃肠减压　在于减轻腹胀，降低肠腔压力，便于肠管休息，促进肠管恢复；也可经胃管给药；并防止呕吐，预防吸入性肺炎。

2. 胃肠外营养　以补充热量，纠正水、电解质代谢紊乱及酸碱平衡失调。

七、辨证救治

1. 气机壅滞

治法：行气导滞，通里攻下。

方药：小承气汤。常用药：生大黄、枳实、厚朴。

加减：因气滞者加木香、炒莱菔子；因寒凝者加生巴豆、干姜、附子；因热结者加赤芍；因湿阻者加甘遂、牛膝；因食积者加焦三仙、鸡内金、炒莱菔子、槟榔；因虫团者加乌梅、细辛、川椒、黄连。

2. 脉络瘀阻　本型为伴有血运障碍的肠结或各型肠结的晚期，肠管常有不同程度的坏死。病情严重，宜及早手术治疗。

学习小结

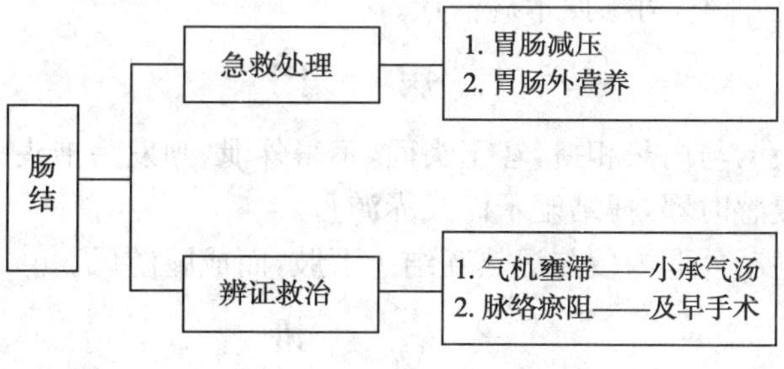

（石建华）

复习思考题

1. 肠结典型的临床表现是什么？
2. 简述高位肠结和低位肠结的鉴别要点。
3. 绞窄性肠结的症状与体征是什么？

第十三章　丹　　毒

学习目的

通过学习了解丹毒的概念、病位、发病特点，疾病诊断与证候诊断要点，掌握紧急救治方法和辨证救治。

学习要点

丹毒的诊断、鉴别诊断和证候分型；丹毒的辨证救治；丹毒的命名特点。

一、概　　述

丹毒是中医外科急诊的常见病。因其发病特征与颜色而得名，又称“流火”、“游火”、“赤游丹”；由于发生部位不同而命名不一，发生在颜面者称之为“大头瘟”、“抱头火丹”。发生在下肢者则称之为“腿游风”。本病病位在皮肤。好发部位是下肢，夏、秋季高发。且多反复发作，久之可成为“大脚风”。

早在《黄帝内经》对丹毒就有认识，隋《诸病源候论》对本病的临床症状和失治的预后描述较详，并提出了风热恶毒致病观，宋《圣济总录》进一步阐述了热毒导致丹毒的发病观，对丹毒发病原因及其危害性有了较明确的认识。明《证治准绳》首载流火；《疮疡经验全书》对丹毒的临床表现、预后和治疗论述颇详，根据发病部位与年龄的不同，将丹毒分类论治；《外科正宗》全面而系统阐述丹毒的脉因证治；清《医宗金鉴》较为详尽地论述了丹毒的病因、辨证、赤游丹顺逆预后；《疡科心得集》对丹毒的认识更为明确，按其常见的发病部位分篇论述，辨证论治更详细具体。

西医的网状淋巴管炎，可参照本病治疗。

二、病　　因

1. 外感风热时邪，与内热相搏，客于头面，不得外泄，则发为抱头火丹。
2. 肝胆蕴热，复感时邪，搏结躯干而成赤游丹。
3. 因抓、搔、虫咬，外邪内侵与湿热互结于下肢，而成腿游风。

三、病　　机

本病皆因素体阳盛，血分有热，复感外毒，热毒搏结于皮肤，发为此证。凡发于头面部者，多夹有风热；发于胸腹腰胯部者，多夹有肝脾湿火；发于下肢者，多夹有湿热；发于新生儿者，多由胎热火毒所致。热与正气搏结于肌肤则局部色红如丹；邪结经络，经气血受阻则痛；热灼营血，则身若燔炭；若迁延日久，孙络瘀阻则发为“大脚风”。

四、诊断与鉴别诊断

（一）诊断要点

1. 突发恶寒、发热，头痛，状似外感；继而或头面，或胸腹，或下肢皮肤出现红色皮损，局部红肿灼热，状若涂丹，甚者可有水疱，一般无脓，疼痛难忍；小便短赤，大便秘结；舌质红，苔薄黄或黄腻。

2. 局部皮损灼热，边界清晰，稍高出皮肤，指压褪色，抬指即复，压痛明显；脉浮数或洪数。

3. 常有足癣病史。

(二) 证候诊断

1. 风热毒蕴

主症：发于头面，恶寒发热，皮肤鲜红灼热，肿胀疼痛，甚则出现水疱，目不得睁。

舌脉：舌质红，苔薄黄，脉浮数。

2. 湿热毒蕴

主症：发于下肢或胁下腰胯，除典型皮损外，可有憎寒壮热，口苦咽干，舌红。

舌脉：苔黄腻，脉弦数或洪数。

3. 胎火蕴毒

主症：发于新生儿，壮热烦躁，皮损多在臀部，游走不定。

(三) 相关检查

1. 白细胞总数增高。

2. 如因丝虫病引起，下肢淋巴管造影可见淋巴管堵塞。

(四) 鉴别诊断

1. 发　局部皮损红、肿、热、痛，但红色较黯，中央颜色较深，界限不清，呈漫肿，中央部易发生坏死，形成脓肿溃疡。全身症状出现在局部症状之后。

2. 漆疮　有接触过油漆或过敏性物质史，局部红肿，丘疹，水疱，界限不清，以痒为主，疼痛次之，全身症状不明显。

3. 痛风　痛风是一种因高尿酸血症引起的疾病，皮损也常发生在足部，但其发病常因进食高蛋白食物诱发，实验室检查可有血尿酸升高，或局部出现痛风结石。

(五) 疾病鉴别诊断思路

1. 本病皮损发生于表皮，界限清楚，红若塗丹。病情急，但皮损不形成脓肿，如出现局部脓肿时，应是发或痈的表现。

2. 若局部出现“红线”向近心走行时应是红丝疔。

3. 如皮损发生在足部，而每因进食高蛋白质食物而诱发，应首先考虑的是痛风，虽然丹毒也可反复发作，但与饮食特别是高蛋白质饮食有不明确的关系。

4. 如下肢丹毒反复发作出现局部皮肤增厚，足踝增粗，应考虑丝虫病。

五、治则治法

《外科正宗・火丹》：“火丹者，心火妄动，三焦风热乘之，此属心肝二经之火，治以凉心泻肝。湿者，宜清肺泻脾也。”

六、急救处理

1. 充分休息，清淡饮食；发生在面部者半坐位，发生在下肢者平卧时患肢抬高 15°～20°。

2. 如中毒症状明显，病情危笃者可使用青霉素等抗生素治疗。

七、辨证救治

1. 风热毒蕴

治法：散风清热，解毒凉血。

处理：

(1)方药：普济消毒饮加减。常用药：黄芩、黄连、甘草、玄参、板蓝根、马勃、牛蒡子、僵蚕、升麻、柴胡、桔梗、陈皮、人参、连翘。

加减：表证重者加薄荷、野菊花；热毒重者加栀子；血热重者加牡丹皮、赤芍；舌苔腻者减人参。

(2)中成药：清开灵注射液，双黄连注射液。

2. 湿热毒蕴

治法：清热解毒，健脾利湿。

处理：

(1)方药：发于胸胁者用龙胆泻肝汤加减。常用药：柴胡、龙胆、黄芩、栀子、牡丹皮、生地黄、木通、泽泻、车前子、生甘草。

发于下肢者用萆薢渗湿汤合五神汤加减。常用药：萆薢、薏苡仁、黄柏、茯苓、牡丹皮、泽泻、滑石、通草、金银花、牛膝、车前子、紫花地丁。

(2)中成药：清开灵注射液，双黄连注射液。

3. 胎火毒蕴

治法：泻火凉血，清热解毒。

方药：犀角地黄汤合黄连解毒汤加减。常用药：水牛角、生地黄、牡丹皮、赤芍、黄连、黄芩、黄柏、栀子。

学习小结

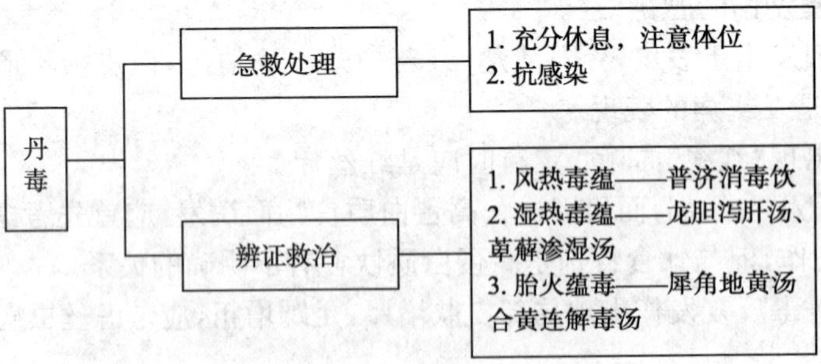

（石建华）

复习思考题

1. 丹毒的临床表现是什么？

2. 丹毒的证候分型有哪些？

第三篇 疾 病 篇

第一章 休 克

学习目的

通过学习休克的概念与临床特点，了解休克的病因病机，为临床工作奠定理论基础。

学习要点

休克的发病机制、诊断、中医辨证救治以及西医治疗。

一、概 述

休克是机体在各种致病因素作用下，引起神经、体液、细胞因子平衡失调，有效循环血量急剧下降，导致全身微循环障碍，组织器官血液灌注严重不足，致使组织缺氧、细胞代谢紊乱和器官功能受损的综合征。休克恶化是一个从组织灌注不足发展为多器官功能障碍至衰竭的病理过程。

本病属于中医学“厥脱证”、“闭证”范畴。

二、发 病 机 制

(一) 中医病因病机

休克发生原因分为外感六淫疫疠之邪；内生痰、瘀、毒邪；外伤与汗、吐、下、利，突然大量失血、失津；剧烈疼痛、药物过敏、中毒；素体羸弱、久患心病等。其病机为邪毒伤正，正气大亏，无力抗邪，邪毒内陷，导致人体气机的升降出入逆乱，脏腑功能闭塞；热病伤阴，出血伤津，阳气无所依；久病元气虚弱，精气消耗，阴不接阳，阳气浮越而致休克。

“闭”是休克的基本病理之一，休克早期仅邪毒盛实未见闭证，随着正气受损程度的加重，邪毒内闭之势趋于明显，可见热闭心包、热结胃肠、痰蒙心窍、湿闭三焦等。“闭”与“脱”常并存，互为因果，形成恶性循环。“内闭外脱”即正气不足，向外脱亡，同时邪毒大盛，内闭心窍，气机郁滞，血行瘀滞，导致瘀毒内闭。休克关键病机为正气大虚或邪毒大盛，正气欲脱，邪毒将闭或已闭，阴阳气血将脱或已脱。休克病标为孙络，病本为脏腑。

(二) 发病机制

1. 体液因子在休克中的作用　各种有害因素侵袭机体时，立即引起神经体液反应，产生多种体液因子。体液因子释放过高或过低，引起 SIRS、SIRS/CARS 失衡，使血管张力失常，内皮损伤，导致心肌抑制，心室扩张，从而影响循环以及心脏功能，导致急性心血管功能障碍。

2. 微循环变化

(1)代偿期(缺血期):休克早期,微循环变化特点为微动脉和微静脉口径缩小,毛细血管前括约肌收缩,血液进入真毛细血管网减少,经直接通路或动静脉吻合支回流。这一现象主要是为了保证重要器官的供血,对维持有效循环血量、回心血量及血压有一定代偿意义。

(2)失代偿期(淤滞期):休克持续发展,血管对儿茶酚胺等缩血管物质,反应性降低,微动脉及毛细血管前括约肌收缩减退,血液大量涌入毛细血管网,淤滞在毛细血管中导致流体静压升高。体液因子的作用又导致毛细血管通透性增高,均可引起血浆外渗、血液浓缩、有效循环血量显著减少;而血液浓缩,血细胞比积上升,又会促进红细胞集聚加重微循环淤滞,形成恶性循环。

(3)难治期(不可逆期):当失代偿期持续长时间后,休克进入难治期,微血管反应性显著下降,发生微循环衰竭,微血管松弛甚至麻痹扩张,毛细血管中血流停滞,血管内皮细胞肿胀,微血栓形成,合并弥散性血管内凝血(DIC)等,导致微血管无复流现象发生。

3. 休克时细胞代谢及功能障碍　目前对休克认识的研究正从微循环障碍学说向细胞代谢障碍及分子水平的异常等方向深入,提出休克发生的细胞机制问题对阐明休克后期和重症不可逆休克机制具有重要理论与临床意义。

三、诊断标准

凡符合下面第1项以及第2、3、4项中的两项和第5、6、7项中的一项,可诊断为休克。

1. 有诱发休克的原因;
2. 意识障碍;
3. 脉搏细速超过100次/分或不能触知;
4. 四肢湿冷,胸骨部位皮肤指压阳性(压迫后再充盈时间超过2s),皮肤有花纹,黏膜苍白或发绀,尿量少于30ml/h或尿闭;
5. 收缩压低于80mmHg;
6. 脉压差小于20mmHg;
7. 原有高血压,收缩血压较原水平下降30%以上。

四、临床分型

临床上休克可分为如下几类:

1. 低血容量性休克　包括创伤、烧伤、失血、失液等引起的休克。
2. 分布性休克　包括感染性、神经源性、过敏性休克。
3. 心源性休克　由急性心肌梗死、严重心律失常、急性心肌炎和终末期心肌病等导致的休克。
4. 梗阻性休克　由腔静脉梗阻、心脏压塞、肺动脉栓塞、张力性气胸等导致的休克。

五、治　　疗

(一) 中医治疗

1. 治则治法　本病多以烦躁神昏、四肢厥冷、大汗淋漓、脉微欲绝等表现为特征。一般而言，本病多以气机逆乱，血行不畅，气阴损伤为主，而中晚期则表现为耗气动血，正气暴脱，阴绝阳亡为主，临证时又以中晚期为多见。故治疗时应针对中晚期之虚证以益气回阳固脱救阴，急固其本为治疗大法，但需结合不同病因致病导致的早期表现差别巨大，兼夹有邪毒、痰浊、瘀血等不同病理产物。辨证时，要分清正、邪、虚、实之别。脓毒症性休克早期见邪毒内盛之候，气阴两亏之象，不能一味固脱，否则邪终不去，毒邪伤正，脱终难固。休克多以回阳救逆固脱、益气养阴固脱、理气活血固脱、温阳通痹固脱、清热解毒固脱等为治疗大法。

本病治疗以益气固脱、行气活血法贯穿整个发病过程。行气活血可以疏通气血瘀滞，气滞血瘀既可因于邪实，亦可源于正虚。行气可以促进血液流通，活血可使瘀化气畅，从而使阴阳之气得以顺接，恢复脏腑正常气化作用。

益气固脱可以保护脏器细胞。多脏同病，整体衰竭，重在维护心、肾。本病是多脏器多系统的整体失调，是脏腑功能衰竭的急危重症，由于心肾在脏腑气化运动中起着关键作用，故尤需予以重点维护。

2. 辨证救治

(1)气阴耗伤

主症：大汗淋漓，精神委靡，气短不续，皮肤皱褶，唇干齿燥，烦躁不安，甚或昏迷谵语，目合口开，二便自遗。舌质干红，脉细数无力。

治法：益气固脱，滋阴增液。

处理：

①方药：独参汤或参附龙牡汤合生脉散加味。常用药：人参、麦冬、五味子、附子、生姜、大枣、龙骨、牡蛎。

②中成药：参麦注射液，生脉注射液，黄芪注射液。

(2)血脱

主症：面色苍白，夭然不泽，头晕眼花，心悸怔忡，气微而短，四肢清冷，甚则昏厥不省人事，舌淡白，脉芤或脉微欲绝等。

治法：补气益血，培元固脱。

处理：

①方药：当归补血汤。常用药：黄芪、当归。

②中成药：当归注射液，黄芪注射液，益血生胶囊。

(3)阳气暴脱

主症：面色苍白，大汗淋漓，畏寒肢冷，倦怠神疲，或精神恍惚，呼吸微弱，小便遗溺，舌质淡润，脉微欲绝。

治法：益气回阳，扶正固脱。

处理：

①方药：参附汤。常用药：人参、附子。

②中成药：参附注射液，黄芪注射液。

(4)兼夹证

1)热毒内陷

主症：高热神昏，牙关紧闭，二便闭结，恶心呕吐，舌质红绛，脉数。

治法：解毒清热，醒神开窍。

处理：

①方药：白虎汤加减。常用药：生石膏、知母、水牛角、冰片、生大黄、牡丹皮。

②中成药：热毒宁注射液，双黄连口服液，醒脑静注射液，清开灵注射液。

2)瘀毒内阻

主症：高热，或神昏，或疼痛如针刺刀割，痛处固定，夜间加重，肿块出血，舌质紫黯或有瘀斑，脉沉迟或沉弦。

治法：活血化瘀，调畅气机。

处理：

①方药：四逆散合血府逐瘀汤加减。常用药：柴胡、枳实、青皮、赤芍、川芎、制大黄、三七粉。

②中成药：血必净注射液，醒脑静注射液，清开灵注射液。

（二）西医治疗

休克的治疗原则首先是稳定生命体征，保持重要器官的微循环灌注和改善细胞代谢，然后进行病因治疗。

1. 一般治疗措施

(1)吸氧与持续心电、血压、血氧饱和度及呼吸监测；

(2)减少搬动，患者取平卧位或仰卧头低位，下肢抬高30°，有心衰或肺水肿者半卧位或端坐位；

(3)留置尿管，监测24h尿量；

(4)注意保暖，但切勿体表加温；高热者可据病情予物理降温。

2. 原发病治疗　是治疗关键，尽快针对病因进行治疗。

3. 液体复苏

(1)原则：按需补液，补液量依原发病和患者的心、肾功能而定。

(2)尽快建立静脉通道或双通路补液；必要时行深静脉穿刺甚至静脉切开。

(3)补液量：根据患者的病情决定，要考虑休克发生的时间、严重程度和性质，同时兼顾患者的心、肾功能来决定。输血与输液的比例可用血细胞比容作参考，使之保持在35%～40%。在心源性休克或疑有肺水肿、肺淤血时，应根据PCWP进行补液。若微循环无改善甚至恶化，或PCWP骤升至20mmHg时，或出现肺水肿体征，则停止补液。

(4)液体的种类：快速补充等渗晶体液及胶体液，必要时成分输血或输红细胞。关于补液种类、盐与糖液、胶体与晶体液的比例，应按休克类型和临床表现不同而有所不同，血细胞比容低应输红细胞，血液浓缩宜补等渗晶体液，血液稀释宜补胶体液。

4. 纠正酸中毒　pH≥7.15时不推荐应用碳酸氢钠治疗。pH<7.15时可用1.25%碳酸氢钠液500ml静脉滴注治疗。

5. 改善低氧血症　选用可携氧面罩或无创正压通气给氧，保持血氧饱和度>95%，必要时行气管插管和机械通气。

6. 血管活性药物的应用　适用于经补充血容量后血压仍不稳定，或休克症状未见缓解，血压仍继续下降的严重休克。

7. 其他药物治疗　①胆碱能受体阻断剂如阿托品、山莨菪碱、东莨菪碱等，有利于改善休克时的微循环状态。在休克治疗中多采用大剂量、短疗程、莨菪化、个体化、静脉给药的原则。②糖皮质激素：有抗休克、抗毒素、抗炎症反应、抗过敏、扩血管、稳定细胞膜、抑制炎性介质等作用。③纳洛酮：阿片受体拮抗剂，具有阻断 β-内啡肽的作用。④乌司他丁、注射用胸腺肽 α-1：有调理免疫功能，改善休克的作用，可作为各种类型休克的辅助治疗。

学习小结

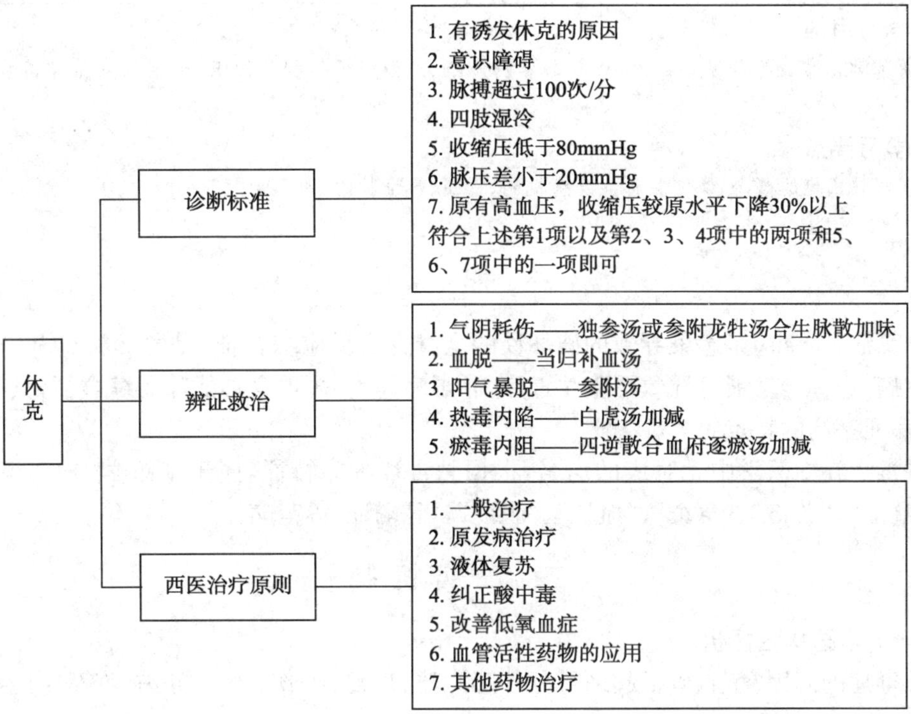

（叶　勇）

复习思考题

1. 简述各型休克的病因及发病机制和临床特点。
2. 在抢救休克患者时中医如何进行恰当的急救治疗？

第二章 脓毒症

学习目的

通过学习脓毒症的基本概念、诊断与鉴别诊断、病因病机等相关知识，为临床救治脓毒症奠定基础。

学习要点

理解脓毒症的概念，掌握脓毒症发病机制、诊断、辨证救治、西医治疗等。

一、概　　述

脓毒症(sepsis)是感染导致的破坏性的全身炎症反应综合征，是急诊科、ICU常见的急危重病，进一步发展可导致严重脓毒症、脓毒症休克、多器官功能障碍综合征，具有发病率高、病死率高的特点。

脓毒症在中医学中无对应的病名，根据脓毒症临床特征，属于中医学中"伤寒"、"温病"、"喘证"、"关格"、"急黄"、"血证"、"脱证"、"脏竭证"等范畴。

二、发病机制

(一) 中医病因病机

脓毒症的病因复杂，概括起来可分外感六淫、疫毒；外伤、烫火伤、中毒等；内生热毒、瘀血、痰浊。

脓毒症的初期以邪实为主，表现为"邪盛正不虚"的病理变化；外感热毒或邪气入里化热，聚而成毒，热毒壅塞，煎津为痰，邪气阻滞脉络，可导致血滞成瘀，故邪气主要包括热、痰、瘀、湿等。随着病情的不断深入发展病变表现为"虚实夹杂"的复杂状态。虚有气血阴阳亏虚之分，实有热毒瘀血痰浊之别，络脉瘀滞。极期突出为"正衰邪盛"及"正亡邪陷"的状态，最终发生脏器衰竭的局面；恢复期多表现为"正虚邪恋"的状态。

脓毒症的发生发展符合外感热病的传变规律。由于脓毒症邪毒炽盛，往往迅速突破卫分屏障，直侵气分，继而陷营入血，损阴耗阳，伤精扰神，致脏腑气机逆乱，阴阳乖戾，甚至阴阳离决而生脱证、脏竭证。在脓毒症的发展传变过程中，要把握肺损而治节无能，殃及全身气机升降出入；毒聚阳明，正邪对峙；邪入少阳或邪伏募原这三个病机转折点，把握病情变化和转归，提前干预，防止病情传变出现危证，从而达到"治未病"的目的。

(二) 发病机制

1. 过度的炎症反应。

2. 微循环障碍与缺血再灌注损伤。

3. 肠道内毒素细菌移位。

4. 免疫失衡。

知识链接

1. SIRS是指机体失控的自我持续放大和自我破坏的炎症，表现为播散性炎症细胞活化和炎症介质泛滥到血浆并在远隔部位引起全身性炎症。任何可以引起大量炎症细胞活化的因素都有可能引起SIRS，如严重感染、严重出血、创伤、烧伤、胰腺炎、缺血-再灌注损伤等，其中严重感染引起的SIRS即为脓毒症。

2. 抗炎因子泛滥入血，可导致免疫功能降低和感染易感性增加，这就是代偿性抗炎反应综合征(CARS)。机体促炎因子与抗炎因子处于一定水平的平衡，有助于控制炎症，维持机体稳态。当SIRS与CARS同时并存又相互增强，则会导致炎症反应和免疫功能更为严重的紊乱，对机体产生更强的损失，称为混合性拮抗反应综合征(MARS)。

3. SIRS、CARS、MARS均是脓毒症、严重脓毒症、多脏器功能障碍综合征(MODS)的发病基础。神经系统在脓毒症的发展中具有重要作用。脓毒症早期，神经系统即将炎症信息迅速传递到中枢神经，从而通过调节内分泌系统、免疫系统等影响脓毒症的病理过程，且神经系统本身也可通过神经递质直接参与调节脓毒症发生与发展。

三、诊断标准

明确感染或可疑感染加上全身炎症反应综合征(SIRS)的指标：

1. 一般指标　①发热(中心体温＞38.3℃)或低体温(＜36℃)；②心率＞90次/分或不同年龄正常心率的2个标准差；③气促、呼吸频率＞30次/分；④明显水肿或液体正平衡＞20ml/kg超过24小时；⑤高血糖症，血糖＞7.1mmol/L(130mg/dl)而无糖尿病史。

2. 炎症反应指标　①白细胞增多(白细胞计数＞12×10^9/L)或白细胞减少(白细胞计数＜4×10^9/L)，白细胞计数正常但不成熟细胞＞10%；②C反应蛋白(CRP)＞正常值2个标准差；③前降钙素原(PCT)＞正常值2个标准差；④血浆内毒素正常值＞2个标准差；⑤血清生物蝶呤正常值＞2个标准差。

3. 血流动力学指标　低血压状态(收缩压＜90mmHg，平均动脉压＜65mmHg或成人收缩压下降＞40mmHg)；心排出指数3.5L/(min·m^2)；混合静脉血氧饱和度＞70%。

4. 器官功能障碍参数　①低氧血症[氧合指数(PaO_2/FiO_2)＜300]，或血清乳酸血＞3mmol/L；②急性少尿[尿量＜0.5ml/(kg·h)]持续2小时以上；或每日肌酐增加≥44.2μmol/dl(0.5mg/dl)；③高胆红素血症(总胆红素＞4mg/L，或70mmol/L)；④血小板减少(血小板计数＜100×10^9/L)；凝血异常(国际标准化比值(INR)＞1.5或活化部分凝血活酶时间(APTT)＞60秒)；⑤腹胀(肠鸣音消失)持续时间超过24h；⑥意识状态为格拉斯哥评分小于14分(见表3-2-1)。

5. 组织灌流参数　①高乳酸血症(乳酸＞3mmol/L)；②毛细血管再充盈时间延长＞2s或皮肤出现花斑。

以上各项诊断标准中，符合感染指标中的2项以上和炎症指标中的1项以上即可诊断为脓毒症。脓毒症伴器官功能障碍可诊断严重脓毒症。严重脓毒症患者在给予足量补液后仍无法纠正持续的低血压，及收缩压＜90mmHg或血压下降超过基础值40mmHg，可诊断为脓毒症休克。

表 3-2-1 格拉斯哥(Glasgow)昏迷量表

反应	功能状态	得分
睁眼反应	有目的的、自发性的	4
	口头命令	3
	疼痛刺激	2
	无反应	1
语言反应	定向正确、可对答	5
	定向不准	4
	不恰当的词汇	3
	含混的发音	2
	无反应	1
运动反应	服从医嘱	6
	对疼痛局部刺激,感到疼痛	5
	逃避疼痛刺激	4
	刺激时呈屈曲反应	3
	刺激时呈伸展反应	2
	无反应	1

四、临床分型

(一) 根据原发病分型

1. 原发型脓毒症 指找不出原发性疾病者。

2. 继发性脓毒症 原发疾病可寻者如烧伤型脓毒症、急性胰腺炎型脓毒症、肺炎型脓毒症、急性重症胆管炎型脓毒症、阴性菌感染型脓毒症、阳性菌感染型脓毒症等。

(二) 根据免疫反应分型

根据免疫反应分为非特异性免疫型脓毒症和特异性免疫型脓毒症。

(三) 根据病情轻重分型

根据病情轻重分为脓毒症、脓毒性休克和严重脓毒症。

知识链接

1. 毒血症(toxemia) 致病菌侵入宿主体后,只在机体局部生长繁殖,不进入血循环,但其产生的外毒素入血,并经血液到达并损伤易感的细胞和组织,引起特殊的临床症状。如白喉、破伤风等。

2. 内毒素血症(endotoxemia) 革兰阴性菌侵入血液,并在其中大量繁殖,死亡崩解后释放大量内毒素;也可由病灶内大量革兰阴性菌死亡、释放的内毒素入血所致。在严重革兰阴性菌感染时,常发生内毒素血症,严重者可出现内毒素休克、DIC 等症状,甚至死亡,如小儿急性中毒性细菌性痢疾。

3. 菌血症(bacteremia) 致病菌由局部侵入血液,但未在其中生长繁殖,只是短暂的一时性或间断性侵入血循环,到达体内适宜部位后再进行繁殖而致病。例如伤寒早期有菌血症。

4. 败血症(septicemia) 致病菌侵入血液并在其中大量繁殖,产生毒性产物,造成机体严重损害,出现全身性中毒症状,例如高热、皮肤和黏膜瘀血、肝脾大等。例如鼠疫耶氏菌、炭疽芽胞杆菌等可引起败血症。因其内涵与外延不准确,自 1991 年已废止。

五、治 疗

(一) 中医治疗

1. 治则治法 在“未病先防,已病防变”思想指导下,“预防为主,防胜于治而始于治”

是防治脓毒症的原则。扶正祛邪是防治脓毒症的重要治法。由于脓毒症的基本病机是一个动态的过程，早期紧紧抓住气虚、阴虚、阳伤的根本，同时注意解毒祛邪使病情阻断在早期；随着病情的进展，阴阳渐脱邪气日盛，中期在于温阳活血、回阳固脱、养阴解毒、活络化痰，使正气得复，邪气渐祛，防止脏器功能的障碍；后期在于益气养阴、解毒活血通络，使正气得复，邪气日祛，不仅能够治疗本病的发生，关键能够扭转截断病情的发展。

脓毒症的防治中应注意预扶正气，先安未受邪之地，强主逐寇，扶正治疗当贯穿病程始终；维护络脉，防治邪毒内陷，络脉瘀痹，正确运用活血化瘀法、凉血行瘀法、益气活血法、温阳摄血法，始终将维护络脉作为“防变”的基本治疗；根据脓毒症发展转归过程中的三个转折点，扼守要冲，先发制毒，顺势扭转病机，予清肃肺气，谨防逆传；阳明热结，逐毒攻下；和解少阳，疏泄膜原。

2. 辨证救治

(1)高热期

1)气分证

主症：高热持续不退，大汗，烦渴，不恶寒，气促，胸闷脘痞，小便短赤，大便闭结，舌质红苔黄，脉洪大。

治法：清热生津。

处理：

①方药：麻杏石甘汤。常用药：生石膏、生麻黄、杏仁、甘草。

②中成药：清开灵注射液，醒脑静注射液，痰热清注射液，双黄连口服液，安宫牛黄丸，连花清瘟胶囊，热毒宁注射液。

2)气营两燔

主症：高热，口渴，头痛，心烦躁扰，肌肤发斑，甚或吐血、衄血，神昏，谵语，抽搐，舌质红绛，苔黄燥，脉数。

治法：气营两清。

处理：

①方药：清瘟败毒饮加减。常用药：生石膏、生地黄、水牛角、黄连、栀子、桔梗、黄芩、知母、赤芍、玄参、连翘、竹叶、牡丹皮、甘草。

②中成药：血必净注射液，醒脑静注射液，热毒宁注射液等。

(2)血证期

1)热盛迫血

主症：高热，或神昏，或疼痛状如针刺刀割，痛处固定不移，常在夜间加重，肿块，出血，舌质紫黯或有瘀斑，脉沉迟或沉弦。

治法：清营凉血。

处理：

①方药：犀角地黄汤加减。常用药：水牛角、生地黄、赤芍、牡丹皮。

②中成药：血必净注射液，醒脑静注射液，安宫牛黄丸等。

2)气虚血脱

主症：四肢厥逆，便血紫黯，甚则黑色，少寐，舌质淡，脉细。

治法：温阳摄血。

处理：

①方药:独参汤加味。常用药:红参、三七、甘草。

②中成药:生脉注射液,参附注射液。

(3)脱证期

1)阴脱

主症:身热汗出如油,口渴饮冷,烦躁,面红,舌干无津,脉细疾数。

治法:养阴益气固脱。

处理:

①方药:生脉散加味。常用药:人参、麦冬、五味子、山萸肉。

②中成药:生脉注射液。

2)阳脱

主症:冷汗淋漓,身凉肢厥,神倦息微,面色苍白,脉微欲绝,舌淡苔润。

治法:回阳固脱。

处理:

①方药:参附汤加味。常用药:人参、附子、龙骨、牡蛎。

②中成药:参附注射液。

(4)脏竭期

1)肺衰(急性呼吸窘迫综合征/急性肺损伤)

主症:喘促气急,咳吐痰血,面唇发绀。舌淡黯,脉沉细。

治法:益气养阴,宣肺平喘。

处理:

①方药:生脉散合宣白承气汤加减。常用药:红参、麦冬、五味子、瓜蒌、麻黄、杏仁、生大黄、桑白皮、生甘草。

②中成药:黄芪注射液,细辛脑注射液,参麦注射液。

2)关格(急性肾功能障碍)

主症:尿量急骤减少甚至闭塞不通,或尿多清长,神昏嗜睡,恶心呕吐,全身疲乏。舌淡胖或黯,脉沉细数。

治法:泻浊解毒,温阳化气。

处理:

①方药:关格灌肠方。常用药:生大黄、附子、地榆炭、桂枝、煅龙骨、煅牡蛎、活性炭。

②中成药:黄芪注射液,细辛脑注射液,参附注射液。

3)阳明腑实(急性胃肠功能障碍)

主症:高热神昏,腹胀便秘,汗出口渴。舌苔黄厚腻,脉洪大滑数。

治法:清热解毒,通腑泻下。

处理:

①方药:大承气汤加减。常用药:生黄芪、生大黄、枳实、厚朴、当归、芒硝。

②中成药:热毒宁注射液,醒脑静注射液,大黄胶囊。

4)心衰(急性循环功能障碍)

主症:心悸气急,咳嗽喘促,咯吐泡沫痰,面浮肢肿,尿少烦躁,汗出肢冷,口唇青紫。舌质淡苔白,脉细促或结代。

治法：补心安神，回阳固脱。

处理：

①方药：参附汤加减。常用药：红参、麦冬、五味子、附子、山萸肉、红花、当归。

②中成药：参附注射液，参麦注射液，生脉注射液，黄芪注射液。

5）神昏（急性脑功能障碍）

主症：神志不清，可伴见抽搐，喉中痰鸣，瞳仁或大或小，口唇发绀，舌质红或紫黯，苔黄燥起刺，或白腻，或少苔，脉沉实、弦滑、数为主，或大而无力、细弱。

治法：开窍醒神，扶正固脱。

处理：

①方药：菖蒲郁金汤合回阳救急汤。常用药：石菖蒲、栀子、竹叶、牡丹皮、郁金、连翘、灯心草、竹沥、制附子、肉桂、人参、麦冬、陈皮、干姜、白术、五味子、麝香、甘草。

②中成药：安宫牛黄丸，紫雪丹，醒脑静注射液，清开灵注射液。

（二）西医治疗

1. 液体复苏治疗。
2. 抗感染治疗。
3. 脏器功能支持。
4. 营养支持。

学习小结

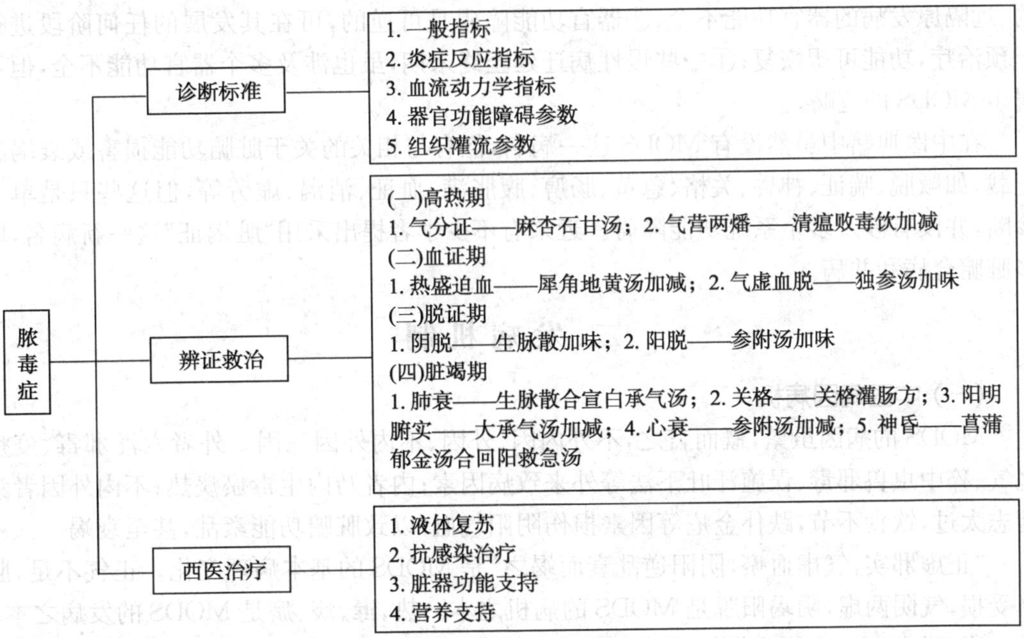

（叶　勇）

复习思考题

1. 简述脓毒症的中医诊治思路。
2. 如何理解脓毒症的诊断标准？

第三章　多器官功能障碍综合征

学习目的

通过学习多器官功能障碍综合征(MODS)的基本概念、诊断、病因病机等相关知识，为临床救治多器官功能障碍综合征(MODS)奠定理论基础。

学习要点

掌握多器官功能障碍综合征(MODS)的概念与临床特点、病因病机、发病机制、诊断、辨证救治及西医治疗等。

一、概　　述

多器官功能障碍综合征(MODS)主要是指机体在遭受严重创伤、感染、休克、中毒、大面积烧伤、大手术等损害后，同时或序贯出现的两个或两个以上脏器功能失常以致衰竭的临床综合征。此综合征在概念上强调:①原发致病因素是急性的;②表现为多发的、序贯的、远隔原发病的器官功能不全;③器官功能障碍是可逆的，可在其发展的任何阶段进行干预治疗，功能可望恢复;④一些慢性病迁延至终末期，虽也涉及多个器官功能不全，但不属于 MODS 的范畴。

在中医典籍中虽然没有 MODS 这一病名，但有与相关的关于脏腑功能损害或衰竭的记载，如厥脱、喘证、神昏、关格、急黄、肠痹、腹胀满、血证、消渴、虚劳等，但这些只是单一诊断，并没有涉及多个系统功能障碍。近来有不少学者提出采用"脏竭证"这一新病名，取多脏腑合病和并病。

二、发病机制

(一) 中医病因病机

MODS 的病因虽繁，概而言之，不外内因、外因、不内外因三因。外者六淫邪毒、疫疠之气、猝中虫兽邪毒、误施汗吐下法等外来致病因素;内者乃内生毒瘀痰热;不内外因者为情志太过，饮食不节，跌仆金疮等因素损伤阴阳气血，以致脏腑功能紊乱，甚至衰竭。

"正虚邪实，气虚血瘀，阴阳逆乱衰而竭之"是 MODS 的基本病理变化。正气不足，脏真受损，气阴两虚，阴竭阳脱是 MODS 的病机之本。热、毒、痰、瘀是 MODS 的发病之本。

当正气亏虚，或脏腑薄弱，抗御病邪能力低下时，复因创伤、感染、手术等内外致病因素影响，使热毒湿浊乘虚侵犯，以致正虚邪实，正不胜邪，气机逆乱，脏腑功能失调，阴阳离决而发病;当邪气太盛，或创伤、手术、虫兽所伤等伤害太过时，使正气不支，邪气独盛，邪盛内伤，气血受损，阴阳失衡，以致精气耗竭，脏气衰竭;当久病正虚，气血失调，脏腑功能不足，使痰水瘀血内生，正值感受外邪，常与痰水瘀血互结为患，内外合邪，更易致阴阳气血逆乱，脏腑功能衰惫。当一脏一腑患病，脏腑相累，病相传变，形成多脏腑合病或并病，甚至多脏腑气血精神衰竭。当人体遭受意外伤害，损及气血津液，使其耗夺，以致多脏器失去精气充养，甚至人体失神，脏气衰败。

总之，外来致病因素、内生毒瘀痰热、创伤手术、跌仆金疮等不但在人体亏虚情况下侵犯人体，损伤正气，破坏脏腑阴阳协调平衡，耗伤气血津液精神；又可在一定条件下引起热、毒、湿浊之邪内犯机体，损伤阴阳气血，以致直中脏腑，或一脏受病，累及他脏，使脏腑间病邪迅速相互传变，邪毒内陷或痰浊瘀血内生，气血运行逆乱，生生之机告绝，气血精神耗竭，致多脏腑组织器官合病或并病，甚至全身整体功能衰竭。

知识拓展

毒是中医学独特的一种病机概念，现代医学所谓的内毒素血症只是"毒"的一种，中医学的毒是人体代谢对机体有害的产物，如"疫毒"之邪。广义上的"毒"包括了痰、瘀、饮、浊等，"毒者，害人之气也。毒由邪生，邪盛极而为毒。"狭义上的"毒"是一种独特的致病因素。"毒"不仅有虚实之分，也有寒热内外之别，同时也有"邪盛谓之毒"的观点。认为毒存体内，损伤脏腑，败坏形体，引起变症多端，符合 MODS 的发病机制。目前许多学者的研究多偏向"热毒"、"邪毒"等，如王今达教授提出的"菌毒并治"理论，所指的"毒"实质上是"热毒、瘀毒"，因实而导致的致病因素，即实邪，只是病机的一方面。亦有因虚而导致"毒邪"内生，气阴两虚，阴虚阳脱而致虚邪内生，其邪包括热、瘀、痰、浊等。毒是 MODS 十分重要的病机之一。

（二）发病机制

MODS 的发病机制非常复杂，涉及神经、体液、内分泌和免疫等诸多方面，目前我们尚不知 MODS 的确切发病机制，但现在主流的看法是失控的全身炎症反应综合征(SIRS)很可能在 MODS 发生中起主要作用。

1. 缺血-再灌注损伤　它强调各种休克微循环障碍若持续发展，都能造成生命器官血管内皮细胞和器官实质细胞缺血、缺氧和功能障碍。

2. 炎症失控　机体受到创伤和感染刺激而发生的炎症反应过于强烈，以致促炎-抗炎失衡，从而损伤自身细胞的结果。

3. 肠道细菌、毒素移位　当严重创伤、休克、缺血-再灌注损伤、外科手术应激等均可导致肠黏膜屏障功能破坏，从而导致肠道的细菌和毒素的移位，通过肠黏膜进入门静脉和淋巴系统，导致毒血症、菌血症或脓毒血症，最终发展成 MODS。肠道细菌和毒素的移位为炎症反应提供了丰富的和不竭的刺激物质，导致炎症反应持续发展，最终导致细菌损伤和器官功能障碍。

4. 两次打击假说　虽然各种免疫细胞及其多种炎症介质也参与了早期的炎症反应，但其参与的程度是有限的，但是炎症细胞被激活，处于一种"激发状态"，此后如果病情进展或再次出现病损侵袭，则构成第二次打击，此期打击的突出特点是炎症和应激反应具有放大效应，即使打击的强度小于第一次打击，也能造成处于激发状态的炎症细胞更为剧烈发生反应，从而超量的释放细胞和体液介质。如此还可以导致"二级"、"三级"，甚至更多级别的新的介质产生，从而形成"瀑布样反应"。这种失控的炎症反应不断发展，最终导致组织细胞损伤和器官功能障碍。

5. 应激基因假说　应激基因反应是细胞基本机制的一部分，能促进创伤、休克、感染、炎症等应激打击后细胞代谢所需的蛋白合成。应激基因这种机制有助于解释两次打击导致 MODS 的现象，这种细胞反应的类型也表现在内皮细胞中，当血管内皮细胞受内毒素攻击后能导致细胞程序化死亡或凋亡。

三、诊断标准

1. 呼吸衰竭　$R>28$ 次/min；$PaO_2<60mmHg$；$PCO_2>50mmHg$；$PaO_2/FiO_2\leqslant 200mmHg$；$P(A\text{-}a)DO_2(FiO_2 1.0)>200mmHg$；胸片显示肺泡实变≥1/2 肺野（具备其中3 项或 3 项以上）。

2. 肾衰竭　排除肾前因素后，出现少尿或无尿，血清肌酐、尿素氮水平增高，超出正常值 1 倍以上。

3. 心功能衰竭　收缩压<80mmHg 持续 1h 以上；$CI<2.6L/(min\cdot m^2)$；室性心动过速；室颤；Ⅲ度房室传导阻滞；心搏骤停复苏后（具备其中 3 项或 3 项以上）。

4. 肝功能衰竭　总胆红素>34μmol/L；肝脏酶较正常升高 2 倍以上；凝血酶原时间>20s；有或无肝性脑病。

5. DIC　血小板<$100\times10^9/L$；凝血酶原时间和部分凝血酶原时间延长 1.5 倍，且纤维蛋白降解产物增加；全身出血表现。

6. 脑功能衰竭　Glasgow 评分低于 7 分为昏迷。

四、临床分型

（一）MODS 可分为原发型和继发型

1. 原发型 MODS　由某些明确的损伤作用于机体，直接引起器官功能障碍。MODS 出现很快，但 SIRS 的表现不如继发型 MODS 的显著，预后比较好。

2. 继发型 MODS　并非由原始损伤本身直接引起，而是机体异常反应的结果。在原始损伤引起的 SIRS/CARS 基础上，“二次打击”（如感染）可以迅速造成远处多个脏器功能障碍，故继发型 MODS 与原始损伤之间存在着一段间歇期。

（二）分期

Ⅰ期　粗略检查正常，但严格检查可发现个别器官功能异常。

Ⅱ期　多个器官系统的功能障碍表现较明显，各项辅助检查指标均可出现轻度异常。

Ⅲ期　多个器官系统功能明显异常，各项检测指标均明显异常。

五、治　疗

（一）中医治疗

1. 治则治法　本病系多个脏腑受累，发展变化多端，正邪盛衰情况有轻重缓急之别，故要重点分析，整体把握，应施以标本同治。祛邪应抓住热、毒、痰、瘀等分别清之、解之、化之、除之，以清热解毒、化痰除湿、活血化瘀、凉血止血、开窍醒神等法施治；扶正当视脏腑、阴阳、气血津液、精神之不足，分别采用补脾养肺、温肾养心、益气固脱、回阳救逆、补血养阴、调理阴阳之法治疗。还应注意根据脏腑受累情况不同，对照相关脏腑病证辨证救治。

邪毒炽盛、正虚邪陷治以祛邪为主，兼顾护住正气，勿用耗气劫阴之品，并需适时扶正；五脏俱损、真阴衰竭，必致五脏之气无由化生，以致阴耗气脱，气少阴脱，气阴两衰，故当重视补气，以敛阴救脱；气虚不固、阳气暴脱，常在温阳补气救脱时，收敛阴气方能获效。

阴损及阳、阴阳固脱，病情危急，积极采取中西医综合救治；内闭外脱、气滞血瘀，应时时顾护正气，防止阴阳俱损，脏腑衰败的发生。

2. 辨证救治

(1)邪毒炽盛，正虚邪陷

主症：高热烦渴，面红目赤，呼吸喘急，心悸气短，唇甲青紫，脘腹胀满，大便燥结，尿少或无尿，甚则高热神昏，烦躁谵语，或兼见抽搐，汗多肢冷。舌红绛，苔黄燥，脉浮洪或细数。

治法：泻热解毒，清心开窍。

处理：

①方药：清瘟败毒饮加减。生石膏、黄连、黄芩、知母、赤芍、大黄、茅根、牡丹皮、生地黄、玄参、枳实、石菖蒲。

②中成药：双黄连口服液，连花清瘟胶囊，板蓝根冲剂，西黄丸，热毒宁注射液，血必净注射液。

(2)五脏俱损，真阴衰竭

主症：神志恍惚，惊悸不安，面色晦黯，呼吸微弱，汗出如油，口渴欲饮，尿少尿闭，时有躁扰，肢体震颤，舌质干红，苔少或光剥，脉虚细数或结代。

治法：救阴敛阳，益气固脱。

处理：

①方药：三甲复脉汤加减。常用药：牡蛎、鳖甲、龟甲、生地黄、麦冬、山萸肉、五味子、白芍、炙甘草。

②中成药：羚羊角口服液，生脉饮，参麦注射液，参附注射液，黄芪注射液，生脉注射液。

(3)气虚不固，阳气暴脱

主症：神志不清，表情淡漠，面色苍白，口唇发绀，气短息微，四肢厥冷，冷汗淋漓，舌质淡，脉微欲绝。

治法：温阳益气，回阳固脱。

处理：

①方药：参附龙牡汤合四逆汤加减。常用药：红参、熟附子、干姜、龙骨、牡蛎、山萸肉。

②中成药：黄芪注射液，参附注射液。

(4)阴损及阳，阴阳俱脱

主症：神志昏迷，目呆口开，瞳孔散大，喉中痰鸣，气少息促，汗出如油，四肢逆冷，二便失禁，舌质淡胖，脉微欲绝。

治法：回阳救阴，益气固脱。

方药：四逆汤合生脉散加减。常用药：人参、熟附子、干姜、麦冬、五味子、山萸肉、黄芪、炙甘草。

(5)内闭外脱，气滞血瘀

主症：胸闷息短，汗出黏冷，唇甲青紫，皮肤瘀斑，腹胀尿闭，吐血，便血，舌质紫黯，脉沉细而涩或沉伏难及。

治法：理气救脱，活血化瘀。

方药：四逆散合血府逐瘀汤加减。常用药：柴胡、赤芍、枳实、当归、桃仁、红花、牛膝、川芎、桔梗、生地黄、甘草。

(二)西医治疗

1. 祛除病因

2. 呼吸功能支持

(1)保持气道通畅。

(2)氧疗:若单纯吸氧不能缓解缺氧的症状时,可选择有创或无创机械通气。或选用体外膜肺氧合技术(ECMO)。

3. 循环支持

(1)维持有效血容量。

(2)支持有效心脏功能。

4. 肾功能支持 在药物治疗无效,可以进行血液透析或血液滤过治疗。

5. 肝功能支持

(1)补充足够的热量及能量合剂,维持正常血容量,纠正低蛋白血症。

(2)控制全身性感染:在抗生素的选择上应避免选择对肝脏毒性大的抗生素。

(3)肝脏支持疗法:有条件的医院可开展人工肝透析,肝脏移植等技术。

6. 营养和代谢支持

学习小结

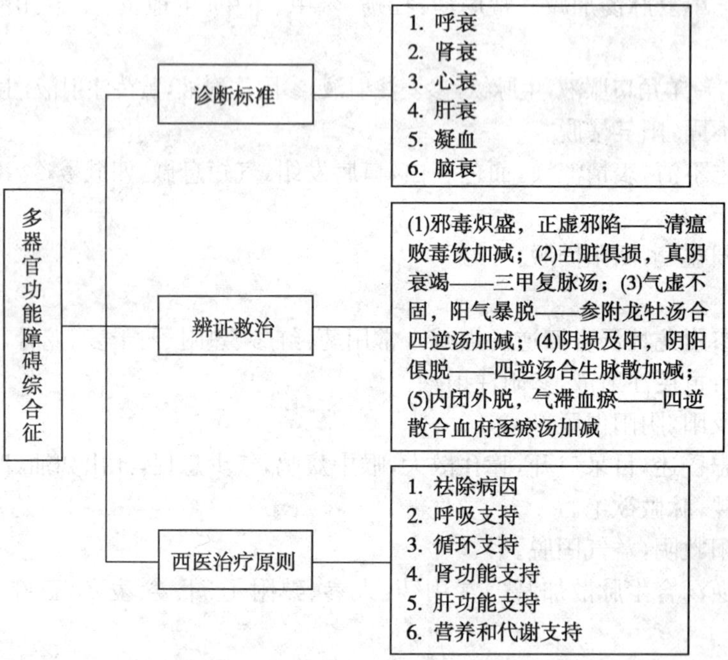

(王 醒)

复习思考题

1. 简述多器官功能障碍综合征的基本病理变化。
2. 简述多器官功能障碍综合征的病因及发病机制。
3. 简述多器官功能障碍的西医治疗和中医治疗原则。

第四章　弥散性血管内凝血

学习目的

通过学习弥散性血管内凝血的基本概念、发病机制、诊断标准等相关知识，为临床救治弥散性血管内凝血奠定理论基础。

学习要点

掌握弥散性血管内凝血的中医西医发病机制、诊断、治则治法、辨证救治以及西医治疗等。

一、概　　述

弥散性血管内凝血(DIC)是在多种疾病基础上发生的凝血系统激活，导致小血管内广泛微血栓形成，消耗大量凝血因子并继发纤溶亢进，进而引起全身性出血及微循环衰竭的临床综合征。其病因和发病机制复杂，DIC 发生后常常导致组织氧和能量输送障碍，以及代谢产物不能有效外排，可使病情迅速恶化。DIC 往往是多脏器功能衰竭中的一个极为重要甚至是公认的致死性因素。

DIC 归属于中医“血证”、“温病热入营血”、“气血两燔证”等范畴。

二、发 病 机 制

(一) 中医病因病机

中医认为本病的发生与外邪、外伤及久病等密切相关。凡各种原因侵及血脉，损伤脉络，气血耗损、凝滞，即可成本病。常见的病因有外感六淫、跌打损伤、病后诱发等。

外邪侵入人体，或气虚，或寒凝气滞，或邪热与血互结，或各种损伤导致血行不畅，气血不通，气血运行无力而产生瘀血阻滞致病。外感热邪，煎熬津液，使血液黏滞，脉络瘀阻，或外感寒邪，血遇寒凝，瘀滞不通，或跌打损伤，瘀血阻络，血不循常道，溢出脉外而致瘀、出血；组织损伤，气血凝滞，营卫稽留，血脉不行，气血瘀滞，或久病气虚，无力行血，或久病入络，血瘀阻络，或热病阴津耗伤，失于载血，皆可导致瘀血，血脉淤阻，血行不畅，血不循经而致出血。

DIC 的病位在血脉，与心、肝、脾相关，基本病机为邪伤脉络，血瘀阻络，血不循常道而溢出脉外，出现各种出血证候。出血乃离经之血，离经之血便为瘀血，瘀血阻络，血不循经，又会溢于脉外，形成恶性循环，阻碍气血正常运行，久之则致气、血、阴、阳虚损，脏腑失去濡养，功能异常，甚至阴竭阳脱，常可危及生命。

(二) 发病机制

1. 组织损伤　感染、肿瘤溶解、严重或广泛创伤、大型手术等因素导致 TF 或组织因子类物质释放入血，激活外源性凝血系统。蛇毒等外源性物质亦可激活此途径，或直接激活FⅩ及凝血酶原。

2. 血管内皮损伤 感染、炎症及变态反应、缺氧等引起血管内皮损伤，导致FⅫ激活及TF的释放，启动外源或内源性凝血系统。

3. 血小板损伤 各种炎症反应、药物、缺氧等可致血小板损伤，诱发血小板聚集及释放反应，通过多种途径激活凝血。

4. 纤溶系统激活 上述致病因素亦可同时通过直接或间接方式激活纤溶系统，致凝血-纤溶平衡进一步失调。

三、诊断标准

1. 临床表现

(1)存在易引起DIC的基础疾病。

(2)有下列两项以上临床表现：①多发性出血倾向；②不易用原发病解释的微循环衰竭或休克；③多发性微血管栓塞的症状、体征，如皮肤、皮下、黏膜栓塞性坏死及早期出现的肺、肾、脑等脏器功能衰竭；④抗凝治疗有效。

2. 实验室检查指标

(1)同时有下列三项以上异常：①血小板$<100\times10^9$/L或进行性下降，肝病、白血病患者血小板$<50\times10^9$/L。②血浆纤维蛋白原含量<1.5g/L或进行性下降，或>4g/L，白血病及其他恶性肿瘤<1.8g/L，肝病<1.0g/L。③3P试验阳性或血浆FDP>20mg/L，肝病FDP>60mg/L，或D-二聚体水平升高或阳性。④PT缩短或延长3秒以上，肝病延长5秒以上，或APTT缩短或延长10秒以上。

(2)疑难或特殊病例有下列一项以上异常：①纤溶酶原含量及活性降低；②AT含量、活性及vWF水平降低(不适用于肝病)；③血浆因子Ⅷ：C活性<50%(与严重肝病所致的出血鉴别时有价值)；④血浆凝血酶-抗凝血酶复合物(TAT)或凝血酶原碎片1+2(F_{1+2})水平升高；⑤血浆纤溶酶-纤溶酶抑制物复合物(PIC)浓度升高；⑥血(尿)纤维蛋白肽A(FPA)水平增高。

四、临床分型

(一) 根据病情速度分类

1. 急性DIC 重度感染、急性溶血、严重创伤、羊水栓塞发病急骤，病情凶险，常在数小时到两天内发生，实验室检查明显异常。临床表现以休克和出血为主。

2. 亚急性DIC 多见于癌症扩散、急性白血病、死胎滞留。常在数日至几周内逐渐发病。

3. 慢性DIC 恶性肿瘤、胶原病、慢性溶血性贫血，发病缓慢，病程可达数月或更长。临床表现不明显，出血轻微、休克少见，表现为器官功能障碍。

(二) 根据机体代偿分型

1. 失代偿型DIC 多见于重度、急性DIC，凝血因子和血小板消耗占优势，数量减少。临床表现见出血、休克等。

2. 代偿型DIC 见于轻度DIC，凝血因子和血小板的生成和消耗基本平衡临床表现不明显或轻微。

3. 过度代偿型DIC 多见于慢性或恢复期DIC,凝血因子和血小板生成增加,甚至超过消耗。临床表现不明显。

五、治 疗

(一) 中医治疗

1. 治则治法 DIC的发病多为因实致虚,虚实夹杂。早期以邪实为主,中期虚实并重,晚期正虚邪实为主。治疗本病时,当辨清寒、热、虚、实之不同,分清气、血、阴、阳亏虚之差异。瘀血是本病的基本病理,存在于疾病的不同时期,活血化瘀是治疗的基本法则,贯穿在整个疾病的始终。在活血化瘀的基础上,审病因,辨虚实,根据病情的早中晚期及病性的急性、亚急性、慢性之不同,灵活运用凉血止血、补气养血、理气活血、回阳固脱之法。由于本病起病多急骤,病势凶险,要取得好疗效,关键在于预防为主,防治结合,尽力打断"瘀阻-出血-瘀阻"的恶性循环。祛瘀止血,凉血安营,扶正固脱是治疗DIC早中晚期的重要法则。

2. 辨证救治

(1)热毒血瘀

主症:身热夜甚,心烦不寐,甚或神志模糊,渴不多饮,斑疹隐隐,甚或吐血鼻衄、便血、尿黄便结。舌绛,脉细滑数。

治法:清热解毒,凉血化瘀。

处理:

①方药:黄连解毒汤合犀角地黄汤加减。常用药:黄连、黄芩、连翘、蒲公英、水牛角、玄参、生地黄、牡丹皮、丹参。

②中成药:紫雪丹,安宫牛黄丸,热毒宁注射液,双黄连注射液,血必净注射液。

(2)气滞血瘀

主症:胸胁刺痛,或头身疼痛,痛有定处,肌肤斑疹、紫斑,口唇青紫。舌黯或有斑点,脉弦涩或结。

治法:行气活血。

处理:

①方药:血府逐瘀汤加减。常用药:当归、赤芍、川芎、桃仁、红花、柴胡、枳壳。

②中成药:川芎嗪注射液,血栓通注射液,复方丹参注射液,血必净注射液。

(3)气虚血瘀

主症:神疲乏力,气短心悸,动则加剧,声低懒言,纳少自汗,皮肤瘀斑色淡,或伴有鼻衄、齿衄、呕血,血色黯淡。舌质紫黯或有斑点,脉细弱。

治法:益气活血化瘀。

处理:

①方药:补阳还五汤加减。常用药:黄芪、川芎、赤芍、桃仁、红花、当归、丹参、地龙。

②中成药:黄芪注射液,灯盏细辛注射液,血必净注射液。

(4)血虚夹瘀

主症:面色淡白或萎黄,唇淡或黯,头晕,局部有刺痛,皮肤瘀斑。舌淡或有瘀斑,脉细涩。

治法：补血化瘀。

处理：

①方药：圣愈汤加减。常用药：熟地黄、当归、白芍、川芎、黄芪、党参、阿胶、三七。

②中成药：当归注射液，复方丹参注射液，血必净注射液。

(5)瘀阻厥脱

主症：出血不止，面色苍白，四肢厥冷，大汗淋漓，甚则神昏谵语，皮肤瘀斑。舌质紫黯，或有瘀斑，脉微欲绝。

治法：回阳固脱，活血止血。

处理：

①方药：回阳救急汤合当归活血汤加减。常用药：熟附子、干姜、人参、炙甘草、白术、肉桂、陈皮、五味子、茯苓、制半夏、麝香、当归、杜仲、赤芍、白芷、威灵仙。

②中成药：参附注射液，黄芪注射液，血必净注射液。

(二) 西医治疗

1. 治疗基础疾病及消除诱因。
2. 抗凝治疗。
3. 血小板及凝血因子补充。
4. 纤溶抑制药物。
5. 溶栓疗法。

学习小结

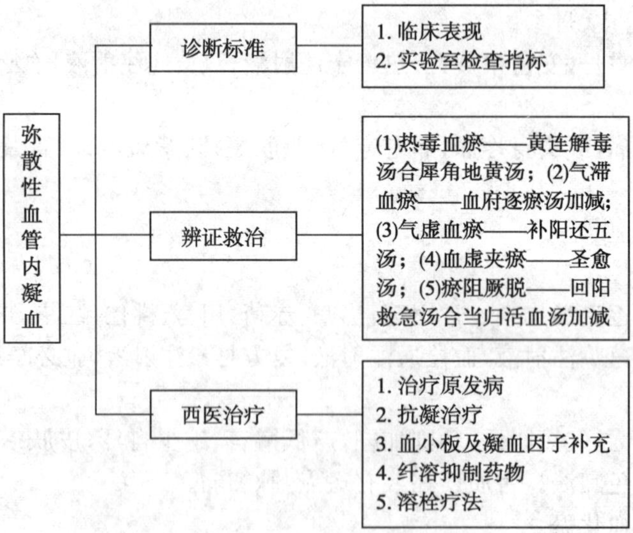

（周 红）

复习思考题

1. 如何把握肝素的用法用量以及治疗效果的评价？
2. 如何在审病因，辨虚实基础上，用中医治疗阻断“瘀阻-出血-瘀阻”的恶性循环？

第五章　急性肺损伤与急性呼吸窘迫综合征

学习目的

通过急性肺损伤和急性呼吸窘迫综合征的定义和概述，熟悉急性肺损伤和急性呼吸窘迫综合征的中西医发病机制，为临床救治急性肺损伤、急性呼吸窘迫综合征奠定理论基础。

学习要点

掌握急性肺损伤和急性呼吸窘迫综合征临床表现、诊断、西医治疗以及中医辨证救治。

一、概　　述

急性肺损伤(acute lung injury，ALI)/急性呼吸窘迫综合征(acute respiratory distress syndrome，ARDS)是在严重感染、休克、创伤及烧伤等非心源性疾病过程中，肺毛细血管内皮细胞和肺泡上皮细胞损伤造成弥漫性肺间质及肺泡水肿，导致的急性低氧性呼吸功能不全或衰竭。ALI是ARDS的临床早期阶段，低氧血症程度较轻，重度的ALI被定义为ARDS。严重感染时ALI/ARDS患病率可高达25%～50%，大量输血可达40%，多发性创伤达到11%～25%，严重误吸时达9%～26%，同时存在两个或三个危险因素时，ALI/ARDS患病率进一步升高。其病死率高达50%～70%。

本病属于中医学“喘证”、“暴喘”、“喘脱”范畴。

二、发病机制

(一) 中医病因病机

多由感受邪毒、创伤瘀毒、疔疮痈疽、产后，或内伤久病，肺气虚衰所致。其基本病机为肺失主持诸气功能。热毒炽盛，或瘀血败血，阻遏肺气，宣肃失司，一则不能上助心脉以行血气，致心脉阻滞；二则脏腑气逆，升降失常，升多降少，致肺气壅塞，肺叶焦满，肺失治节，金气不平，不能制肝，肝气壅闭；三则浊气壅肺，呼吸错乱，清浊相混，营气不清，上犯于脑，致脑窍闭塞，水津不布，结而不散，波及于血，伤及肺之脏真而致病。多属虚实夹杂。以邪实为主，表现为热毒、瘀血壅滞于肺；正虚为肺肾亏虚，或失血气脱致气阴耗竭，阴阳欲脱。

(二) 发病机制

ALI/ARDS是全身炎症反应的肺部表现，也是机体正常炎症反应过度表达的结果。此种炎症瀑布可分为相互重叠的启动、放大、损伤三个阶段，是系统性和全身性的。

启动阶段：多种免疫及非免疫细胞产生各种炎症介质细胞因子。

放大阶段：效应细胞如中性粒细胞被活化、募集、扣押在包括肺组织在内的靶器官中。

损伤阶段：一旦效应细胞被扣押于肺内，将释放活性氧代谢产物和蛋白酶，在损伤阶段引起细胞损害。

基本病理生理改变是肺内炎症细胞为主导的肺内炎症反应失控导致的肺泡上皮和肺毛细血管内皮通透性增加所致的肺泡渗出液中富含蛋白质的肺水肿及透明膜形成，以致肺顺应性降低，肺内分流增加及通气/血流比例失调为主。

三、诊断标准

沿用1994年欧美联席会议提出的诊断标准：

1. 急性起病；

2. 氧合指数(PaO_2/FiO_2)≤200mmHg[不管呼气末正压(PEEP)水平]；

3. 正位X线胸片显示双肺均有斑片状阴影；

4. 肺动脉嵌顿压≤18mmHg，或无左心房压力增高的临床证据。

如PaO_2/FiO_2≤300mmHg且满足上述其他标准，则诊断为ALI。

四、临床分型

（一）根据肺损伤机制，可将ARDS的病因及危险因素分为直接性损伤和间接性损伤（表3-5-1）。

表3-5-1 ARDS的病因及危险因素

直接性损伤	间接性损伤
●误吸，见于吸入胃内容物、毒气、烟雾等	●严重感染及感染性休克
●弥漫性肺部感染，见于细菌、病毒、真菌及肺囊虫感染等	●严重的非胸部创伤
	●急诊复苏导致高灌注状态
●肺钝挫伤	●心肺移植术后(少见)
●肺栓塞，见于脂肪栓塞、羊水栓塞等	●大面积烧伤
●放射性肺损伤	●急性重症胰腺炎
●溺水	●神经源性，见于脑干或下丘脑损伤等

（二）根据病理形态学改变分为三个阶段

1. 渗出期　在发病后24～96小时，该期的主要特点是肺水肿、出血和充血性肺不张。

2. 增生期　在发病后3～7天。此期主要表现为Ⅱ型上皮细胞大量增生，在某些部位几乎覆盖整个肺泡表面。

3. 纤维化期　在发病后7～10天。肺泡管的纤维化是晚期ARDS病人的典型病理变化。

五、治 疗

(一) 中医治疗

1. 治则治法 ALI/ARDS的病机关键是肺不主气。正气不足,外邪直入,肺气虚弱。“损其肺者,益其气”,扶正固本,可使“急性虚证”逆转,达到益气补阳、益气固脱、养阴生津的作用。攻补兼施,补益肺气基础上,兼用平喘、豁痰、解毒、化瘀法,共使患者转危为安。

2. 辨证救治

(1)实证

主症:气息喘促,张口抬肩,昏厥痰壅,口唇青紫,高热,烦躁不安,口渴便秘,甚则神昏谵语,舌质或红或紫黯,苔黄白厚腻,脉滑。

治法:泻肺平喘,化痰降逆。

处理:

①方药:葶苈大枣泻肺汤合麻杏石甘汤合血府逐瘀汤加减。常用药:葶苈子、大枣、麻黄、杏仁、石膏、甘草、桃仁、红花、生地黄等。

②中成药:安宫牛黄丸,血必净注射液,热毒宁注射液。

(2)虚证

主症:喘促气短,动则喘甚,喘不能卧,水肿,腰以下为甚,按之凹陷,心悸心慌,尿少肢冷,颜面晦黯,口唇发绀,舌质淡胖或紫黯,苔白滑腻,脉沉涩无力。

治法:温通心肺。

处理:

①方药:真武汤合葶苈大枣泻肺汤加减。常用药:茯苓、猪苓、白芍、附子、生姜、葶苈子、大枣等。

②中成药:参附注射液,参麦注射液,黄芪注射液,细辛脑注射液。

(二) 西医治疗

1. 原发病治疗。

2. 呼吸支持治疗 包括普通氧疗、无创机械通气、有创机械通气及体外膜氧合技术等。

3. ALI/ARDS药物治疗

(1)液体管理:适当利尿和限制液化输入,尤其应限制晶体液入量,保持较低前负荷,PAWP<1.6kPa,降低肺毛细血管静水压以减轻肺间质水肿。

(2)糖皮质激素:糖皮质激素对机体炎症反应有强烈的抑制作用,有减轻肺泡上皮细胞和毛细血管内皮细胞损伤,降低血管通透性,减少渗出的作用。

(3)一氧化氮(NO)吸入:吸入NO仅在一般治疗无效的严重低氧血症时作为过渡措施考虑应用。

(4)其他:肺泡表面活性物质、前列腺素E_1、N-乙酰半胱氨酸和丙半胱氨酸、环氧化酶抑制剂、细胞因子单克隆抗体或拮抗剂、己酮可可碱及其衍化物利索茶碱、重组人活化蛋白C、酮康唑、鱼油。

学习小结

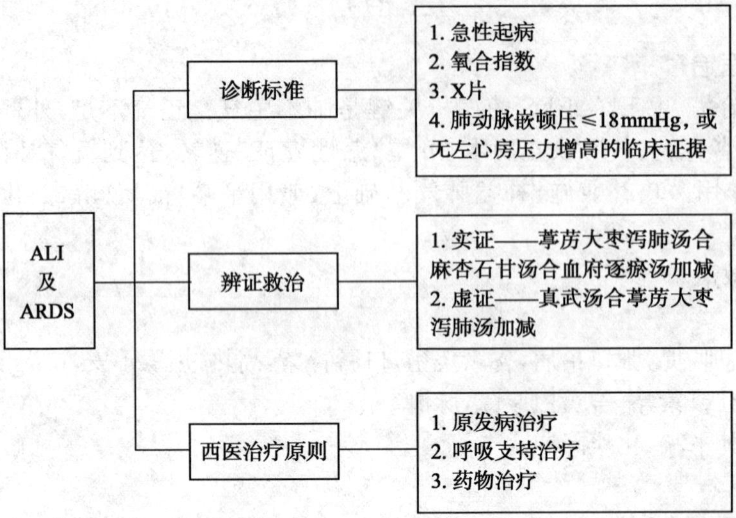

（毛峥嵘）

复习思考题

1. 简述 ALI 及 ARDS 的中医诊治思路。
2. 简述 ALI 及 ARDS 的发病机制及诊断标准。

第六章　重症肺炎

学习目的

通过学习重症肺炎的基本概念、发病机制等相关知识，为临床救治重症肺炎奠定基础。

学习要点

掌握重症肺炎的中西医发病机制、诊断、治则治法、辨证救治以及西医治疗等。

一、概　　述

重症肺炎(Severe pneumonia)是指在普通肺炎基础上并见呼吸急促、发绀、尿少、汗出肢冷、神志异常等症的急诊常见危重症。重症肺炎是各种感染导致死亡的主要病因，重症社区获得性肺炎的病死率平均为40%，重症医院获得性肺炎病死率高达70%。病死率高的主要原因为重症肺炎患者的免疫功能低下，易合并多重耐药菌感染，出现严重的低氧血症，甚至感染性休克和多脏器功能衰竭。

重症肺炎属于中医学“风温”、“肺热病”、“肺炎喘嗽”等病症发展到严重阶段的重症范畴。

二、发病机制

(一) 中医病因病机

重症肺炎的病因为肺气不足，感受外感风热毒邪、或风寒之邪入里化热，疫毒；内生热毒、痰热等。

多因感受强盛风热或风寒或疫毒毒邪，邪郁肺脏，炼液成痰，痰热郁肺；或由于人体正气不足，防御功能减退，感受风热病邪或伏寒化温，寒温失常，邪乘虚入，肺卫不固而发病。本病以“热、咳、痰、喘、扇”为中医证候要点，即发热咳嗽，气急鼻煽，痰涎上壅，甚者面唇发紫为其主证，其中以“喘”为首要和必备；“热”是指热证或有热象，并非一定有体温的升高；“咳”与“痰”在多种肺系疾患中都常常出现，非重症肺炎所独有；“鼻扇”是在病情较重时出现的证候。

本病病位在肺，病性属痰热。极期痰热壅肺，或邪热内陷心包；中期肺热脾虚；恢复期肺胃阴伤。绝大部分患者入院时不具初期“新感引发”之肺卫表热症状，入院时多表现为“伏邪自发”的里热证候和诸多难以界定的综合征，疾病传变过程与病邪性质、病情轻重、机体的反应状态等因素密切相关。

(二) 发病机制

1. 病原菌的侵入，包括内源性病原菌与外源性病原菌。如果病原体数量多、毒力强和(或)宿主呼吸道局部和全身免疫防御系统损害，即可发生肺炎。

2. 病原体直接抵达下呼吸道、孳生繁殖，引起肺泡毛细血管充血、水肿，肺泡内纤维蛋白渗出及细胞浸润。

3. 炎症使呼吸膜增厚及下呼吸道阻塞而导致通气与换气功能障碍，主要表现为低氧血症，重症尚可出现高碳酸血症。

4. 由于缺 O_2、CO_2潴留及毒血症等，可导致机体代谢及器官功能发生下列变化。严重的低血容量、严重的低血容量、通气血流比例失调最终导致严重而持久的低氧血症、低血压、血清乳酸增加以及 DIC。

三、诊断标准

我国制定的重症肺炎标准如下：

1. 意识障碍；

2. 呼吸频率＞30 次/分；

3. PaO_2＜60mmHg，氧合指数（PaO_2/FiO_2）＜300，需行机械通气治疗；

4. 血压＜90/60mmHg；

5. 胸片显示双侧或多肺叶受累，或入院 48h 内病变扩大≥50%；

6. 少尿：尿量＜20ml/h，或＜80ml/4h，或急性肾功能衰竭需要透析治疗。

在普通肺炎基础上出现上述征象中一项或以上者可诊断为重症肺炎。医院获得性肺炎（HAP）中晚发性发病（入院＞5d、机械通气＞4d）和存在高危因素者，即使不完全符合重症肺炎规定标准，亦视为重症肺炎。

四、临床分型

根据解剖学分类：大叶性（肺泡性）肺炎、小叶性（支气管）肺炎、间质性肺炎。

根据病因分类：细菌性肺炎、非典型病原体所致的肺炎、病毒性肺炎、真菌性肺炎、其他病原体所致的肺炎、理化因素所致的肺炎。

五、治　　疗

（一）中医治疗

1. 治则治法　本病治疗需依据温病的传变规律，运用清热法，把握好气（营）分关以阻断病情发展和传变。遵循温病卫气营血、三焦辨证理论，强审病因，细辨病机，辨证救治。极期多危候，且变化较多，邪盛正不虚，可清热解毒，宣肺豁痰，开窍醒神，与抗生素合用有协同作用；中期邪气未衰，脾气虚弱，脾胃不和，肝脾不调，当健脾和胃，理气宽中，调和肝脾，维持脾胃功能与菌毒平衡；恢复期为痰热瘀血渐尽而余热未清，肺胃阴伤，治宜扶正祛邪，益气养阴，活血化瘀，以调节脏腑功能，恢复人体元气。

2. 辨证救治

（1）极期

1）痰热壅肺

主症：高热，汗出，咳嗽，喉中痰鸣，痰黏或黄或带血，胸痛，气粗而喘，口渴烦躁，小便黄赤，大便干燥。舌红苔黄腻，脉弦滑数。

治法：清热化痰，宣肺平喘。

处理：

①方药：麻杏石甘汤合千金苇茎汤加减。常用药：麻黄、生石膏、苇茎、杏仁、桃仁、薏苡仁、冬瓜仁、甘草、虎杖、全瓜蒌。

②中成药：痰热清注射液，清开灵注射液。

2）邪热内陷心包

主症：气促，痰鸣，身灼热，神昏谵语或昏愦不语，舌謇肢厥，舌红绛，少苔，脉弦滑数。

治法：清心泄热，豁痰开窍。

处理：

①方药：清营汤合菖蒲郁金汤加减。常用药：水牛角、生地黄、牡丹皮、玄参、黄连、金银花、连翘、浙贝母、石菖蒲、郁金、鲜竹沥、人工牛黄粉。

②中成药：安宫牛黄丸，生脉或参附注射液。

（2）中期

肺热脾虚

主症：高热，咳嗽胸痛，气促，痰多，色黄稠难咯出，食欲不振，脘腹胀满，恶心呕吐，腹痛腹泻。舌淡红苔腻，脉沉细数。

治法：健脾和胃，清肺化痰。

方药：白虎汤合六君子汤加减。常用药：生大黄、生石膏、枳实、全瓜蒌、杏仁、鱼腥草、败酱草、桃仁、黄芩、知母、浙贝母。

（3）恢复期

肺胃阴伤

主症：身热不甚或热已消退，干咳不已或痰少而黏，口舌干燥喜饮，舌红少苔，脉细数。

治法：益气养阴。

处理：

①方药：竹叶石膏汤合沙参麦冬汤加减。常用药：竹叶、石膏、法半夏、麦冬、人参、北沙参、玉竹、天花粉、扁豆、桑叶、炙甘草、粳米。

②中成药：黄芪注射液，参麦注射液。

（二）西医治疗

1. 抗感染治疗

（1）社区获得性肺炎的抗生素治疗：第一次抗生素应在留取细菌培养标本后尽早给予。制定早期经验性治疗方案必须根据流行病学类型来制定，即基本初始方案应根据具体病人风险因素进行调整，然后再依据微生物学调查结果更改方案。

（2）医院获得性肺炎的抗生素治疗：重度肺炎在初始治疗时应联合用药，具体使用哪一种抗生素依据当地或本单位抗生素敏感性情况、药物副作用、患者过去两周内用药情况等因素综合考虑，尽量不选择已使用过的抗生素。治疗中要尽可能增加对不同病原体覆盖的用药方案。

2. 机械通气　适用于治疗严重低氧血症通过吸氧不能改善者。对不需要立即插管的低氧血症或呼吸窘迫病人，可试用 NIV（无创通气）。对需要插管的病人，延长 NIV 时间会增加不良结局。

3. 抗炎药物　给予抗炎药物环氧合酶抑制剂，如阿司匹林和吲哚美辛，可以逆转对缺氧性肺血管收缩的部分抵消作用。

4. 前列腺素雾化吸入 低剂量的前列腺素雾化吸入，可以允许肺内通气-血流比值正常的肺泡区的血管舒张，表明可以减少肺内分流和肺动脉高压，而不会引起心排出量的变化。

5. 免疫调节（粒细胞集落刺激因子） 通过增强多形核白细胞的肺内趋化以及其对细菌病原体的杀菌活性，调节免疫反应。

6. 重组活化蛋白 C（rhAPC） 对于死亡危险性高的患者（APACHEⅡ≥25 分、感染导致多器官功能衰竭、感染性休克或感染导致的急性呼吸窘迫综合征）推荐使用。

学习小结

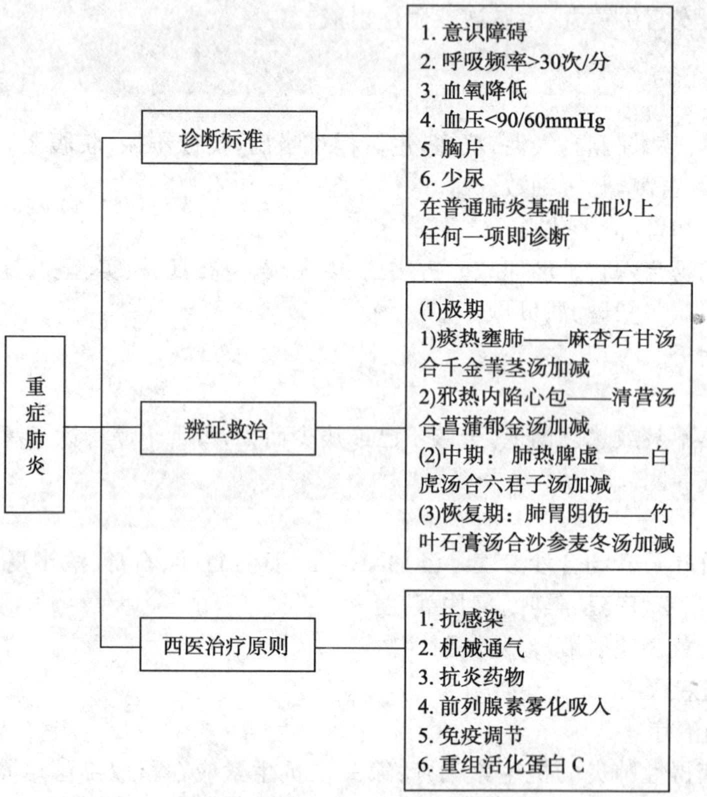

（周 红）

复习思考题

1. 简述重症肺炎需与哪些疾病鉴别？如何鉴别？
2. 简述重症肺炎的中西医结合诊治思路。

第七章　慢性阻塞性肺病急性加重期

学习目的

通过AECOPD概念与临床特征，熟悉AECOPD的中医、西医发病机制，为中医临床奠定理论基础。

学习要点

掌握AECOPD的诊断、西医治疗，以及中医治疗原则与辨证救治。

一、概　述

慢性阻塞性肺病急性加重期是慢性阻塞性肺病在短期内出现持续恶化，需改变COPD常规用药，患者在短期内咳嗽、气短和(或)喘息加重，痰量增多呈脓性或黏液脓性，可伴发热等症状明显加重的表现。

慢性阻塞性肺病急性加重期可归属于中医学的“喘证”、“咳嗽”、“外感发热”等范畴。

二、发病机制

(一) 中医病因病机

本病的发作与外感六淫疫毒、劳倦内伤、脾肺不足、气虚下陷、肾不纳气，内有宿饮等有关。

正虚复感外邪、肺气壅塞不通是AECOPD的基本病机。外邪侵袭，气机郁闭，肺失宣降；痰饮化热，血瘀肺络，壅闭肺窍；正虚邪陷，肾不纳气为其病机演变规律。

本病的起病一般较缓，亦有急性起病的，多由肺胀发展而来。在向本病转化过程中，最先出现的咳痰增多。根据咳痰以外其他伴随症状的不同阶段，把本病分为初期轻证、重证和危重期。又根据感受邪气性质、体质特征等每一期均有寒痰、痰热犯肺、郁肺、壅肺、闭肺的不同，甚至有喘脱、神志的改变等危重证候。

病机从八纲辨证，多属本虚标实；从脏腑辨证，病位以肺、脾、肾为主，涉及心、肝，病理因素主为痰、瘀。可随阴阳盛衰寒化为饮、热化为浊，甚则灼伤血络。感受外邪以寒邪为多：本虚涉及气、血、阴、阳各个方面。各随其证转化，最严重者属元阳欲绝证。

(二) 发病机制

80％的AECOPD是由感染因素所致，其中，细菌感染占40％～60％，病毒感染占30％，非典型病原体感染占5％～10％。20％是由非感染因素所致，包括环境因素和服药依从性差等。

“细菌负荷”理论：AECOPD必须是气道内存在最低细菌负荷，炎症反应阈值足以引起急性加重的症状。影响“阈值”水平因素为内在因素和外在因素，内在因素包括肺功能水平、吸烟数量、防御机制受损、合并疾病、气道高反应性和年龄等；外在因素包括细菌种类、寒冷、空气质量及稳定和发作期治疗，对于后者，临床能够采取有效的干预手段。

三、诊断标准

1. 有慢性支气管炎、支气管哮喘、慢性纤维空洞型肺结核、尘肺、支气管扩张等慢性肺病史或有危险因素接触史，如：吸烟史、环境职业污染接触史。

2. 临床表现咳嗽、咯痰、气急、呼吸困难、胸闷等症状较前加重，同时具有桶状胸、肺部叩诊过清音、听诊呼吸音低等肺气肿体征。

3. X检查可见肺容积增大，肺野透亮度增强，肋骨平行，肋间隙增宽，横膈活动度减弱，位置低平，心影缩小，常呈垂直位。

4. 心电图检查　一般正常或呈低电压。

5. 肺功能检查　残气量增多，最大通气量降低，第1秒时间肺活量降低。存在不完全可逆性气流受限，即使用支气管舒张剂后 $FEV_1/FVC < 70\%$。

四、临床分型

根据呼吸困难加重、脓性痰增加、痰量增加的临床表现，可分为以下三型：

1. Ⅰ型　具备上述诊断标准中三个症状；

2. Ⅱ型　具备上述诊断标准中两个症状；

3. Ⅲ型　具备上述诊断标准中一个症状及至少下述症状之一：①5天内有上呼吸道感染；②无明显原因发热；③喘鸣增加；④咳嗽增加；⑤呼吸频率或心率较基础值上升20%。有2个以上的症状改变，持续2天，提示急性加重的开始。

五、治　疗

（一）中医治疗

1. 治则治法　本病邪实正虚，实为六淫疫毒、痰浊水饮、瘀血气滞；虚为气虚、阴虚、阳虚。内有停饮，复感风寒，则可成为外寒内饮证，治以解表散寒，温肺化饮。感受风热，肺气失宣而为风热犯肺证，当疏风散热，宣肺平喘。内有宿痰，脾失运化，肺失肃降则成痰浊壅肺证，给予通阳泄浊、豁痰开结。痰郁化热，夹痰上扰，气逆痰升，发生肢颤、抽搐，痰热迫血妄行，则出血，属痰热闭肺证，应取清热化痰、宣肺平喘。痰浊壅盛，水气凌心，心神失主可见喘促气急，痰涎上涌，动则喘咳更甚，尿少肢肿等症，当温阳利水。若痰热内扰，蒙蔽清窍，可见意识障碍，甚至昏迷，属痰热蒙窍证，治法宜清热涤痰开窍。病情进一步发展可阴损及阳，阳虚不能化气行水，成为阳虚水泛证；阳虚至极，出现肢冷、汗出、脉微欲绝等元阳欲脱现象。

治则方药均应"谨守病机、各随其宜"，或清热化痰，或宣肺平喘，或温阳利水。或益气回阳等，论治各有侧重。初期病情轻者应辨证救治，极期病情重者，正虚邪实，当中西医结合综合救治。

2. 辨证救治

(1)初期轻证

1)外寒内饮

主症：受凉后出现头痛、身痛，发热畏寒，咳嗽，气急，喉中痰声辘辘，痰色白清稀，胸闷气憋。舌质淡，苔薄白，脉滑，脉浮紧或弦紧。

治法：解表散寒，温肺化饮。

处理：

①方药：小青龙汤加减。常用药：麻黄、桂枝、细辛、干姜、制半夏、白芍、五味子、炙甘草。

②中成药：小青龙颗粒，散寒解表方。

2）风热犯肺

主症：发热，恶风或恶热，头痛、肢体酸痛，咳嗽咽痛，气急，痰黄质黏，舌质红，苔薄白或黄，脉滑或脉浮数。

治法：疏风散热，宣肺平喘。

处理：

①方药：银翘散合麻杏石甘汤加减。常用药：金银花、连翘、竹叶、荆芥、牛蒡子、淡豆豉、桔梗、麻黄、杏仁、生石膏、甘草。

②中成药：双黄连口服液，橘红丸，热毒宁注射液。

（2）初期重证

1）痰浊壅肺

主症：咳嗽喘息，咳唾痰涎，量多色灰白，胸胁膨满，气短，不得平卧，心胸憋闷。苔白腻，脉弦滑。

治法：通阳泄浊，豁痰开结。

处理：

①方药：瓜蒌薤白半夏汤合三子养亲汤加减。常用药：瓜蒌、半夏、薤白、紫苏子、白芥子、莱菔子、地龙。

②中成药：细辛脑注射液，猴枣散。

2）痰热闭肺

主症：喘促气急，胸膈满闷，张口抬肩，不能平卧，吐黄黏痰。或发热，或痰中带血，大便秘结，口干欲饮，舌质红，舌苔黄，脉滑数。

治法：清热化痰，宣肺平喘。

处理：

①方药：定喘汤合清气化痰丸加减。常用药：白果、麻黄、桑白皮、半夏、款冬花、杏仁、黄芩、茯苓、枳实、胆南星、陈皮、生姜。

②中成药：清开灵注射剂，痰热清注射液。

（3）危重期

1）水气凌心

主症：喘促气急，痰涎上涌，不得平卧，动则喘咳更甚，心悸气短，烦躁不安，尿少肢肿，形寒肢冷，颜面灰白，口唇青紫，舌体胖、边有齿痕，舌苔白，脉沉滑数。

治法：温阳利水。

处理：

①方药：瓜蒌薤白半夏汤合苓桂术甘汤加减。常用药：瓜蒌、薤白、半夏、茯苓、桂枝、甘草。

②中成药：参附注射液。

2）痰热蒙窍

主症：咳逆喘促，神志恍惚，烦躁不安，狂言躁动、撮空理线，表情淡漠，嗜睡，昏迷，舌质黯红，苔白腻或黄腻，脉细滑数。

治法：清热涤痰开窍。

处理：

①方药：涤痰汤加减。常用药：法半夏、胆南星、橘红、枳实、茯苓、人参、石菖蒲、竹茹、甘草、生姜、大枣。

②中成药：安宫牛黄丸，清开灵颗粒，醒脑静注射液，血必净注射液。

3）喘脱

主症：咳逆喘促，喘剧欲绝，心悸烦躁，发绀明显，汗出如油，四肢厥冷，舌淡苔薄，脉微欲绝。

治法：益气固脱。

处理：

①方药：参附龙牡救逆汤加减。常用药：人参、附子、龙骨、牡蛎。

②中成药：参附注射液，参麦注射液，黄芪注射液。

（二）西医治疗

1. 氧疗　发生低氧血症者可鼻导管吸氧，或通过文丘里（Venturi）面罩吸氧，必要时予呼吸机或气管切开辅助通气。

2. 抗感染　当患者呼吸困难加重，咳嗽伴痰量增加、有脓性痰时，应根据患者所在地常见病原菌类型及药物敏感情况积极选用抗生素治疗。

3. 纠正酸碱失衡和电解质紊乱。

4. 支气管扩张剂及糖皮质激素的使用。

学习小结

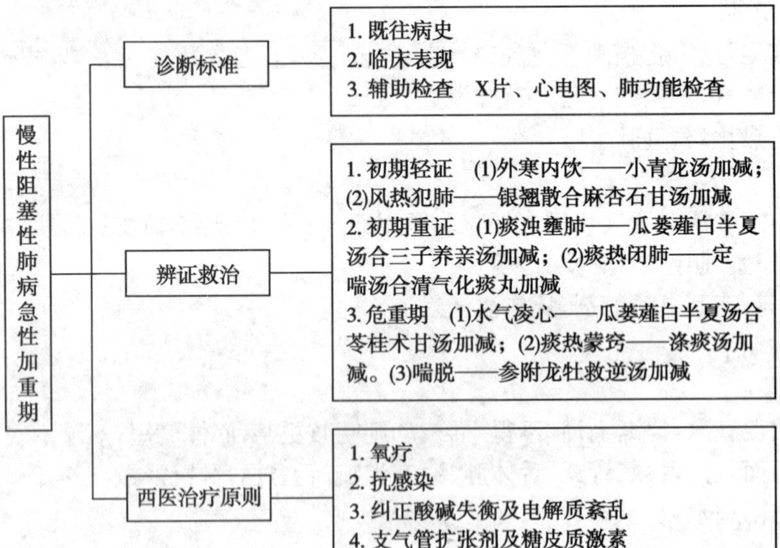

（方邦江）

复习思考题

1. 简述AECOPD的发病机制以及了解有关进展。

2. 简述AECOPD的中医治疗原则以及如何指导临床辨证救治。

第八章　高血压急症

学习目的

通过学习高血压急症的基本概念、诊断、病因病机等相关知识，为临床救治高血压急症奠定理论基础。

学习要点

掌握高血压急症的概念、病因病机、发病机制、诊断、辨证救治及西医治疗等。

一、概　　述

高血压急症指血压明显升高(舒张压达120～130mmHg以上)同时合并伴靶器官损害，需要住院立即进行降压治疗(但不需要降至正常范围)。高血压急症大多数发生在既往有高血压病史者，很多患者发病前血压仅轻度升高。一些血压突然和显著升高的患者，伴有症状或有心、脑、肾等靶器官的急性损害，如不立即进行降压治疗，将产生严重并发症或危机患者生命，称为高血压危象(hypertensive crisis，HC)。其发病率约占高血压患者的1%～5%左右。

高血压急症属于中医“薄厥”、“眩晕”、“头痛”等范畴。

二、发 病 机 制

(一) 中医病因病机

高血压急症的形成主要源于素体阳亢、情志失调、内伤虚损、失治误治、劳倦内伤、饮食不节等因素。

高血压急症的形成主要源于各种病因，导致气血阴阳虚损，风、火、痰、瘀相兼为病。病位在脑，病性总属本虚标实，本虚是发病的关键。虚者心、肝、肾精血不足，三者之中又以肝为主。病变在肝，根源在肾。肝肾阴虚于下而为本，肝阳上亢逆于上而为标。实者气逆血冲，迫血犯脑，血郁脑脉，津血内结，化生痰瘀，堵塞神明出入之窍，神明失用。

长期的情志不遂，如抑郁、暴怒、思虑等均可致五志过极，肝郁化火，肝阳上亢;饮食不节，损伤脾胃，脾失健运，湿浊阻遏，亦可化火，灼津为痰，痰浊内蕴;肾之阴精不足，阴不潜阳，虚阳浮越，形成上盛下虚之势。上述各种因素也可互相作用，使阴阳平衡失调，脏腑功能紊乱而发病。

由于失治误治，造成邪浊内滞脑髓，久而不除，元神伏匿而神昏不语，血气逆乱，化风扰动，走窜经络，故见肢颤抽搐。邪逆亢盛，正气不支，阻闭神明，心阳暴泄而猝死。

(二)发病机制

1. 血管张力增大,导致由血管壁释放到血液的血管收缩因子增加,这是高血压急症启动和发展的主要机制。

2. 血压升高引起血管内皮损伤,血管内凝血瀑布被激活,血管收缩物质释放增加,这导致血管损害加重,反过来进一步引起硬皮血管内皮损伤、组织缺血以及血管收缩物质的释放。

3. 肾素-血管紧张素系统的激活,进一步引起肾素-血管紧张素Ⅱ水平的增加,这种恶性循环是高血压急症的一种常见机制。血管紧张素转换酶抑制剂、β受体阻断剂、血管紧张素Ⅱ受体拮抗剂或切除缺血的肾脏可以终止高血压急症,证实了肾素-血管紧张素Ⅱ与高血压急症的关系。

4. 氧化应激与血管内皮功能损害。

三、诊断标准

1. 起病急骤,患者表现有头痛、耳鸣、眩晕、视力模糊、心悸气促、面色苍白、多汗、恶心、呕吐等。

2. 血压明显升高,多在200/120mmHg以上,尤以舒张压升高显著。

3. 严重者舒张压>120mmHg并伴有下述1项或以上者:①颅内出血、血栓性脑血管意外或蛛网膜下腔出血;②高血压脑病;③急性主动脉夹层;④急性肺水肿;⑤子痫;⑥嗜铬细胞瘤;⑦高血压眼底病变Ⅲ度~Ⅳ度;⑧急性肾功能衰竭;⑨不稳定型心绞痛、急性心肌梗死;⑩儿茶酚胺过量综合征、降压药撤停综合征。

四、临床分型

在临床上,高血压急症可分为两类:

1. 需在1h内将血压降至适当水平的高血压急症:包括:高血压脑病;高血压并急性左心衰、不稳定型心绞痛和急性心肌梗死;高血压合并脑卒中;急性主动脉夹层分离;高血压合并肾功能不全;先兆子痫;嗜铬细胞瘤危象。这类患者带伴有急性靶器官损害。

2. 需在24h内将血压降至适当水平的高血压急症:包括:急进型恶性高血压;妊娠期高血压;围术期高血压等。

五、治 疗

(一)中医治疗

1. 治则治法 本病多为上盛下虚,气血亢逆之疾。故病发时当以降逆除邪为先,平抑血气为主,滋水涵木治其本,平肝潜阳治其标的综合急救。以降逆化痰,疏通血脉,醒神开窍为治疗大法,兼风者宜祛宜息,兼火者宜清宜降,兼痰者宜化宜涤。

2. 辨证救治

(1)肝火亢盛

主症:眩晕,头痛,面红目赤,口苦,烦躁甚至神志不清,便秘尿赤,舌红,苔黄,脉弦。

治法:平肝泻火。

处理:

①方药:龙胆泻肝汤加减。常用药:龙胆、栀子、黄芩、钩藤、生地黄、菊花、木通、大黄。

②中成药:羚羊角口服液,西黄胶囊。

(2)阴虚阳亢

主症:眩晕头痛,腰膝酸软,耳鸣健忘,五心烦热,心悸失眠,舌红苔薄,脉弦细数。

治法:育阴潜阳。

处理:

①方药:杞菊地黄丸加减。常用药:熟地、山茱萸、山药、牡丹皮、菊花、龟甲。

②中成药:羚羊角口服液,西黄胶囊。

(3)痰热闭窍

主症:眩晕,头痛头重,胸闷,心悸,食少,呕吐痰涎,甚至发生抽搐,神志不清,苔黄腻,脉滑。

治法:祛痰开窍。

处理:

①方药:涤痰汤加减。常用药:茯苓、白术、陈皮、半夏、石菖蒲、胆南星、天麻、钩藤、代赭石、石决明、天竺黄、黄连。

②中成药:醒脑静注射液,痰热清注射液。

(二)西医治疗

1. 一般治疗　消除恐惧心理,酌情使用镇静止痛药物;祛除诱因;清淡、低盐饮食。

2. 迅速降压

(1)硝普钠:降压作用迅速,数秒内起效,停药3～5分钟作用即消失。硝普钠对动静脉有直接扩张作用,周围血管与肺血管阻力降低,血压下降。

(2)拉贝洛尔:兼有α和β_1肾上腺素能受体阻断剂。

(3)乌拉地尔:起效快,维持时间短,无反射性心率加快的不良反应。适用于高血压危象的急救。

(4)艾司洛尔:是超短效高度选择性β_1肾上腺素能受体阻断剂,静脉推注后60秒内起效,作用持续时间10～20分钟,该药通过红细胞酯酶酯化而快速水解,其代谢不受肝、肾功能影响。

(5)尼卡地平:尤其适用于伴有心脏和大脑缺血的高血压急症患者。

(6)酚妥拉明:它是一种α肾上腺素受体拮抗剂。主要副作用有面色潮红、心动过速、心绞痛、头晕、恶心与呕吐等。

3. 制止抽搐。

4. 降低颅内压,改善脑水肿。

学习小结

- 高血压急症
  - 诊断标准
    1. 临床表现
    2. 血压指标
    3. 伴有严重并发症
  - 辨证救治
    1. 肝火亢盛——龙胆泻肝汤
    2. 阴虚阳亢——杞菊地黄丸
    3. 痰热闭窍——涤痰汤
  - 西医治疗原则
    1. 一般治疗
    2. 迅速降压
    3. 制止抽搐
    4. 降低颅内压，改善脑水肿

（王 醒）

复习思考题

1. 简述高血压急症的定义、临床特点。
2. 简述高血压急症的中西医治疗原则。

第九章　恶性心律失常

学习目的

通过了解恶性心律失常的概念、发病机制为中医临床奠定理论基础。

学习要点

掌握恶性心律失常的诊断、西医治疗以及中医治疗原则及辨证。

一、概　　述

恶性心律失常通常指恶性室性心律失常，多引起严重血流动力学障碍，包括持续性室性心动过速和心室颤动。恶性心律失常多发生于有明确的器质性心脏病（如冠心病、心肌病、心力衰竭等）患者。复杂性心律失常患者中潜在恶性心律失常约占65%，心源性猝死危险性最大。

本病属中医学的“卒心痛”、“眩晕”、“昏厥”、“怔忡”、“心悸”、“疾脱脉”等范畴。

二、发病机制

（一）中医病因病机

本病与禀赋不足、素体虚弱、久病伤正、饮食劳倦、情志所伤、感受外邪、药食不当等病因有关。

其主要病机为心气不能主血脉，血脉运行失畅所致。心气不能主血脉可分虚实两症，虚为气虚、阳虚、血虚、阴虚；实为气滞血瘀、瘀血阻滞、痰热瘀阻等。气阴两虚为基础，而气滞血瘀、瘀血阻滞、痰热瘀阻等则为心律失常的病理改变。二者互为因果，使其具有虚实夹杂、寒热错杂的临床特点。出现怔忡、心悸、脉律失常等表现，病位在心，与肺、肝、肾等脏腑密切相关。病性多为本虚（气血阴阳亏虚），或标实（气滞、血瘀、寒凝、火郁），或虚实夹杂。

（二）发病机制

1. 冲动形成异常

（1）自律性异常：在各种生理或病理情况下，如心肌缺血、坏死、电解质紊乱等可改变心房或心室内异位兴奋点的自律性，使其高于窦房结的频率，导致异常自律性的形成。

（2）触发激动：在儿茶酚胺浓度升高、低血钾、高血钙、洋地黄中毒、延长动作电位的药物（如胺碘酮）等因素作用之下，动作电位内向钙离子流加速，引起心肌细胞再次除极。连续的触发激动可导致心动过速。

2. 冲动传导异常

（1）传导系统阻滞：因冲动适逢生理不应期者为生理性阻滞，若非生理不应期者，则为病理性传导阻滞。

(2)折返:是大多数快速心律失常最常见的发生和维持机制。折返的形成要具有如下三个基本条件:传导系统环路、单向传导阻滞和传导速度减慢。折返可发生在心房、心室内或心房与心室之间。

三、诊断标准

根据临床症状和体表心电图可进行诊断。

要确定心律失常的性质、诱因、对血流动力学影响的程度、恶性程度和预后以及导致猝死的风险。发作间期应确定有无器质性心脏病。必要时行心腔内电生理检测,确定心律失常性质和治疗方案。

四、临床分型

(一) 快心室率型临床常见有五种

1. 心室率≥230bpm 的持续单形性室速。

2. 心室率逐渐加速的室速或可变为室扑和(或)室颤趋势者。

3. 室速伴严重血流动力学障碍如晕厥、左心功能不全和低血压。

4. 多形性(包括长 QT 综合征合并的尖端扭转型)室速。

5. 室扑和(或)室颤起始心律失常即为室扑和(或)室颤(如特发性室颤、Brugada 综合征),临床表现为阿-斯综合征发作。

(二) 慢心室率型多见于三种

1. 严重室内传导阻滞。

2. 完全性房室传导阻滞。

3. 病态窦房结综合征。

五、治　　疗

(一) 中医治疗

1. 治则治法　根据急则治其标,缓则治其本的原则,病情急重者首先消除症状与复脉,病情缓者,则补虚扶正、消除病因以治其本。由脏腑气血阴阳亏虚、心神失养所致者,治当补益气血、调理阴阳,以求气血通畅,阴平阳秘,配合应用养心安神之品,促进脏腑功能的恢复。由痰饮、瘀血等邪实所致者,治当化痰、涤饮、活血化瘀,配合应用重镇安神之品,以求邪去正安,心神安宁。临床上表现为虚实夹杂时,当根据虚实轻重之多少,灵活应用益气活血,滋阴温阳,化痰涤痰,行气化瘀,养心安神,重镇安神之法。

2. 辨证救治

(1)心脾两虚

主症:心悸气短,头晕目眩,面色无华,神疲乏力,纳呆食少,腹胀便溏,少寐多梦,健忘,舌淡红,脉细弱。

治法:补血养心,益气安神。

处理:

①方药:归脾汤加减。常用药:白术、党参、黄芪、当归、甘草、茯神、远志、酸枣仁、木香、龙眼肉、生姜、大枣等。

②中成药：参附注射液，参麦注射液，生脉注射液，黄芪注射液。

(2)阴虚火旺

主症：心悸易惊，心烦失眠，五心烦热，口干，盗汗，思虑劳心则症状加重，伴有耳鸣，腰酸，头晕目眩，舌红少津，苔少或无，脉象细数。

治法：滋阴降火，养心安神。

处理：

①方药：黄连阿胶汤加减。常用药：黄连、黄芩、阿胶、白芍、鸡子黄。

②中成药：参麦注射液，生脉注射液。

(3)心阳不振

主症：心悸不安，胸闷气短，动则尤甚，面色苍白，形寒肢冷，舌淡苔白，脉虚弱，或沉细无力。

治法：温补心阳，安神定悸。

处理：

①方药：桂枝甘草龙骨牡蛎汤合苓桂术甘汤加减。常用药：茯苓、桂枝、白术、炙甘草、龙骨、牡蛎。

②中成药：参附注射液。

(4)心脉瘀阻

主症：心悸，胸闷不适，心痛时作，痛如针刺，唇甲青紫，舌质紫黯或有瘀斑，脉涩或结或代。

治法：活血化瘀，通脉安神。

处理：

①方药：桃仁红花煎加减。常用药：红花、当归、桃仁、香附、延胡索、赤芍、川芎、乳香、丹参、青皮、熟地。

②中成药：血必净注射液。

(5)痰火扰心

主症：心悸时发时止，受惊易作，胸闷烦躁，失眠多梦，口苦干，大便秘结，小便短赤，舌红苔黄腻，脉弦滑。

治法：清热化痰，宁心安神。

处理：

①方药：黄连温胆汤加减。常用药：川连、竹茹、枳实、半夏、橘红、甘草、生姜、茯苓。

②中成药：痰热清注射液。

(二) 西医治疗

1. 血流动力学稳定的单形性室速

(1)首选药物治疗：包括胺碘酮、普鲁卡因胺和索他洛尔。

(2)同步电复律：适用于血流动力学不稳定者。当使用的抗心律失常药物超过一种，剂量已经达到有效剂量仍不能控制时，也要考虑使用电复律。

2. 多形性室速

(1)首选同步电复律：血流动力学不稳定，极易恶化为心脏骤停，需立即治疗。

(2)心肺复苏术：电复律后如无自主心搏者。

(3)冠脉支架植入术：血流动力学稳定的多形性室速要鉴别有无 QT 间期延长。无 QT 间期延长的多形性室速应注意有无急性心肌缺血。这种室速频率一般较快，易发展成室颤，应当尽早进行冠脉检查，除外冠脉狭窄或痉挛引起的心肌缺血。治疗应尽快解决心肌缺血的问题。

(4)使用镁盐和钾盐：QT 间期延长所致尖端扭转室速是多形性室速的一种特殊类型，可自行中止但反复发作，极易出现血流动力学不稳定。部分患者的尖端扭转型室速会变为室颤，导致猝死。处理 QT 间期延长的尖端扭转室速应立即停用延长 QT 间期的药物，纠正酸碱平衡和电解质紊乱。

(5)异丙肾上腺素：可缩短 QT 间期，提高基础心率，使心室复极差异缩小，有利于控制尖端扭转型室速。

(6)普萘洛尔(心得安)：先天性长 QT 间期综合征患者的主要治疗是足量的β受体阻断剂。

(7)左侧颈交感神经节切除术：足量的β受体阻断剂仍有晕厥发作者可考虑。避免剧烈体力活动及精神刺激，禁用延长心室复极和儿茶酚胺类药物。

3. 室颤或无脉室速

(1)非同步直流电转复：心室扑动与颤动是急诊急救中最危重的心律失常，处理不及时或不当可短时间内致命，又称为临终心律。发生室扑与室颤时，心脏失去排血功能，患者有晕厥及阿-斯综合征表现，紧急非同步直流电转复为唯一的治疗手段。

(2)肾上腺素：若室颤波甚细，静脉注射肾上腺素，使室颤波变粗，利于除颤成功。

4. 慢心室率型的心律失常

(1)首选异丙肾上腺素和阿托品。

(2)安装临时或永久起搏器(ICD)：药物治疗无效者。ICD 可显著改善预后。

学习小结

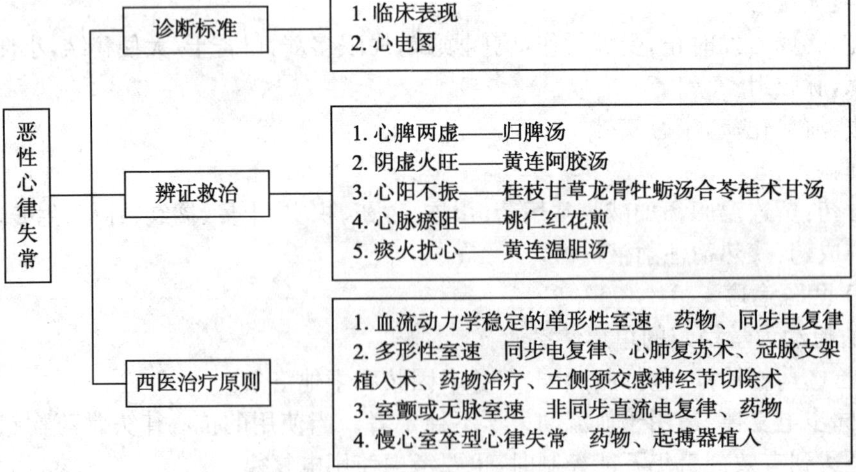

(黄小民)

复习思考题

1. 简述恶性心律失常的分型及心电图特点。

2. 如何用恶性心律失常的中医治疗原则指导临床辨证救治？

第十章　急性心功能衰竭

学习目的

掌握急性心功能衰竭的概念、临床特征、中医及西医发病机制、诊断、中医治则治法与辨证救治、西医治疗原则等。

学习要点

急性心功能衰竭的概念、临床特征、虚证与实证的诊断、中医治则治法与辨证救治、西医治疗原则等。

一、概　述

急性心功能衰竭是指心体受损，脏真受伤，心脉"气力衰竭"，无力运行血气所致的，以乏力、心悸、气喘、水肿为临床特征的常见危重急症。本病多发生在心痛、心悸等疾病后期，是各种心脏疾病的最终归属，亦见于其他脏腑疾病的危重阶段。古有心衰、心水之名。《金匮要略·水气病脉证并治》云："心水者，其身重少气，不得卧，烦而躁，其人阴肿。"《医参》则云："心主脉，爪甲不华，则心衰矣。"病位在心，病性以虚中夹实为主。

本病无性别差异，以老年人多见，四季均可发病。西医学的心力衰竭，其临床表现与本证的特点相符者，可参照本节进行救治。

二、发病机制

(一) 中医病因病机

急性心衰的病因，外有风寒湿热疫毒之邪，内舍于心；内因是情志失调，饮食不节，劳倦内伤，脏腑病变，导致气滞痰阻血瘀，心失所养，心力衰竭。急性心衰可由心脏本身疾病发展、恶化而来，也可因其他脏腑疾患损及心脏所致。其病位在心，与肺、脾、肝、肾均有密切关系。

急性心衰病机特点是内外相因，本虚标实。内外二因交互作用于心体，造成心体受损，心用衰耗，血脉失用而成。

1. 邪实犯心　《素问·痹论》说："脉痹不已，复感外邪，内舍于心。"外有风湿热毒，乘虚内侵，或药毒入血，壅滞于心脉之中，直犯心体；内有痰饮水气上犯心肺，肺气失于肃降则上逆，上凌于心，郁阻心阳，均可导致心体受损，心之气力衰竭而成心衰。《素问·通调论》云："夫不得卧，卧则喘者，是水气之客也。"

2. 心阳耗脱　年老体衰，或久病心阳失养，或素体心阳亏损，复因劳累、误用攻伐等损伤正气，造成心之阳气日渐耗损，心之运血行脉之功受累，发生心衰；脏腑病传，五脏生克乘侮密切关联，共同维持气血生化运行，阴阳平衡协调。心衰可致脏腑相继受病，而其他脏腑的疾病日久也可累及心脏，导致心阳耗脱，心衰的发生，造成心肺同病、心脾同病、心肝同病、心肾同病的状态，使疾病缠绵难愈。

(二) 发病机制

任何心脏解剖或功能的突发异常，使心排血量急剧降低，肺静脉压突然升高，均可发生急性左心衰。常见的病因有：

1. 急性弥漫性心肌损害　如急性心肌炎、广泛性前壁心肌梗死等。

2. 急起的机械性阻塞　如严重的瓣膜狭窄、左心室流出道梗阻、心房内球瓣样血栓或黏液瘤嵌顿二尖瓣口等。

3. 心脏容量负荷突然加重　急性心肌梗死或感染性心内膜炎引起的瓣膜穿孔、腱索断裂所致的急性瓣膜性反流、室间隔破裂穿孔或主动脉瘤破裂使心室容量负荷突然剧增，以及输液、输血过多或过快等。

4. 急剧的心脏后负荷增加　如高血压心脏病血压急剧升高，外伤、急性心肌梗死或感染性心内膜炎引起的瓣膜损害等。

5. 严重的心律失常　如快速性心房颤动:心室暂停、显著的心动过缓等。

主要的病理生理基础为心脏收缩力突然严重减弱，心排血量急剧减少，或左室瓣膜性急性反流，左室舒张末压迅速升高，肺静脉回流受阻，肺静脉压快速升高，肺毛细血管压随之升高，使血管内液体渗入到肺间质和肺泡内，形成急性肺水肿。

三、诊断标准

(一) 主要条件

1. 阵发性夜间呼吸困难和(或)睡眠中憋醒。
2. 颈静脉怒张或搏动增强。
3. 肺部啰音和(或)呼吸音减弱，尤其双肺底。
4. 心脏扩大。
5. 肺水肿
6. 第三心音奔马律。
7. 非洋地黄所致交替脉。
8. 颈静脉压升高≥15cmH_2O。
9. 循环时间>25 秒。
10. X线胸片中、上肺野纹理增粗，或见到 Kerley B线。
11. 肝颈静脉回流征阳性。

(二) 次要条件

1. 踝部水肿和(或)尿量减少而体重增加。
2. 无上呼吸道感染的夜间咳嗽。
3. 劳力性呼吸困难。
4. 淤血性肝大，有时表现肝区疼痛或不适。
5. 胸腔积液。
6. 肺活量降低至最大肺活量的 1/3。
7. 心动过速(心率≥120 次)。
8. 按心力衰竭治疗 5 日内体重减少>4.5kg。

(三) 判断方法

具有两项主要条件或具有一项主要条件及两项次要条件即可诊断。

四、临床分型

根据急性心衰的病因、诱因、血流动力学与临床特征作出的分类便于理解，也有利于诊断和治疗。

1. 急性左心衰竭

(1)慢性心衰急性失代偿；

(2)急性冠状动脉综合征；

(3)高血压急症；

(4)急性心瓣膜功能障碍；

(5)急性重症心肌炎和围生期心肌病；

(6)严重心律失常。

2. 急性右心衰竭。

3. 非心源性急性心衰

(1)高心排血量综合征；

(2)严重肾脏疾病(心肾综合征)；

(3)严重肺动脉高压；

(4)大块肺栓塞等。

五、治　　疗

(一) 中医治疗

1. 治则治法　心衰的病因是内外相因，外有风寒湿热疫毒之邪，内有情志失调，饮食不节，劳倦内伤，脏腑虚损。心衰的病机特点是本虚标实。临床当以虚实为纲，方能有的放矢。心脏之气血阴阳损伤是心衰之根本。初期以气虚为主，逐步发展成气阴两虚或心阳亏虚，进而导致阴阳两虚，最终出现亡阴亡阳，阴阳离决。瘀血、痰浊和水饮可以出现在心衰的各个阶段，与气血阴阳虚损互为因果，成为心衰标本病机的重要组成部分，直接关系到心衰的形成、发展和预后。因此心衰本虚标实学说为绝大多数人所接受，是指导临床的基本观点与思路。

中医药治疗心衰可从辨证救治、单方、验方、单味药物与药物单体方面入手，但要把握心衰本虚标实的病机特点，辨证救治补虚泻实的基本思路。临床上或重补虚，或重泻实，主要治则不外补气、养阴、温阳、活血、利水、泻肺等。综合各家心衰证治方药可概括为两大类，即气阴虚兼血瘀水饮与阳气虚兼血瘀水饮，治疗前者采用益气养阴活血利水，基本方为生脉散；后者采用温阳益气活血利水，基本方为参附汤。另有葶苈大枣泻肺汤、真武汤、四逆汤、五苓散等可供选用或合用。

2. 辨证救治

(1)实证

1)痰湿内阻

主症：心悸气短，动则尤甚，肢体水肿，按之没指，双下肢为甚，面色晦黯，口唇、爪甲青紫，胁下癥块，咳嗽痰多，甚则咯血，颈静脉怒张，舌紫黯，体大有齿痕，苔腻，脉沉涩或结代。

处理：

①方药：血府逐瘀汤合苓桂术甘汤加减。常用药：当归、生地黄、桃仁、红花、炙甘草、枳壳、川芎、赤芍、柴胡、牛膝、桂枝、泽泻、茯苓、桔梗、白术。

加减：气滞明显，加青皮、乌药。水湿壅盛，加泽泻、通草。

②中成药：复方丹参滴丸，速效救心丸，麝香保心丹，复方丹参注射液。

2）痰水凌心

主症：心悸气短，咳吐痰涎，胸脘痞满，口干渴，不欲饮，尿少水肿，颜面虚浮，舌质黯淡，体大，有齿痕，苔白滑或厚，脉滑数。

处理：

①方药：葶苈大枣泻肺汤合皂荚丸，常用药：葶苈子、大枣、皂角。

加减：心烦痰黄，加黄连、瓜蒌以泻热除烦；心悸气短，水肿尿少，加五加皮、六神丸以强心利水；阳虚明显，可合用真武汤；伴瘀血兼证，加用丹参、川芎、复方丹参注射液。

②中成药：灯盏细辛注射液。

（2）虚证

主症：心悸喘促，不能平卧，全身水肿，尿少，脘腹胀满，肢冷畏寒，腰膝酸软，双下肢水肿，食少恶心，舌淡体大，有齿痕，苔白润，脉沉无力，或数、结、促。

处理：

①方药：真武汤加减。常用药：附子、茯苓、白术、白芍、生姜、葶苈子、黄芪等。

加减法：水肿重者，加泽泻、桂枝等。兼瘀血证，加苏木、川芎、丹参。

②中成药：参附注射液，参麦注射液。

（3）虚实夹杂

主症：心悸喘促，咳嗽，不能平卧，全身水肿，以下肢为重，尿少，脘腹胀满，食少恶心，舌质淡红，少苔或无苔，有齿痕，脉沉细无力，或结、促。

处理：

①方药：生脉饮合葶苈大枣泻肺汤加减。常用药：人参、麦冬、五味子、葶苈子、大腹皮、车前子等。

加减法：气虚重者加黄芪；阴虚重者，重用麦冬；血虚、血瘀者可加当归，益母草。

②中成药：生脉注射液，参麦注射液。

（二）西医治疗

1. 急救处理

（1）体位：应取坐位或半卧位，两腿自然下垂，及时吸出气道分泌物，保持气道通畅。

（2）吸氧：采用鼻导管或面罩吸氧，病情重，气道分泌物多者，选取75%乙醇湿化后吸入。

（3）监测生命体征。

（4）避免情绪紧张，少食多餐，低盐饮食，控制饮水量。

2. 治疗原则

(1)控制基础病因和矫治引起心衰的诱因：应用静脉和(或)口服降压药物以控制高血压；选择有效抗生素控制感染；积极治疗各种影响血流动力学的快速性或缓慢性心律失常；应用硝酸酯类药物改善心肌缺血。糖尿病伴血糖升高者应有效控制血糖水平，又要防止出现低血糖。对血红蛋白低于 60g/L 的严重贫血者，可输注浓缩红细胞悬液或全血。

(2)缓解各种严重症状：纠正低氧血症和呼吸困难：采用鼻导管吸氧、面罩吸氧以及无创或气管插管的呼吸机辅助通气治疗；缓解或解除胸痛和焦虑；应用支气管解痉药物解除呼吸道痉挛等。

(3)稳定血流动力学状态：应用各种正性肌力药物或血管扩张药物，维持收缩压在 90mmHg。

(4)纠正水、电解质紊乱和维持酸碱平衡。

(5)保护重要脏器如肺、肾、肝和大脑，防止功能损害。

(6)降低死亡危险，改善近期和远期预后。

3. 急性左心衰竭的药物治疗

(1)镇静剂：主要应用吗啡。用法为 2.5～5.0mg 静脉缓慢注射，亦可皮下或肌内注射。应密切观察疗效和呼吸抑制的不良反应。亦可应用哌替啶 50～100mg 肌内注射。

(2)支气管解痉剂：氨茶碱 0.125～0.25g 以葡萄糖水稀释后静脉推注(10min)，4～6h 后可重复一次；或以 0.25～0.5mg/(kg·h)静脉滴注。

(3)利尿剂：适用于急性心衰伴肺循环和(或)体循环明显淤血以及容量负荷过重的患者。作用于肾小管亨利袢利尿剂如呋塞米、托拉塞米、布美他尼。噻嗪类利尿剂、保钾利尿剂(阿米洛利、螺内酯)等可作为袢利尿剂的联合用药。呋塞米，先静脉注射 20～40mg，继以静脉滴注 5～40mg/h，其总剂量在起初 6h 不超过 80mg，起初 24h 不超过 200mg。氢氯噻嗪 25～50mg、每日 2 次，或螺内酯 20～40mg/d。

(4)血管扩张药物：可降低左、右心室充盈压和全身血管阻力，也使收缩压降低，从而减轻心脏负荷，缓解呼吸困难。主要有硝酸酯类、硝普钠、重组人 BNP(rhBNP)、乌拉地尔、酚妥拉明等。

(5)正性肌力药物：此类药物适用于低心排血量综合征，血压较低和对血管扩张药物及利尿剂不耐受或反应不佳的患者尤其有效。药物种类包括洋地黄类(一般应用毛花苷 C 0.2～0.4mg 缓慢静脉注射，2～4h 后可以再用 0.2mg，伴快速心室率的房颤患者可酌情适当增加剂量)，多巴胺(250～500μg/min 静脉滴注)，多巴酚丁胺，磷酸二酯酶抑制剂(米力农、氨力农)，左西孟旦(一种钙增敏剂)，首剂 12～24μg/kg 静脉注射(大于 10min)，继以 0.1μg/(kg·min)静脉滴注，可酌情减半或加倍。

4. 非药物治疗　包括主动脉球囊反搏(IABP)，有创或无创机械通气，血液净化治疗，心室机械辅助装置如体外模式人工肺氧合器(ECMO)、心室辅助泵(如可置入式电动左心辅助泵、全人工心脏)，外科手术等，在内科常规药物治疗无效或效果差时应用。

学习小结

- 急性心功能衰竭
  - 诊断标准
    1. 阵发性夜间呼吸困难和(或)睡眠中憋醒
    2. 颈静脉怒张或搏动增强
    3. 肺部啰音和(或)呼吸音减弱，尤其双肺底
    4. 心脏扩大
    5. 肺水肿
    6. 第三心音奔马律
    7. 非洋地黄所致交替脉
    8. 颈静脉压升高>15cmH_2O
    9. 循环时间>25秒
    10. X线胸片中、上肺野纹理增粗，或见到Kerley B线
    11. 肝颈静脉回流征阳性
  - 辨证救治
    - (1)实证
      - 1)痰湿内阻——血府逐瘀汤合苓桂术甘汤
      - 2)痰水凌心——葶苈大枣泻肺汤合皂荚丸
    - (2)虚证：真武汤加葶苈子、黄芪
    - (3)虚实夹杂证：生脉饮合葶苈大枣泻肺汤加减
  - 西医治疗原则
    1. 急救处理
    2. 治疗原则
    3. 急性左心衰竭的药物治疗
    4. 非药物治疗

（孔 立）

复习思考题

1. 简述急性心衰的定义和临床特征。
2. 简述急性心衰的诊断;急性心衰需与哪些疾病鉴别？如何鉴别？
3. 简述急性心衰的西医治疗与中医治疗原则、中医诊治思路与辨证救治。

第十一章　颅内高压症

学习目的

通过学习颅内高压症及其并发脑疝的基本概念、病因病机、诊断、辨证救治、西医治疗等相关知识，为临床救治奠定基础。

学习要点

理解颅内高压症的概念，掌握颅内高压症及脑疝的发病机制、诊断、中西医结合的急救。

一、概　　述

颅内高压症(Intracranial Hypertension)是由多种颅内、外疾病引起的颅腔内容物的体积增加并超出颅内压调节代偿范围的一种常见的临床综合征。头痛、呕吐和视乳头水肿称为颅内压增高三联征，为颅内压增高的典型表现。若病理性、持续性的颅内压增高，可出现危及病人生命的紧急情况，颅内压增高危象——脑疝综合征(简称脑疝)，病死率极高，它几乎涉及所有临床学科，是急需作出正确判断及处理的急危重症。

颅内高压症在中医学中虽无对应的病名，但根据颅内高压症的临床特征，属于中医学“神昏”、“真头痛”、“呕吐”、“脱证”、“痉证”、“关格”、“温病”、“脏竭证”等范畴。

二、发病机制

(一) 中医病因病机

本病的致病因素种类繁多，错综复杂。感受六淫、疫疠邪毒；情志过极，七情所伤；饮食不节，劳欲过度；溺水、中毒、痰饮、瘀血、药邪及先天因素等均可引起颅内高压症。这些因素不但可单独致病，更能两种或两种以上杂合为病，使得疾病复杂多变，疑而难治，甚至危及生命。

本病发生在于阴阳失衡，气血逆乱，风、火、痰、瘀、水、毒单独或相兼蒙蔽清窍或堵塞脑窍而成。痰浊、瘀血等有形之邪阻滞脑窍，脉络不通，不通则痛，多为全头疼痛，如胀如裂。气血阴阳逆乱，三焦水液不能输布失常，无开脱之路，夹胃气上逆，故呕吐剧烈，如喷如涌。水邪等有形之邪积聚，最终蕴结成毒，水毒结聚，损伤脑髓，进一步闭塞脑窍，脑气与五脏六腑之气不相贯通，出现五脏脏气欲绝之脑疝危证，表现头痛剧烈，频繁呕吐，烦躁不安，嗜睡或神昏，两侧瞳仁不等大，甚阳气暴脱，瞳仁散大，最终死亡。

(二) 发病机制

引起颅内高压的原因很多，凡可引起颅腔内容体积增加并超出其调节代偿范围的疾病均可导致颅内压力增高。但颅内占位病变、颅脑外伤、颅内感染、脑卒中、脑寄生虫病、颅骨疾病、脑积水、系统疾病的伴发症或并发症、中毒和妊娠高血压综合征等是常见原因。

其机制如下：

1. 脑组织体积增加 是指脑组织水分增加导致的体积增大，即脑水肿，是颅内压增高最常见的原因，可分为血管源性脑水肿和细胞毒性脑水肿。

2. 颅内占位性病变 为颅腔内额外增加的颅内容物。

3. 颅内血容量增加 见于引起脑血管床扩张和(或)脑静脉回流受阻的各种疾病。

4. 脑脊液增加(脑积水) 可由脑脊液的分泌增多、吸收障碍或循环受阻引起。

5. 颅腔狭小 见于颅缝过早闭合致颅腔狭小的狭颅症等。

颅内压不断增高，其自动调节机制失代偿，可使部分脑组织受到压迫从压力较高向压力低的地方移位，通过正常生理孔道或非生理孔道而疝出，使脑的重要结构或生命中枢及其相邻的重要血管和神经受压，脑脊液循环发生障碍产生相应的症状群并常危及生命，称之脑疝综合征。

三、诊断标准

颅内压是指颅腔内容物对颅腔内壁的压力。脑脊液循环通畅时，通常以侧卧位腰段蛛网膜下腔穿刺所测的脑脊液静水压力为代表，亦可经颅内压监护系统直接测得。正常成人为 0.8～1.8kPa(80～180mmH_2O)，儿童较低。在病理情况下，当颅内压监护测得的压力或腰椎穿刺测得的脑脊液压力超过 2kPa(200mmH_2O)时，即为颅内压增高。

脑疝的诊断主要根据病史和临床症状、体征来考虑，同时使用一些必要的辅助检查。临床诊断脑疝的必备条件如下：①病人一定有颅内压增高的表现；②除部分慢性枕骨大孔疝的病人外，病人一定有不同程度的意识障碍；③病人生命体征改变；④具有脑疝的特有症状，如天幕疝病人生命体征有改变，枕骨大孔疝病人呼吸停止。但具有上述条件的病人不一定都有脑疝。

必要时可做脑电图、腰椎穿刺、头颅 X 线摄片、颅脑 CT 或颅脑 MRI、数字减影血管造影等检查以明确病因。

四、临床分型

(一) 颅内高压症的类型

1. 根据病因可分为 2 类

(1)弥漫性颅内压增高 多由弥漫性脑实质体积增大所致，压力解除后，神经功能恢复也较快。见于弥漫性脑膜脑炎、弥漫性脑水肿、交通性脑积水、蛛网膜下腔出血等。

(2)局限性颅内压增高 多由颅内局灶性病变所致，压力解除后，神经功能恢复较慢，见于颅内占位性病变、脑出血等。

2. 根据病变发展的快慢可分为 4 类

(1)急性型：起病突然，颅内压增高及脑功能受损体征迅速出现，常在数日内达到高峰。

(2)亚急性型：亚急性起病，进展较快，数日至十余日内达高峰。

(3)慢性型：缓慢起病，进行性缓慢加重。

(4)慢性型急性加重型：慢性型患者，突然或急性加重，迅速出现脑疝前驱症状。

(二) 颅内高压症的分期

1. 代偿期 颅腔内容虽有增加，但并未超过代偿容积，颅内压可保持正常，临床上也不会出现颅压增高的症状。

2. 早期　病变继续发展，颅内容增加超过颅腔代偿容积，逐渐出现颅压增高的表现，如头痛、呕吐等。此期颅压不超过体动脉压的 1/3，约在 15～35mmHg 范围内，脑组织轻度缺血缺氧，预后良好。

3. 高峰期　病变进一步发展，脑组织有较严重的缺血缺氧。病人出现明显的颅内压增高“三联征”。此期的颅内压可达到平均体动脉压的一半，血流量也仅为正常的 1/2。$PaCO_2$多在 50mmHg 以上，脑血管自动调节反应丧失，往往迅速出现脑干功能衰竭。

4. 衰竭期　病情已至晚期。此时颅内压高达平均体动脉压水平，脑灌注压＜20mmHg，甚至等于零，脑组织几乎无血液灌流，脑细胞活动停止，脑电图呈水平线，即使抢救，预后也极为恶劣。

(三) 脑疝的分类

根据发生部位和所疝出的组织的不同，脑疝可分为小脑幕裂孔疝(可再分为外侧型钩回疝和中央型中心疝)、枕骨大孔疝(小脑扁桃体疝)、大脑镰疝(扣带回疝)等。这几种脑疝可以单独发生，也可同时或相继出现。

(四) 脑疝的分期

1. 代偿阶段　又称脑疝形成的前驱期或初期。当颅内压增高到一定程度，颅内代偿能力也发挥到一定限度，病情就逐渐转化，为脑疝即将形成前的一个短暂阶段。

2. 脑疝形成阶段　又称脑疝代偿期或中期。当颅内病变继续发展，使颅内压力继续增高，增高到颅内再无余地可以代偿时，脑疝即形成。

3. 失代偿阶段　又称脑疝衰竭期、晚期或瘫痪期。由于颅内压严重增高，脑疝继续发展，脑干已受到极为严重的损害，到了无力维持生命的阶段。

五、治　　疗

(一) 中医治疗

1. 治则治法　“必伏其所主，而先其所因”，“未病先防，已病防变”，是防治颅内高压症的基本原则。对脑疝危候，着重早发现早治疗，关键能够扭转截断病情的发展，而祛除病因是治疗的关键，若一旦发生脑疝应采用中西医结合的方法进行救治。本病病机复杂，可采用清热平肝化痰而行水，通腑泻下泄热而逐水，活血化瘀通窍而利水，解毒泄浊开窍而利水。因此，利水消肿应贯彻于治疗的始终，并与息风、化痰、清热、通腑、化瘀、解毒、开窍等法配合使用。

2. 辨证救治

(1)肝阳暴亢

主症：头痛剧烈，如胀如裂，恶心呕吐，烦躁不安，甚则神昏，口干口苦，舌红苔黄，脉弦滑。

治法：清热平肝，化痰行水。

处理：

①方药：羚角钩藤汤合导赤散，灌服或鼻饲安宫牛黄丸。常用药：羚羊角、珍珠母、夏枯草、菊花、白芍、生地黄、竹茹、茯苓、川贝母、天竺黄等。

②中成药：清开灵注射液，醒脑静注射液，七叶皂苷钠注射液，痰热清注射液。

(2)痰热腑实

主症：头痛剧烈，以额颞部为甚，伴恶心呕吐，甚则神昏，腹胀、便秘，舌质红或红绛，苔黄或黄腻，脉弦滑或弦滑而大。

治法：通腑泻下，泄热逐水。

处理：

①方药：大承气汤合龙胆泻肝汤加减。常用药：生大黄、芒硝、枳实、厚朴、龙胆、黄芩、栀子、夏枯草、木通、泽泻、车前子、竹茹、甘草等。

②中成药：清开灵注射液，醒脑静注射液，七叶皂苷钠注射液，痰热清注射液。

(3)颅脑水瘀

主症：头痛，恶心呕吐，嗜睡或神昏，或呆滞迟钝，失眠健忘，耳鸣耳聋，甚至二便失禁，小儿可见头颅膨大畸形，囟门不合，头面青筋暴露，双目下视。舌质黯红基青紫，舌下有瘀点，或舌体胖大有齿痕，脉沉细涩。

治法：活血化瘀，通窍利水。

处理：

①方药：通窍活血汤加减。常用药：麝香、桃仁、川芎、红花、赤芍、石菖蒲、丹参、三七、水蛭、茯苓、益母草、川牛膝、泽兰等。

②中成药：复方丹参注射液，川芎嗪注射液，七叶皂甙钠注射液，醒脑静注射液。

(4)颅脑水毒

主症：头痛剧烈，恶心呕吐，神昏，呼吸气促，鼻鼾痰鸣，项强身热，烦躁不宁，舌红绛，舌苔黄腻或焦黑，脉弦滑。或沉默痴呆、喃喃自语，少腹硬满。

治法：解毒泄浊，开窍利水。

处理：

①方药：黄连解毒汤合五苓散，灌服或鼻饲安宫牛黄丸。常用药：黄连、黄芩、黄柏、栀子、猪苓、泽泻、白术、茯苓、桂枝等。

②中成药：醒脑静注射液，清开灵注射液，七叶皂苷钠注射液，血必净注射液。

(5)阳气外脱

主症：神昏或昏愦，目合口开，鼻鼾息微，手撒肢冷汗多，或全身大汗淋漓，二便失禁，舌萎，苔白，脉沉细或脉微细欲绝。

治法：益气回阳，扶正固脱。

处理：

①方药：参附汤合生脉散加减。常用药：人参、熟附子、麦冬、五味子、山茱萸、黄芪等。

②中成药：参附注射液，黄芪注射液。

(二)西医治疗

1. 病因治疗　病因治疗是最根本和最有效的治疗方法，如切除颅内肿瘤、清除颅内血肿、穿刺引流或切除脑脓肿、控制颅内感染等。病因一旦解除，颅内压即可能恢复正常。

2. 对症治疗

(1)脱水：①限制液体入量：颅内压增高较明显者，摄入量应限制在每日 1500～

2000ml左右，输液速度不可过快。②渗透性脱水：常用20%甘露醇静脉滴注。③利尿性脱水如呋塞米(速尿)。

(2)其他：包括肾上腺皮质激素，冬眠低温，过度换气，手术等。

3. 脑疝的治疗 对颅内压增高的患者，不仅要防止导致颅内压急剧增高的因素，更要积极进行病因诊断，以及时进行病因治疗，预防脑疝的发生。

诊断脑疝的同时，即应予以快速推注高渗降颅压药；呼吸骤停者，立即进行气管插管并辅助呼吸；有脑积水脑室扩大者，可紧急行脑室穿刺，缓慢释放出脑室液，使颅内压徐缓下降，后行脑室引流，以缓解病情，为术前准备及必要检查赢得时间。

应尽快行原发病灶(如肿瘤、脓肿、血肿)清除术或对药物治疗未奏效者行减压姑息术。

案例分析

裴某，男，18岁，学生。

患者"发作性神志不清、四肢抽搐伴头痛5月余"，门诊以"颅内高压综合征"收住入院。患者于5月前上课时，突发头痛，继之神志不清，四肢抽搐，昏仆在地。急送至本地区传染病院，查脑电图示：中度异常，经治20余日，无效(用药不详)，转某医院按"颅内高压综合征"，予脱水剂及激素等药物住院治疗3个月，神志转清及抽搐停止，但头目胀痛仍剧，伴头昏恶心，困倦乏力，遂来我院诊治。

入院查体：头颅发育正常。神志清，精神差，言语清晰。双眼球各方向活动自如，双侧瞳孔等大等圆，约2.5mm，对光反应灵敏，双鼻唇沟对称，伸舌居中，四肢肌力、肌张力正常，腱反射++，双巴氏征未引出，颈软，克氏征(—)。向心性肥胖。头颅CT示：双侧额顶叶区低密度影约1.0cm×3.6cm；头颅MRI示：右额叶异常信号；脑电图示：中度异常；脑脊液常规检查示：清亮、透明，白细胞计数15个，蛋白定性(—)，糖定性(+)，压力420mmH_2O；眼底检查示：双视网膜动脉痉挛、水肿。中医四诊所见：头目胀痛，头重昏蒙，恶心欲呕，身困纳差，面色苍白，形体虚胖。舌体胖大、边有齿印、质淡、苔白腻，脉沉细数。

辨证为颅脑水瘀证，法以醒脑开窍，化瘀利水。方用脑窍通方化裁(通窍活血汤加减)：丹参15g，川芎10g，赤芍10g，桃仁10g，红花10g，益母草15g，川牛膝15g，茯苓15g，白芷12g，冰片0.1～0.2g(冲服)，陈皮10g，法半夏10g，苍术10g。水煎服，每日1剂。早、晚分服。用药43天后，头目胀痛及昏蒙恶心等症消失，精神好转，虚胖减轻、苔转薄白，脉沉细。复查脑电图示正常；脑脊液常规检查示：清亮、透明，白细胞计数5个，蛋白定性(—)，糖定性(+)，压力200mmH_2O；眼底检查示：视网膜动脉痉挛、水肿消失。遂按临床基本痊愈出院。嘱带脑窍通口服液(为通窍活血汤稍事加减精制而成)，继续服用以巩固疗效。1年后随访，诸症再未发作，已恢复正常学习。

按语：颅脑水瘀证成因颇为复杂，但其病机总属气血流通不畅，以致脑脉瘀阻，或络破血溢，最终导致瘀血内留，水津外渗，水瘀互结于颅内，脑窍闭塞，脑神失养，神机不运而变证从生。《素问·调经论》曰："孙络水溢，则经有留血"；《金匮要略》云："血不利则为水"；而《血证论》更为深刻地认识到"水为先天阳气所化之阴液，血为后天胃气所化之阴汁"，生理上二者"相济相养"以"相倚而行"，病理上"病血者，未尝不病水；病水者，亦未尝不病血也"，"血积既久，其水乃成。"故水瘀互结乃为导致诸多脑病之病机的关键所在。临床上多具有病程长，病情复杂，表现多端，一般疗法难于奏效等特点，见于中风、头痛、眩晕、解颅、痴呆、脑瘤、脑外伤综合征等疾病的过程中。所以治疗的关键贵在通利，法用醒脑通窍、化瘀利水，以祛除瘀血水浊之邪，使脑窍得通，脑神得用。方鉴王清任《医林改错》通窍活血汤加减，临床治疗多种脑病，取得了较好的临床疗效。

(张学文医案)

学习小结

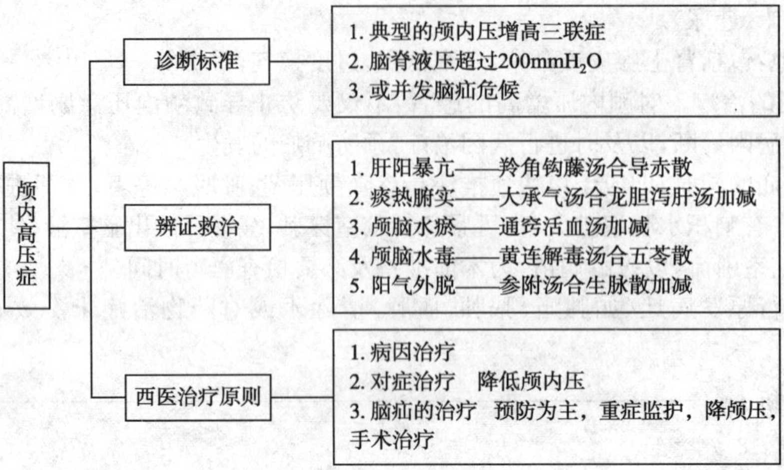

（郑国庆）

复习思考题

1. 颅内高压症的诊断思路是什么？
2. 如何对颅内高压症及脑疝制定最佳的中西医结合救治方案？

第十二章 急性肾损伤

学习目的

通过学习急性肾损伤的基本概念、诊断与鉴别诊断、病因病机等相关知识，为临床救治急性肾损伤奠定基础。

学习要点

急性肾损伤的概念、病因病机、发病机制、诊断与鉴别诊断、急救处理及辨证救治等。

一、概　述

急性肾损伤(acute kidney injury，AKI)是指多种原因引起突然发生的肾脏功能减退，溶质清除能力及肾小球滤过率急剧地持续下降，导致水电解质和酸碱平衡紊乱及氮质代谢产物在血液蓄积的一组临床综合征。近年来国际肾脏病和急救医学界趋向于用急性肾损伤来取代急性肾衰竭(acute renal failure，ARF)的概念；强调肾功能从轻微病变向终末期肾衰竭演变的全过程。大量临床研究显示，肾功能轻度损伤即可导致 ARF 发病率及病死率的增加。尽管血液净化技术和危重症医学取得到了较大发展，但重症监护病房合并 AKI 的病死率仍高达 65%。因此 AKI 对于医务工作者来说仍是一大挑战。

根据急性肾损伤的临床特征，其属于中医学中“癃闭”、“关格”、“水肿”等疾病范畴。

二、发病机制

(一) 中医病因病机

急性肾损伤的病因复杂，概括起来可分外感六淫、疫毒；外伤、中毒等；内生热毒、瘀血、痰浊。

本病病位在肾，涉及肺、脾、三焦、膀胱，为本虚标实之证。病机关键为肾脏亏虚为本，水瘀互结，浊毒内盛，不能排出体外为标，有时兼夹外邪。初期主要为火热、湿毒、瘀浊之邪壅滞三焦，水道不利，以实热居多。后期以脏腑虚损为主。有研究显示，急性肾损伤本虚的证候要素以气虚所占比例最大，其次依次为阳虚、阴虚、血虚。标实证候要素以湿热所占比例最大，其次依次为血瘀、痰热、湿浊、水湿、气滞、热毒、火毒、风动。因此，湿、热、瘀、毒等病理因素贯穿于 AKI 发生发展的整个过程。而湿热之邪阻滞经络，血行不畅，致瘀血阻络，瘀血内阻又反过来阻遏水湿，毒壅血凝，肾络瘀阻，肾脏气化不利，功能失调，则少尿、尿闭，久则肺肾俱损，气化失职无度而成尿闭，最终出现脏器衰竭。

(二) 发病机制

现代医学有关病理生理学研究认为，不同原因引起的急性肾损伤，其发病机制不尽相同。但肾血管及血流动力学的改变是急性肾损伤肾小球滤过率降低和少尿的主要机制。当全身血压低于80mmHg时，肾脏血液灌流量即明显减少，并有肾小动脉的收缩，肾灌注压降低，肾脏缺血，导致肾小球滤过率降低。肾皮质血管收缩机制主要与交感-肾上腺髓质系统兴奋、肾素-血管紧张素系统激活，前列腺素产生减少，内皮细胞源性收缩因子（如内皮素，endothelin，ET）及内皮细胞源性舒张因子（如一氧化氮，NO）的作用相关。这些因素的调节失衡对不同类型急性肾损伤的发生和发展起重要作用。

肾缺血、缺氧及肾中毒时，肾脏细胞代谢受影响，使ATP生成不足，Na-K-ATP酶活性减弱，细胞内钠、水潴留，细胞发生水肿。当肾细胞水肿，特别是肾毛细血管内皮细胞肿胀，可使血管管腔变窄，血流阻力增加，肾血流量减少。一些急性肾损伤患者的肾小球毛细血管内有纤维蛋白和血小板沉积，应用抗凝剂（肝素）有一定疗效，提示肾血管内凝血可能在急性肾损伤的发病机制中起一定作用。

急性肾损伤持续发展出现肾小管细胞损伤，导致肾小球滤过率持续降低和少尿，甚至无尿。肾小管细胞损伤主要包括坏死性损伤（肾小管破裂性损伤、肾毒性损伤）和凋亡性损伤。其发生机制与肾小管细胞ATP合成减少和离子泵失灵，自由基增多，还原型谷胱甘肽减少，磷脂酶活性增高，细胞骨架结构改变，细胞凋亡的激活，炎性反应及白细胞浸润有关。肾小管细胞损伤更常表现为细胞功能紊乱，严重的表现为细胞的形态结构改变或坏死，出现肾小管阻塞和原尿返漏。肾小管管腔中被管型和坏死脱落的上皮细胞碎片阻塞，甚至肾小管上皮细胞广泛坏死，基底膜断裂，原尿经受损的部位进入间质，并向管周血管系统返漏入血，加重肾损害。但肾小管细胞损伤并不均一，有些细胞受损较轻，有些较重甚至坏死，而另有些则可正常。这种功能或形态结构损伤的异质性或多样性对受损肾小管功能的可复性有重要影响。

三、诊断标准

根据原发病因，肾功能进行性减退，结合相应临床表现和实验室检查可作出诊断。目前比较接受的为ADQI（Acute Dialysis Quality Initiative）小组提出的RIFLE分级诊断标准，将AKI/ARF分为3个严重程度级别：危险（risk）、损伤（injury）、衰竭（failure）和2个预后级别：肾功能丧失（loss），终末期肾病（end stage renal disease，ESRD）。RIFLE标准是目前诊断AKI/ARF最常用的标准之一。具体分级诊断标准如下：

1. 肾损害危险期　第1级，高危阶段（risk），Scr上升至或超过原来的1.5倍或GFR下降>25%，尿量<0.5ml/(kg·h)，时间>6h；

2. 肾损伤期　第2级，损伤阶段（injury），Scr上升至或超过原来的2倍或GFR下降>50%，尿量<0.5ml/(kg·h)，时间>12h；

3. 肾功能衰竭期　第3级，衰竭阶段（failure），Scr上升至或超过原来的3倍或GFR下降>75%，尿量<0.3ml/(kg·h)，时间>24h；或Scr≥4mg/dl，急性增加≥0.5mg/dl或无尿>12h；

4. 肾功能丧失期　第4级，丢失阶段（loss），持续肾衰竭>4周；

5. 终末期肾病（ESRD）　第5级，终末期肾脏病，持续肾衰竭>3个月。

前3期是急性病变期，后2期是病变结局期。上述不同级别判定AKI的标准由宽至严，由敏感度高到特异性高，有助于对AKI严重程度的评估和疗效的评价。

四、临床分型

急性肾损伤的病因广义上讲包括肾前性、肾性、肾后性三种类型，狭义上讲AKI即指急性肾小管坏死（ATN）。

（一）肾前性AKI

肾前性AKI是由于肾脏低灌注引起的肾脏功能性的反应而非器质性的肾损害，其机制是肾脏血流量的急剧减少造成肾小球滤过率的急剧下降从而导致AKI。常见病因有以下方面：①循环血量减少：如大出血、皮肤损失、胃肠丢失、肾脏丢失等；②有效循环血量减少：如心力衰竭、肝硬化、肾病综合征等；③肾内血管收缩：如高钙血症、肝肾综合征等。目前认为肾前性AKI是增加肾性AKI发生的危险因素甚至是肾性AKI的前期，持续的肾脏低灌流可引起肾脏不可逆的损伤。

（二）肾后性AKI

主要是各种原因所致的肾后性的完全性梗阻。其主要的病因包括以下两个方面：①泌尿系统内源性因素：如腔内阻塞，包括泌尿系结石、肾乳头坏死、血凝块、结晶体、真菌球等；腔壁或腔外阻塞，包括神经源性膀胱，前列腺增生，先天性输尿管、尿道狭窄、包茎或尿道口瓣膜畸形；泌尿系肿瘤，如移行细胞癌、膀胱癌、前列腺癌等。②泌尿系统外源性因素：如腹膜后或盆腔的恶性肿瘤、子宫内膜异位症、腹膜后纤维化、腹膜后淋巴结肿大及腹膜后血肿；手术损伤，如盆腔手术误扎输尿管；腹主动脉瘤等。其病因随年龄及性别而存在着个体差异，对于小儿最常见的病因为先天性的尿道狭窄和尿道口瓣膜畸形。在成人，女性常见的病因为腹膜后或盆腔肿块；男性常见病因为前列腺癌或前列腺增生，其中膀胱颈梗阻是最常见的梗阻部位。

（三）肾性AKI

由各种肾脏实质性病变或肾前性肾衰竭发展而导致急性肾损伤。其病因可分为肾小球、肾间质性、肾小管性、肾血管病变、肾小管内梗阻及慢性肾小球病变恶化。

1. 急性肾小管坏死（acute tubular necrosis，ATN）　ATN是肾性AKI最常见的原因，是多因素共同作用的结果，其病因可分为缺血性及肾毒性。①缺血性ATN：目前认为原有慢性肾脏疾病、动脉粥样硬化高血压、肾血管疾病、糖尿病、营养不良等疾病为缺血性ATN的主要危险因素。某些外科手术常增加缺血性ATN进展的危险如腹主动脉瘤的修复术、心脏手术、肾血管再造术及梗阻性黄疸等。另外脓毒症相关性ATN常归属为缺血性ATN，资料显示内毒素、炎性介质的激活及微血管内皮损伤在其发病机制中起着重要的作用。②肾毒性ATN：常见的肾毒性药物有氨基糖苷类抗生素、造影剂、两性霉素B、化疗药物等。造影剂肾病在药物所致急性肾衰竭中排名第二位，原有肾损伤、糖尿病合并肾功能不全、心功能不全（Ⅲ～Ⅳ级）、高胆固醇血症、造影剂剂量、高龄等均为造影剂急性肾损伤的主要危险因素，当患者同时存在3个或3个以上危险因素时，造影剂急性肾损伤的发病率几乎为100%。另外，脱水、低血容量、低白蛋白血症、高血压、低血压、非甾体类抗炎药或其他潜在肾毒性药物的使用等均为造影剂急性肾损伤的可能危险因素。

2. 急性肾间质性病变　包括药物所致的急性间质性肾炎；严重感染；系统性疾病，如系统性红斑狼疮、移植肾排斥反应；肾间质浸润性疾病，如淋巴瘤白血病；代谢性疾病，如急性高尿酸血症及特发的病因等。

3. 急性肾小球病变 任何原因所致急性肾小球肾炎综合征:如各型急进性肾小球肾炎,急性链球菌感染后肾小球肾炎,狼疮性肾炎等疾病。

4. 肾血管性 AKI 如肾动脉栓塞、肾静脉血栓形成、肾静脉腔外压迫、肾动脉夹层、动脉粥样硬化栓塞性疾病及血管炎累及大血管等。

5. 肾小管内梗阻 常见的病因有异常蛋白,如多发性骨髓瘤;结晶体,如肿瘤溶解综合征、甲氨蝶呤、阿昔洛韦等。

6. 慢性肾小球病变恶化 在某些危险因素的作用下,如原发病的活动、恶性高血压、急性左心衰竭、严重感染、肾毒性药物、尿路梗阻、水电解质紊乱及手术刺激等因素促使原有肾功能急剧减退,导致不同程度的急性肾损伤。

五、治 疗

(一) 中医治疗

1. 治则治法 以中医学整体观念、辨证救治理论为指导,应用中医标本理论"急则治标、缓则治本"是治疗急性肾损伤的基本原则。少尿期是本病治疗的关键,也是治疗的重点和难点。祛邪扶正是治疗急性肾损伤的重要方法。根据急性肾损伤的病机特点,初期主要为火热、湿毒、瘀浊之邪壅滞三焦,水道不利,以实证居多。治疗重在通腑泻实,利湿解毒,活血化瘀,宣通三焦等法;后期兼见正气虚损。宜分气血阴阳及脏腑亏虚而补之。肾主二阴,司膀胱开合,治疗过程中尤其应注意时刻顾护肾气。

2. 辨证救治

(1)腑实热结

主症:腹胀满,少腹急结,大小便闭,恶心呕吐,发热烦躁,舌红苔黄腻,脉弦有力。

治法:通腑攻下,化湿泄浊。

处理:

①方药:大承气汤加减。常用药:大黄、芒硝、枳实、厚朴、柴胡、黄芩、半夏、丹参、白茅根、车前子、川牛膝、赤芍。

②中药灌肠:煅龙骨、煅牡蛎、大黄、蒲公英、枳实、益母草、六月雪。

③中成药:清开灵注射液。

(2)湿浊弥漫

主症:全身水肿,喘促气急,纳呆呕恶,脘腹痞闷,小便不畅或尿闭,舌淡红苔浊腻,脉沉缓。

治法:宣畅三焦,化气利水。

处理:

①方药:麻杏苡甘汤合三仁汤加减,麻黄、杏仁、大腹皮、苍术、猪苓、砂仁、泽泻、赤小豆、白茅根、苏梗、桔梗。

②中药灌肠:煅龙骨、煅牡蛎、大黄、制半夏、枳实、槐花、桂枝。

③中成药:黄芪注射液。

(3)瘀血内结

主症:尿少呈淡红色或酱油色,发热烦躁,身体疼痛,皮肤青紫斑,或见尿血、衄血、便血,舌黯红或有瘀点,脉细涩。

治法：活血化瘀，利水解毒。

处理：

①方药：血府逐瘀汤加减。常用药：柴胡、黄芩、茯苓、猪苓、泽泻、生地黄、白茅根、丹参、桃仁、赤芍、川牛膝。

②中药灌肠：煅龙骨、煅牡蛎、大黄、桃仁、丹参、益母草、六月雪。

③中成药：血必净注射液。

(4)肾脾两虚

主症：小便短少，甚至尿闭，面色晦滞，神疲乏力，水肿腰以下为主，纳差，腹胀，泛恶呕吐，大便溏薄，舌淡体胖，边有齿印，苔白腻，脉沉细。

治法：温补脾肾，化湿降浊。

处理：

①方药：温脾汤合吴茱萸汤加减。常用药：人参、附片、干姜、淫羊藿、白术、茯苓、吴茱萸、生姜、姜半夏、陈皮、制大黄、六月雪。

②中药灌肠：煅龙骨、煅牡蛎、大黄、制附片、泽泻、党参、茯苓。

③中成药：黄芪注射液。

(5)阴虚风动

主症：小便短少，呕恶频作，头晕头痛，面部潮红，烦躁不安，腰膝酸软，肢体抽搐，或手足蠕动，舌红少苔或卷缩，苔黄腻，脉弦细。

治法：滋补肝肾，平肝息风。

处理：

①方药：杞菊地黄丸合羚角钩藤汤。常用药：熟地黄、山药、山萸肉、羚羊角、钩藤、石决明、贝母、竹茹、胆南星、制大黄、六月雪。

②中药灌肠：煅龙骨、煅牡蛎、大黄、地黄、枳实、麦冬、六月雪。

③中成药：黄芪注射液。

(6)心肾虚衰

主症：无尿或少尿，全身水肿，面灰唇黯，神志昏蒙，循衣摸床，心悸，口中尿臭，四肢厥冷，舌淡胖，苔白腻，脉沉细欲绝。

治法：温阳益气，豁痰开窍。

处理：

①方药：参附龙牡救逆汤合涤痰汤加减。常用药：人参、附片、干姜、炙甘草、生龙骨、生牡蛎、胆南星、石菖蒲、半夏、竹茹、麝香。

②中成药：参附注射液。

(二) 西医治疗

第1级/风险期以分析、化解危险因素为重点，采用祛除病因、监测每日出入量和身体质量变化，评估血容量，维持电解质、酸碱平衡等方法。第2级/损伤期以减低靶器官受损程度、预防再次损伤为防治重点，实施特色专科护理（导管、皮肤、心理及三级体液管理等），及早发现各种感染，提供营养支持。第3级/衰竭期因患者存在肾功能完全或部分恢复可能性，加之病情复杂及临床表现的多样性和不稳定性，故不能按照慢性肾衰竭的透析指征，而应尽早开始预防性透析，目的不仅仅是替代肾功能，而是维护机体内稳态，为多器官功能的恢复创造条件。

1. AKI的替代治疗 肾脏替代治疗（renal replacement therapy，RRT）包括腹膜透析（peritoneal dialysis，PD）、间歇性肾脏替代治疗（intermittent renal replacement therapy，IRRT）和连续性肾脏替代治疗（continuous renal replacement therapy，CRRT），以及新兴的“混合”模式——持续低效每日透析（sustained low efficiency daily dialysis，SLEDD），是目前AKI的主要治疗手段。

其中CRRT可连续、缓慢地对水和溶质进行清除，提高血流动力学的稳定性，并提供更多的营养支持治疗，尤其适合血流动力学不稳定的患者，同时对脓毒症患者炎症介质的清除也显示出了良好的疗效。而ICU中AKI最主要的诱发因素为感染性休克，故CRRT在ICU应用极为普遍。PD较少用于危重AKI的治疗，但其方法简单、安全、经济，无需特别设备，同时其无需抗凝、无血流动力学影响，有较好耐受性，在基层医院或地区及发生灾难性事件大量患者需要治疗时，仍是治疗AKI的一种常用方法。尤其适用于儿童的肾脏替代治疗。

（1）肾替代治疗的时机：对于急性肾损伤患者提倡早期肾脏替代治疗可显著改善患者的生存率；但肾脏替代治疗时机目前尚无统一的标准，且并非所有AKI患者透析越早其预后越好。目前公认的急诊透析指征包括容量过度负荷、高钾血症、代谢性酸中毒、明显的尿毒症症状和体征及进展的氮质血症。

（2）肾替代治疗的剂量：AKI患者的存活率与透析剂量有一定的关系，CRRT随着透析剂量的增加，其存活率均有增加的趋势；大多数研究结果支持大剂量CRRT治疗AKI。目前认为，对于重症患者，推荐超滤率≥35ml/(kg·h)似乎能取得较好的效果。

2. AKI的非替代治疗 AKI少尿期的治疗原则是快速识别和纠正其可逆因素。首先应重视原发病的治疗，如控制感染、止血、补充血容量等。避免接触肾毒性药物，根据肾功能调节用药剂量，预防二次打击及再次损伤，防止发生多器官功能障碍综合征（MODS）。

（1）维持水、电解质平衡，足量补充液体对肾前性和造影剂所致肾损伤的防治作用已获肯定。对AKI少尿期，在纠正了原有的体液缺失后，应严格“量出为入”，控制钠、水摄入。每日给液体量为前一天的尿量加上显性失水量（呕吐、大便和引流量等）和不显性失水量约400ml。同时应纠正代谢性酸中毒及电解质紊乱。血钾＞5.5mmol/L，应及时给予缓慢静注10%葡萄糖酸钙10～20ml。以钙离子对抗钾离子对心脏的毒性作用。静注5%碳酸氢钠100ml，或50%葡萄糖加上普通胰岛素缓慢静注，促进钾离子进入细胞内而降低血钾浓度。此方法起效快但作用时间短。如血钾＞6.5mmol/L，有紧急透析指征。

（2）利尿剂呋塞米（速尿）：速尿作为高效的袢利尿剂常用于急性肾损伤少尿期的治疗。速尿能抑制管球反馈，且能扩张肾血管，降低髓袢升支代谢，冲刷肾小管，减轻肾小管阻塞，降低肾小管中血红蛋白、肌红蛋白浓度。速尿的使用剂量应逐步增加，使用速尿后尿量不增加时，应停止使用。

（3）维持营养支持：应给予高糖、低蛋白、高维生素的饮食。鼓励通过胃肠道补充，透析时应适当补充蛋白质，以提供足够的能量。

(4)预防感染及其对症处理：根据AKI发生的不同病因给予抗炎、抗凝、解痉、降压等治疗，控制感染是减缓AKI发展的重要措施。

(5)肾小血扩张剂等应用。

学习小结

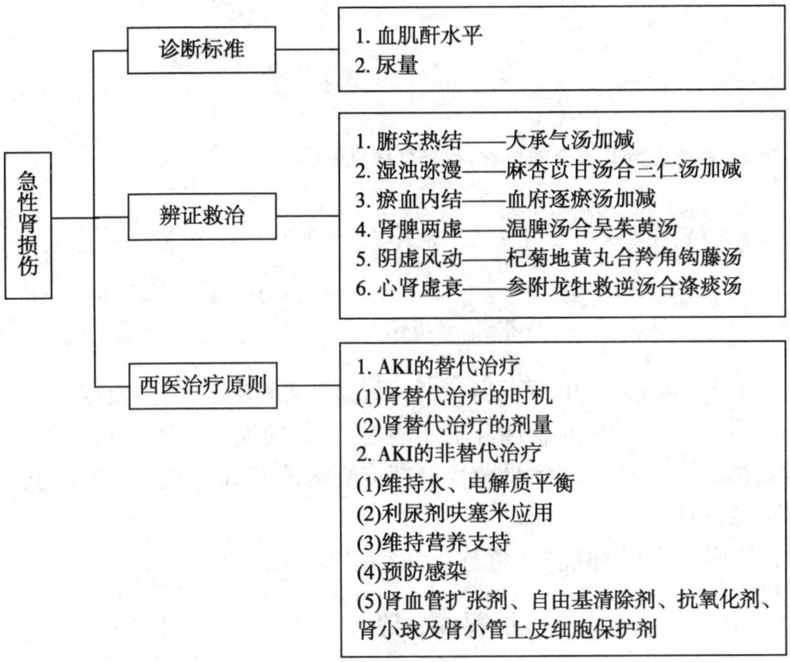

（王　醒）

复习思考题

1. 简述急性肾损伤的中医辨证救治类型。
2. 如何理解急性肾损伤的诊断标准？

第十三章　急性肝损伤

学习目的

根据急性肝损伤概念，熟悉急性肝损伤的中医、西医发病机制。

学习要点

掌握急性肝损伤的诊断、西医治疗，以及中医治疗原则与辨证救治。

一、概　　述

急性肝损伤是指由于病毒感染、用药不当、食物添加剂、乙醇摄入过多及接触、食入有毒食物、放射性损伤等各种原因引起的急性肝脏功能的异常，短期内出现肝功能指标异常增高、黄疸等临床表现的一类疾病。本病是急性肝功能衰竭的基础，严重或持续的肝损伤最终导致肝功能衰竭，临床中需积极治疗。

中医学根据临床表现归属为“胁痛”、“急黄”、“疫黄”等范畴。

二、发病机制

（一）中医病因病机

急性肝损伤的病因多为感受湿热疫毒，或正值药食不当，或侵毒射线，适逢劳倦内伤，正气虚弱，体质不支，致而为病。

本病的基本病机是湿热内蕴，肝胆失疏，脾胃不健，气滞血瘀，脉络失和。湿热疫毒，从口鼻而入，毒入于里，郁而不达，深入膜原，内阻中焦，脾胃运化失司，湿热交阻于肝胆，不能泄越，肝失疏泄，胆失通降，胆汁内瘀，渗入营血，弥漫三焦，充斥表里而成本病。药食不当，平素饮食不节，嗜酒无度，或滥用药物，服药过量，损伤脾胃运化功能，或体虚劳倦，水谷不化精微，反生痰湿，阻于中焦。湿浊化热，熏蒸肝胆，致肝失疏泄，而成本病。

本病多为湿热邪毒蕴结肝脾所致，故阳黄与急黄多见，阴黄少见。阳黄起病急，病程短，黄色鲜明如橘色，伴有湿热证候；阴黄起病缓，病程长，黄色晦黯如烟熏，伴有寒湿诸候。急黄为湿热夹时邪疫毒，热入营血，内陷心包所致。在证候上，急黄与一般阳黄不同，急黄起病急骤，黄疸迅速加深，其色如金，并现壮热神昏，吐血衄血等危重证候，预后较差。

本病病位在肝胆，与心、脾、三焦密切相关。本病早期多表现为邪毒炽盛之实证，晚期则呈虚实错杂或虚中夹实之证。

（二）发病机制

主要包括化学性和免疫性；化学机制主要通过细胞色素 P_{450} 及结合反应产生的中间代谢产物产生损伤，如改变脂质膜的完整性、线粒体功能失调、细胞内离子浓度变化、降解酶的活性和自由基的作用等，最终造成DNA氧化损伤，启动脂质过氧化，促进细胞因子凋亡，并激活星状细胞(HSC)引起肝纤维化；免疫机制则通过细胞因子(许多细胞因子通过直接或间接的方式介导或参与肝组织的损伤，如肿瘤坏死因子-α、白细胞介素等)、一氧化氮、补体及免疫变态反应等产生损伤，病理性细胞凋亡也属其中之一。

三、诊断标准

急性肝损伤大多在发生72小时之内有导致肝功能异常的病史，现临床中缺乏特异的诊断检测指标，其临床表现没有特异之处，各种原因导致的肝损伤不易区别，因此在诊断的过程中要详细询问病史，根据上述临床表现，结合实验室检查、超声检查、CT扫描及肝组织活检作出诊断。

1. 病毒性肝损伤　应根据流行病学、临床表现及实验室检查，结合患者具体情况及动态变化进行综合分析，并根据特异性检查结果做出病原性的诊断。抗-HAV IgG在恢复期比急性期增长大于4倍时有诊断意义；HBV-DNA是HBV存在和复制最可靠指标；抗-HCV阳性可诊断为HCV感染。

2. 酒精性肝损伤　多有长期饮酒史，临床表现与其他类型肝损伤多无特异之处，可伴有慢性酒精中毒的表现，肝功能可有AST和ALT的轻度增高，但AST/ALT常大于2，而AST和ALT值很少大于500U/L。

3. 药物性肝损伤　药物治疗与症状出现有时间规律性，初次用药后肝损害的潜伏期在5～90天左右；停药后，肝功能指标可以得到改善，再次用药，迅速激发肝损伤；排除其他疾病导致的肝损害，即可诊断。

四、临床分型

根据病因急性肝损伤可分为五型：

1. 感染所致急性肝损伤；
2. 化学毒物急性肝损伤；
3. 缺血性急性肝损伤；
4. 妊娠急性脂肪肝；
5. 放射性肝损伤。

五、治　　疗

(一)中医治疗

1. 治则治法　治疗时围绕解毒退黄、疏肝健脾的基本治法，把握病机发展方向，辨病情之轻重、病邪在气在血、或阳黄、或阴黄或急黄，以确立治法。病情轻者，多有乏力、厌食、右胁肋部胀闷不适等肝郁气滞证之表现，仅配疏肝解郁即可；病情较重者，多迅速出现黄疸、呕恶、腹胀等湿热内蕴之证，宜配清利湿热；如病情快速加重，身黄如金，高热烦躁，甚则谵语昏迷等热毒内陷之证时，热入营血之趋势加用足量凉营止血之品；神志昏蒙者，加凉营开窍之品；尿少尿闭者加滋肾利水之品。兼夹气滞，以胀痛为主，且游走不定，时轻时重，症状的轻重每与情绪变化有关，治疗偏重疏肝理气、健脾和胃；兼夹血瘀，以刺痛为主，且痛处固定不移，疼痛持续不已，局部拒按，入夜尤甚，或胁下有积块，治疗当在基本治法基础上加用活血化瘀药物。总之，在病情处于湿热内盛期间，加用少量凉营醒神之品，以控制病情向危重方向发展，体现控引病机，逆流挽舟的治疗原则。

2. 辨证救治

(1)肝郁气滞

主症：右胁肋部胀满不适，恶心呕吐，厌食，乏力，舌质淡红，苔薄白，脉弦。

治法：疏肝解郁，行气止痛。

处理：

①方药：柴胡疏肝散加减。常用药：陈皮、柴胡、川芎、枳壳、芍药、甘草、香附。

②中成药：小柴胡冲剂，消炎利胆片。

(2)湿热壅盛

主症：身目黄染，逐渐加深，高热烦渴，呕吐频作，腹胀胁痛，烦躁不安，大便秘结或胶结不爽，小便深黄，舌质红，苔黄腻，脉弦数。

治法：清热解毒，利湿退黄。

处理：

①方药：茵陈蒿汤合黄连解毒汤加减。常用药：茵陈蒿、栀子、大黄、黄连、黄柏、黄芩。

②中成药：茵栀黄注射液，双黄连口服液，清开灵注射液，热毒宁注射液。

(3)热毒内陷

主症：身黄如金，高热烦躁，甚则谵语昏迷，尿少尿闭，皮肤发斑，便血，舌质红绛，舌苔秽浊，脉弦数。

治法：清热解毒，凉血开窍。

处理：

①方药：千金犀角散加减。常用药：水牛角、黄连、栀子、土茯苓、金银花、连翘。

②中成药：安宫牛黄丸，紫雪丹，醒脑静注射液，茵栀黄注射液。

(二) 西医治疗

肝损伤重在预防，临床上出现肝损害表现时，肝损害已经较重，故应减少肝损害药物的应用以及长期大量应用。

1. 严密监测各项生命指征，卧床休息，给予高纤维素饮食，根据病情轻重情况，给予蛋白质。病毒性肝炎患者应严格隔离，酒精性肝炎患者应强制戒酒，药物性肝炎患者应首先停用可能导致肝损伤的药物。

2. 纠正水、电解质紊乱及酸碱失衡。

3. 对于肝性脑病的患者，可应用谷氨酸钠，每次 11.5g，每日不超过 23g，用 5%葡萄糖注射液稀释后缓慢滴注。

4. 对于黄疸，ALT 增高的患者应用还原型谷胱甘肽，每日 1～2 次，每次 0.6～1.2g 静脉滴注。还可应用甘利欣、维生素 C 等保肝药物。

5. 对于暴发性肝功衰竭的患者，强调支持治疗的作用，适当的给予新鲜血浆或白蛋白促进肝细胞的修复与再生。

6. 可用维生素 K 或凝血酶原复合物控制出血。

7. 肝损害较严重时，必要时用人工肝支持系统，或肝移植。

学习小结

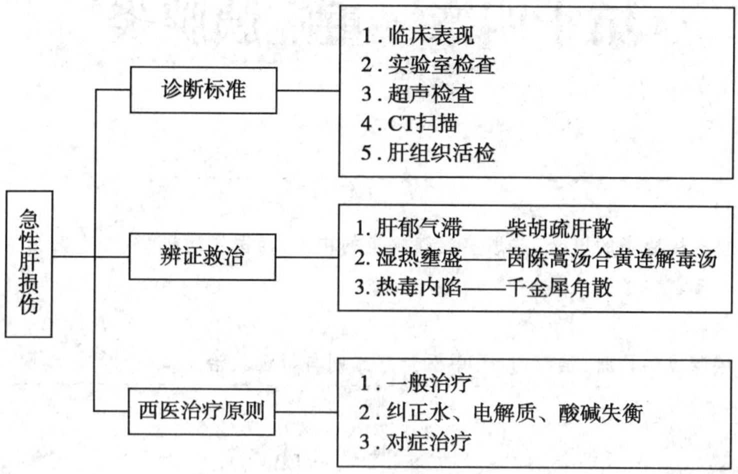

（姜树民）

复习思考题

1. 简述急性肝损伤的发病机制及相关研究进展。
2. 简述急性肝损伤的治则治法与辨证救治的关系。

第十四章　重症胰腺炎

学习目的

通过了解重症胰腺炎的概念，熟悉重症胰腺炎的中医、西医发病机制，为中医在重症胰腺炎的治疗中奠定理论基础。

学习要点

掌握重症胰腺炎的诊断、治疗，以及中医治疗原则与辨证救治。

一、概　　述

重症胰腺炎(SAP)又称为急性出血坏死性胰腺炎，胰腺充血水肿严重，胰腺腺泡、脂肪、血管大量坏死，腹膜后间隙有大量含胰酶的血性渗出液渗出，导致邻近器官被胰酶所消化，常继发感染、腹膜炎和休克等多种并发症，是一种凶险、发病急、进展快、变化复杂、病死率高的常见急腹症。

中医学类似本病的记载很多，散见于“脾(胰)心痛”、“腹痛”、“结胸”、“阳明腑实证”等中。

二、发病机制

(一) 中医病因病机

本病的发生多与胆胰失调，饮食失节，情志失调，蛔虫内扰等原因有关。其主要病机是气滞湿阻，毒血壅滞。先病于胆，胆气受损，胆汁不能通降于小肠，反逆于胰，营气不清，化生腐浊；或胰腺自病，气化不通，胰液不能外泄而内蓄，又郁阻生热，热毒内迫营血，逆陷膜理；嗜食肥甘厚味，脾运不健，湿热内生，加之暴饮暴食，中焦气机受阻；恚怒伤肝，肝失疏泄，横逆犯脾，胰腺受累，气化输布失常；或忧思气结，中焦气化受阻，清浊相扰，致使经络血脉瘀滞，津血内结，为肿为胀；蛔虫内居肠间，扰动气机不舒，邪结在内，不能下导大肠，反逆于胰，津血内结。毒结火盛，火毒内迫营血，甚则热盛肉腐。病位在胰，与脾胃、肝胆、小肠密切相关。病性早期多属邪热实证，后期多转化为正虚邪实，虚实夹杂之证。

(二) 发病机制

本病的发病机制尚未完全阐明。目前大多数认同胰腺自身消化的理论，主要为各种病因导致其腺泡内酶原激活，发生胰腺自身消化的连锁反应；胰腺导管内通透性增加，使活性胰酶渗入胰腺组织，加重胰腺炎症。

三、诊断标准

1. 急性、剧烈持续上腹痛，恶心、呕吐、血清和(或)尿淀粉酶显著升高，水肿型胰腺炎可初步诊断。

2. 有以下表现者 出血坏死型胰腺炎可初步诊断。

(1)全腹剧痛,出现腹肌强直、腹膜刺激征;

(2)休克;

(3)血清钙<2mmol/L;

(4)高淀粉酶活性腹水;

(5)血、尿淀粉酶骤降;

(6)肠鸣音减弱或消失;

(7)Grey-Turner 或 Gullen 征;

(8)正铁血白蛋白阳性;

(9)肢体出现脂肪坏死;

(10)低氧血症;

(11)WBC>18×10^9/L,BUN>14.3mmol/L,血糖>11.2mmol/L(无糖尿病史)。

3. B 超或 CT 发现胰腺异常,结合病史体检可基本诊断。

四、临床分型

(一)根据疾病的严重程度分级

Ⅰ级:无脏器功能障碍者。

Ⅱ级:伴有脏器功能障碍者,其中 72 小时内经充分的液体复苏,仍出现脏器功能障碍的Ⅱ级重症急性胰腺炎患者属于暴发性急性胰腺炎。

(二)根据病程进行分期

全病程大体可以分为三期,但不是所有患者都有三期病程,有的只有第一期,有的有两期,有的有三期。

1. 急性反应期 自发病至 2 周,可有休克、呼吸功能障碍、肾功能障碍和脑病等并发症。

2. 全身感染期 发病 2 周~2 个月,以全身细菌感染、深部真菌感染或双重感染为其主要临床表现。

3. 残余感染期 时间为发病 2~3 个月以后,主要临床表现为全身营养不良,存在后腹膜或腹腔内残腔,常常引流不畅,窦道经久不愈,伴有消化道瘘。

五、治　疗

(一)中医治疗

1. 治则治法 本病以邪热实证为主,治以祛邪缓急,即“急则治其标”为原则,以清热散结,化瘀解毒,兼以通下为大法。若出现厥脱证候,急当回阳益阴固脱。

2. 辨证救治

(1)肝郁气滞

主症:中上腹胀闷疼痛,阵发性加剧,连及两胁,口苦咽干,嗳气呕恶,舌淡红,苔薄白,脉弦紧。

治法:疏肝解郁,理气清热。

处理：

①方药：柴胡疏肝散加减。常用药：柴胡、黄芩、白芍、制半夏、生大黄、枳实、延胡索、生姜、大枣。

②中成药：小柴胡冲剂，柴胡舒肝丸，逍遥丸。

(2)胆胰湿热

主症：中上腹疼痛拒按，发热，烦渴不欲饮，恶心呕吐，便干尿赤，或有黄疸，口苦口腻，舌质红，舌苔黄厚腻或黄燥，脉滑数。

治法：清热攻下，调气行滞。

处理：

①方药：大承气汤合清胰汤加减。常用药：柴胡、黄芩、胡黄连、白芍、木香、延胡索、生大黄、芒硝、黄柏、连翘。

②中成药：红灵丹，甘露消毒丹，龙胆泻肝丸，清开灵注射液。

(3)热毒蕴结

主症：壮热神昏，口干烦渴，谵语，脘腹胀满疼痛，或斑疹隐隐，舌绛而干，脉沉细数。

治法：清热解毒，透热养阴。

处理：

①方药：清营汤加减。常用药：水牛角、生地黄、玄参、竹叶心、麦冬、丹参、黄连、金银花、连翘。

②中成药：连花清瘟胶囊，双黄连口服液，安宫牛黄丸，热毒宁注射液，醒脑静注射液，清开灵注射液。

(4)蛔虫内扰

主症：腹痛难忍，多为阵发性，大汗淋漓，呕吐清水痰涎，或呕吐蛔虫病史，舌淡苔薄白，脉弦紧。

治法：疏利气机，安蛔止痛。

处理：

①方药：乌梅丸加减。常用药：乌梅、细辛、蜀椒、制附子、桂枝、人参、当归、黄连、黄柏。

②中成药：保济丸，藿香正气水，藿香正气片，藿香正气软胶囊。

(5)气血暴脱

主症：面色苍白，口唇无华，汗出肢冷，呼吸微弱，舌苔薄白，脉沉细微。

治法：回阳救逆，益气固脱。

处理：

①方药：参附龙牡救逆汤加减。常用药：人参、制附子、龙骨、牡蛎、白芍、五味子、炙甘草。

②中成药：参脉注射液，生脉注射液。

(二)西医治疗

1. 一般治疗　严密监测生命指征，禁食水，行胃肠减压，给予营养支持，维持水、电解质平衡，保持血容量。

2. 减少胰液分泌　生长抑素(施他宁)具有抑制胰液和胰酶分泌，抑制胰酶合成的作用。施他宁，剂量为 250μg/h 泵入，连续 72～120 小时。

3. 抑制胰酶活性　抑肽酶、可抗胰血管舒缓素，使缓激肽原不能变为缓激肽，尚可抑制蛋白酶、糜蛋白酶和血清素；加贝酯可抑制蛋白酶、血管舒缓素、凝血酶原、弹力纤维酶等。

4. 抗生素的应用　针对致病菌，且能保持在血液、胰液和胰组织中的浓度，选用抗生素。

5. 解痉止痛　可定时将哌替啶与阿托品配合使用，既止痛又可解除 Oddi 括约肌痉挛。对于高龄患者，可应用硝酸甘油，既可解除 Oddi 括约肌的痉挛，同时对冠状动脉供血大有益处。

6. 血液净化和腹腔灌洗。

7. 手术治疗　内镜下 Oddi 括约肌切开术（EST）；外科手术。

学习小结

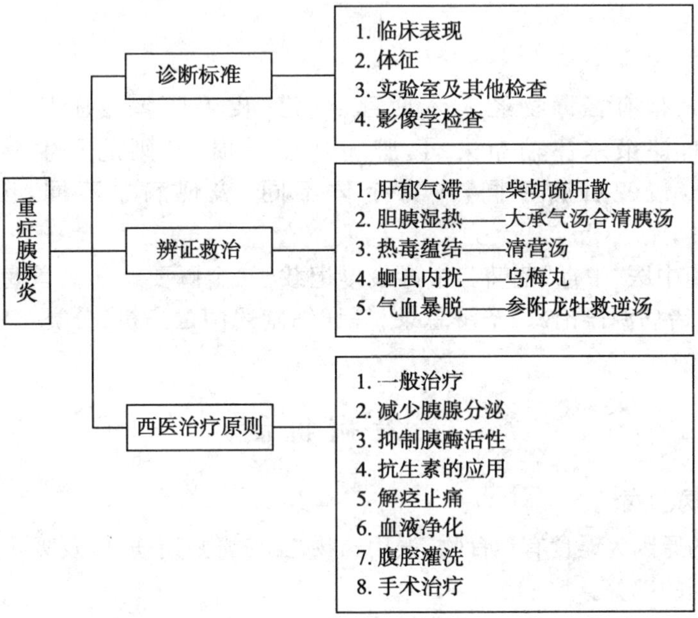

（姜树民）

复习思考题

1. 简述重症胰腺炎鉴别诊断思路。
2. 如何发挥中医在重症胰腺炎治疗中的作用？

第十五章 中毒概论

学习目的

通过了解毒物中毒途径和引起人体发病的规律，熟悉急性中毒的中医、西医发病机制，为临床奠定理论基础。

学习要点

掌握急性中毒的诊断、西医治疗；以及掌握急性中毒的中医治疗原则与辨证救治。

一、概　　述

急性中毒是指有害毒物经人体食管、气道、皮毛肌腠或血脉侵入人体，致使气血阴阳失和，津液水津输布失司，脏腑功能受损，甚则危及生命的急性病证。由于病因不同，侵犯脏腑不同，中毒个体不同，表现病象不同，因而预后差异较大。

本病归属于中医“中毒”范畴。中毒最早记载于《金匮要略·禽兽鱼虫禁忌并治第二十四》，继后《诸病源候论》、《圣济总录》等详细阐述中毒病机、分类、急救措施及有效方药。

二、发病机制

（一）中医病因病机

急性中毒的原因为误食有毒食物、误用药物、虫兽毒蛇所伤，以及吸入秽浊之气等，属三因中不内外因的部分。

毒邪壅盛，毒物经人体食管、气道、皮肤、血脉侵入人体内，损伤人体正气，致脏腑功能失调，卫外不及，气血失调，津液、水津输布功能受阻，甚则损伤脏器。毒入于心，心失所养，神明逆乱；毒入于肺，肺失宣肃，肺气上逆；毒入于肝，疏泄无权，藏血失职，调血失司，气化受阻；毒入于脾，中气败伤，脾郁胃逆；毒入于肾，伤及真元，肾失开阖；毒入于脑，上扰神明，闭塞窍络，终至阴阳离决。病位可因中毒的原因、途径而不同，多见于肺胃，累及心脑、肝肾等。病性初起多为实证，后期转为虚证或虚实夹杂证。

（二）发病机制

1. 局部刺激和腐蚀作用；

2. 引起机体组织和器官缺氧；

3. 对机体的麻醉作用；

4. 抑制酶的活力；
5. 干扰细胞或细胞器的功能；
6. 竞争相关受体。

三、诊断标准

符合下面第1项，同时兼有第2～5项中的其中1项即可诊断。
1. 有毒物接触史。
2. 有中毒的临床表现。
3. 有中毒的相关体征。
4. 与中毒相应的阳性实验室检查结果。
5. 毒物鉴定结果阳性。

四、临床分类

按毒物来源分为以下七类：
1. 工业性毒物中毒　工业原材料。
2. 农业性毒物中毒　有机磷农药、化学除草剂、灭鼠药、化肥等。
3. 药物过量中毒　狄戈辛、抗癫痫药、退热药、麻醉镇静剂、抗心律失常药等。
4. 动物性毒物中毒　毒蛇、蜈蚣、蜂类、蜘蛛、河豚鱼等。
5. 食物性毒物中毒　过期或变质食品、腐败变质食物、有毒食品添加剂。
6. 植物性毒物中毒　野蕈类、乌头、白果等。
7. 其他类毒物中毒　强酸强碱、一氧化碳、洗涤剂、灭虫药等。

五、治　　疗

(一) 中医治疗

1. 治则治法　早期解毒和排毒是急性中毒的主要治法。属邪毒内盛，充斥营血，弥漫三焦，病势凶猛的急危重证，治疗重点在于早期解毒和排毒。常用方法有涌吐、泻下、利尿、解毒。急性期若有昏迷、休克等危重病证时，配合脱证和闭证的常规治疗。

在常规解毒排毒基础上进行辨证救治。对于促进机体功能恢复，解除残余毒性作用有帮助。针对湿热邪毒内蕴，分别采用祛湿、健脾、和胃、利尿、豁痰、开窍、凉血、清热、扶正等治法。胃肠类型治宜祛湿利水、健脾和胃；神经类型治宜化痰开窍；溶血类型治宜凉血解毒、清热祛湿；肝坏死型治宜清营凉血解毒、扶正祛邪。

总之，治疗本病主要在于增加排毒效能，减少毒物的毒性作用。根据“其高者，因而越之”，“在下者，引而竭之”，“毒邪宜去不宜留”为原则，确立祛邪和扶正两大治疗大法。邪毒炽盛，患者正气尚足，耐于攻伐，宜祛邪外出；中毒致气阴两脱，阴阳欲绝者急当扶正固脱。

2. 辨证救治

(1)毒蕴脾胃

主症:脘腹胀痛,恶心呕吐,腹泻或便秘,舌质深红,苔黄腻,脉弦数。

治法:和中解毒,健脾和胃。

处理:

①方药:甘草泻心汤加减。常用药:生甘草、黄芩、黄连、干姜、制半夏、大枣、人参。

②中成药:藿香正气丸,清开灵注射液。

(2)毒聚肝胆

主症:两胁胀痛,恶心,呕吐苦水,头目眩晕,甚则黄疸,抽搐,舌质红,苔黄微黑,脉弦数。

治法:清肝利胆,祛邪解毒。

处理:

①方药:龙胆泻肝汤加减。常用药:龙胆、黄芩、栀子、泽泻、木通、当归、生地黄、车前子、生甘草。

②中成药:清开灵注射液,茵栀黄注射液。

(3)毒犯肺肾

主症:咳嗽气急,不能平卧,小便短赤,或水肿,甚则尿闭,尿血,舌质红,苔薄白,脉沉缓。

治法:清宣降浊,祛邪解毒。

处理:

①方药:陈氏四虎饮加减。常用药:水牛角、大黄、生石膏、黄连、生地黄、知母、青黛、玄参、马勃、生萝卜汁。

②中成药:生脉注射液。

(4)毒陷心脑

主症:神昏谵语,项背强直,角弓反张,舌质红绛,无苔,脉数急,或雀啄,或屋漏。

治法:清毒醒脑。

处理:

①方药:玳瑁郁金汤送服玉枢丹。常用药:玳瑁、木通、栀子、竹沥、郁金、连翘、牡丹皮、生姜汁、菖蒲汁、紫金片、竹叶、玉枢丹。

②中成药:安宫牛黄丸、紫金锭。

(二)西医治疗

1. 立即停止与毒物的接触。

2. 紧急复苏和对症支持治疗。

3. 清除体内尚未吸收的毒物 ①催吐;②洗胃;③导泻;④灌肠。

4. 促进已吸收毒物排出 ①利尿;②供氧;③血液净化。

5. 使用特殊解毒药 ①金属中毒解毒药;②高铁血红蛋白血症解毒药;③氰化物中毒解毒药;④甲吡唑;⑤中枢神经抑制剂解毒药;⑥有机磷中毒解毒药。

学习小结

- 中毒概论
  - 诊断标准
    - 1.病史 毒物接触史；既往史
    - 2.临床表现
    - 3.实验室检查
  - 辨证救治
    - 1.毒蕴脾胃——甘草泻心汤
    - 2.毒聚肝胆——龙胆泻肝汤
    - 3.毒犯肺肾——陈氏四虎饮
    - 4.毒陷心脑——玳瑁郁金汤送服玉枢丹
  - 西医治疗原则
    - 1. 立即停止毒物的接触
    - 2. 紧急复苏和对症支持治疗
    - 3. 清除体内尚未吸收的毒物
    - 4. 促进已吸收的毒物排出
    - 5. 解毒药的应用

（姜树民）

复习思考题

1. 简述中毒的西医治疗。
2. 简述中毒的中医治疗原则及辨证分型。

第十六章 毒蛇咬伤

学习目的

了解毒蛇咬伤的概念与临床特征，初步掌握毒蛇咬伤的中医、西医急救知识。

学习要点

毒蛇咬伤的西医治疗；掌握毒蛇咬伤的中医治疗原则与辨证救治。

一、概　　述

毒蛇咬伤指被有毒蛇咬后，毒汁经创口侵入营血、内犯脏腑所致，以伤处红肿麻木作痛，全身出现寒热、呕恶、头痛、眩晕，甚至出血、神昏抽搐等为主要表现的中毒类疾病。

世界共有蛇类3500种，其中毒蛇约650余种，我国的蛇类约有160余种，毒蛇约有50余种，其中危害较大且能致人死亡的剧毒蛇约有10种，其中具有神经毒的有银环蛇、金环蛇、海蛇，血液毒的有蝰蛇、尖吻蝮蛇、竹叶青蛇和烙铁头蛇，混合毒的有眼镜蛇、眼镜王蛇和蝮蛇。各种毒蛇形态不同，但也有外形相似的，有的与某些无毒蛇容易混淆。一般来说，毒蛇的体表特征是头呈三角形，尾短而钝，身体色彩鲜明。毒蛇的唇腭上有一对毒牙和毒腺，被毒蛇咬伤时，毒液从其腺体内排出，沿毒牙的小管或沟进入伤口，引起中毒。

二、发病机制

(一) 中医病因病机

中医认为，蛇毒系风、火二毒。风者善行数变，火者生风动血，耗伤阴津。风毒偏盛，每多火化；火毒炽盛，极易生风；风火相煽，则毒邪鸱张，必内客营血或内陷厥阴。毒蛇咬伤后，风邪入侵，经络阻塞，则麻木微痛；风邪内动，则吞咽不利，视物模糊；风入厥阴，则牙关紧闭，呼吸微弱，甚则死亡。火邪入侵，气血壅滞，迫血妄行，则患部肿胀、出血；热盛肉腐，则肌肉溃烂；热入营血，则寒战高热，神昏谵语，甚则死亡；毒入心包，可发生邪毒蒙闭心包的闭证，或邪热耗伤心阳的脱证。

(二) 发病机制

毒蛇的毒素是由腭上的一对毒腺所分泌，毒腺与毒牙相通，在咬伤的破口处，蛇毒即由毒刺注入伤者伤口内，通过淋巴和血液循环，逐渐扩散到全身。蛇毒是一种蛋清样澄清或微黄黏稠液体，微酸性，由几十甚至上百个氨基酸残基组成的蛋白质或多肽类物质、脂类、近30种酶，以及一些无机离子等组成。毒素与空气接触易起泡沫，在常温下易变性腐败，丧失其毒性，冰箱内冷藏15～20天毒性不变，经真空干燥，或冷冻干燥处理的蛇毒可保持原毒力25年以上。凡能使蛋白质沉淀、变性的强酸、强碱、氧化剂、还原剂、消化酶及重金属盐类均能破坏蛇毒。

蛇毒的主要有毒成分有神经毒、血液毒和酶，各种成分的多少或有无，因蛇种而异。

1. 神经毒（风毒）　主要存在于眼镜王蛇、眼镜蛇、金环蛇、银环蛇和海蛇的毒液中。神经毒具有烟碱-胆碱受体阻滞作用，主要是阻断神经肌肉的接头引起弛缓性麻痹、惊厥、昏迷，最后导致中枢神经麻痹致死亡。

神经毒作用有两种表现，一种作用于运动神经末梢的突触前和突触后部位，主要抑制运动终板上的乙酰胆碱受体，使肌肉内的神经介质——乙酰胆碱不能发挥其原有的去极化作用，从而导致横纹肌松弛，呼吸麻痹。另一种作用乙酰胆碱受体的功能无影响，但有抑制运动神经末梢释放介质的作用，这种呼吸麻痹的病人，用新斯的明有一定疗效。

神经毒主要是产生肌肉运动障碍，如语言困难、吞咽困难、复视，严重者牙关紧闭、呼吸麻痹等，从中医角度看，属风邪阻络所致，故中医将神经毒命名为“风毒”。

2. 血液毒（火毒）　主要存在于五步蛇、蝮蛇、竹叶青蛇、烙铁头蛇，主要表现为血液及循环系统中毒。主要有以下几种：

（1）心脏毒素：可损害心肌细胞的结构和功能。此毒素对哺乳动物心脏有极强的毒性作用，使心肌发生短暂兴奋后转入抑制，失去收缩作用。导致心律失常、循环衰竭，甚至心脏停搏。

（2）出血毒素：是一种血管毒，使血管通透性增加，而形态仍然完整，没有损害细胞作用，可以引起广泛性血液外渗，导致显著的全身性出血，甚至肺、肾、心、肝脏实质出血而死亡。

（3）溶血毒素：含有直接或间接溶血因子，间接溶血因子为磷脂酶 A，能使磷脂酰胆碱分解出脂肪酸而成溶血磷脂酰胆碱。直接溶血因子能直接溶解红细胞，直接溶血因子与间接溶血因子有协同作用。

3. 蛇毒酶　含有多种酶，使蛇毒的致病机制更为复杂，其毒性较大的主要有以下几种：

（1）蛋白质水解酶：多种蛇毒都含有此种酶，它能溶解肌肉组织和损害血管壁，引起蛇伤局部组织的坏死、出血，甚至深部组织溃烂。

（2）磷脂酶 A：主要是间接溶血作用，它使磷脂酰胆碱分解成溶血磷脂酰胆碱，导致溶血，使毛细血管通透性增加而引起出血，使组织释放组胺、5-羟色胺、肾上腺素、缓动素等，间接影响心血管及神经系统的功能。

（3）透明质酸酶：可以破坏结缔组织的完整性，促使蛇毒从咬伤部位向其周围迅速扩散、吸收。

（4）三磷酸腺苷酶：可以破坏三磷酸腺苷而减少体内能量供给，影响体内神经递质、蛋白质的合成，导致各系统生理功能障碍。

三、诊断标准

1. 病史　有被毒蛇咬伤史，伤口处可见有一对较深针尖大毒牙痕。

2. 临床表现

（1）局部表现：被毒蛇咬伤后，患部一般都有较大如针戳伤的毒牙痕，而无毒蛇咬伤后其牙痕小且排列整齐，患部如被污染或经处理，则牙痕难以辨认。神经毒毒蛇咬伤后，局部不红不肿，无渗液、麻木，不痛或微痛，常被忽视而不及时处理，但所回流的淋巴结有肿大和触痛。血液毒毒蛇咬伤后，伤口剧痛，肿胀明显，渗血，周围起水疱，严重者整个肢体肿胀，伤口溃烂坏死，所回流的淋巴结肿大压痛。混合毒毒蛇咬伤后局部即具有以上两种表现。

(2)全身表现：神经毒毒蛇咬伤后主要表现为神经系统损害，多在咬伤后1～6小时出现症状，轻者头晕，汗出，胸闷，四肢无力；严重者出现瞳孔散大，复视，语言不清，流涎，牙关紧闭，吞咽困难，昏迷，血压下降，脉象迟缓，呼吸减弱或停止。血液毒毒蛇咬伤后主要表现为心血管和血液系统损害，有寒战发热，全身肌肉酸痛，皮下和内脏出血，如尿血、便血、衄血、吐血等，继而可出现贫血、黄疸，严重者可出现休克，循环衰竭。混合毒毒蛇咬伤后出现头晕头痛，寒战发热，四肢无力，肌肉酸痛，恶心呕吐，复视，瞳孔缩小，尿血，衄血，呼吸微弱，贫血，黄疸，脉迟弱等症状。严重者呼吸、心跳停止。

3. 辅助检查　血、尿、大便常规，生化全套，肝、肾功能，心电图等检查，有助于了解病情。

四、临床分型

根据蛇伤病人全身中毒症状轻重和发展缓急来决定，凡毒蛇咬伤后仅有局部症状或一般的全身反应，尚未出现全身中毒的典型症状或体征者可作为轻型蛇伤；凡局部症状明显，并出现全身中毒严重的典型症状或体征者可作为重型；而有危象出现的，可作为危型。但要注意某些特殊情况，如有的蛇伤虽无明显的局部症状，只要有典型的全身中毒症状，但咬伤的部位发生在头、颈部，而局部症状严重发展又较迅速者，亦应视为中型蛇伤。

此外，对于某些被排毒量大、毒性猛烈的毒蛇咬伤患者，因为发病急、病情发展快，势态凶猛，就应当机立断，最低限度作为中型蛇伤来处理(如眼镜王蛇咬伤，即属此类)。对于毒性猛烈但发病潜伏期长的毒蛇咬伤患者，当全身中毒症状尚未出现前就应视为中型、重型蛇伤病人予以处理(如银环蛇、海蛇等)。

五、治　疗

(一) 中医治疗

1. 治则治法　毒蛇咬伤是一个全身中毒性疾病，尽管风毒、火毒或风火混合毒的毒理不同，但其基本病因仍是蛇毒，因此，排毒和解毒是治疗的通则，可依据不同种毒蛇咬伤后出现不同症状进行辨证施用方药：风毒(神经毒)型以活血祛风为主；火毒(血循毒)型以清热解毒，凉血止血为主；风火毒(混合毒)则活血祛风，清热解毒和凉血止血。也可根据"治蛇不泄，蛇毒内结，二便不通，蛇毒内攻"的民间实践经验，以解毒、利尿、通便之法进行治疗。

2. 辨证救治

(1)风毒

主症：伤口不红不肿不痛，有麻木感，头晕，眼花，嗜睡，严重者呼吸困难，四肢麻痹，张口困难，眼睑下垂，神志模糊，舌红，苔薄白，脉弦数。

治法：祛风解毒，活血通络。

方药：活血祛风解毒汤加减。常用药：当归、川芎、红花、威灵仙、白芷、防风、僵蚕、七叶一枝花、半边莲、紫花地丁等。

加减：早期，加车前草、泽泻、木通等利尿排毒；大便不畅，加生大黄、厚朴通便泄毒；咬伤在下肢加独活，咬伤在上肢加羌活，作为引经之药；视物模糊，瞳孔散大，加青木香、菊花；动风抽搐，加蜈蚣、蝉蜕、全蝎等以搜风镇惊。

(2)火毒

主症：局部肿胀疼痛，渗血，或有水疱、血疱、瘀斑，严重者局部组织坏死，恶寒发热，口干，烦躁胸闷，心慌，尿血便血，舌红，苔黄，脉弦数。

治法：泻火解毒，凉血活血。

方药：五味消毒饮合犀角地黄汤加减。常用药：金银花、野菊花、蒲公英、紫花地丁、紫背天葵子、犀角(水牛角代)、生地黄、赤芍、牡丹皮等。

加减：小便短赤、血尿，加白茅根、茜草、车前草、泽泻等利尿止血；发斑、吐血、衄血，加水牛角以加强凉血化斑解毒之功；烦躁抽搐，加羚羊角、钩藤以凉肝息风；局部肿胀甚，加赤小豆、冬瓜皮、泽泻以利水消肿。

(3)风火毒

主症：局部红肿明显，伤口剧痛，或有水疱、血疱、瘀斑，局部溃烂，头晕眼花，视物模糊；恶寒发热，大便干，小便短赤，严重者烦躁抽搐，神志模糊，舌红，苔黄，脉弦数。

治法：清热解毒，凉血祛风。

方药：五味消毒饮、犀角地黄汤、五虎追风散三方合用。常用药：金银花、野菊花、蒲公英、紫花地丁、紫背天葵子、水牛角、生地黄、赤芍、牡丹皮、蝉蜕、天南星、天麻、全蝎、僵蚕等。

加减：吞咽困难，加玄参、山豆根、射干以清热利咽；烦躁不安或抽搐，加羚羊角、钩藤、珍珠母以镇静安神息风；瞳孔缩小，视物模糊，加青木香、菊花；神志昏愦，加服安宫牛黄丸。

(4)蛇毒内陷

主症：毒蛇咬伤后误治失治，寒战高热，烦躁不安，惊厥抽搐，甚至神昏谵语，呼吸困难，伤口由红肿突然变为紫黯或紫黑，肿势散漫，舌红绛，脉细数。

治法：解毒祛风，活血开窍。

方药：清营汤合犀角地黄汤加减。常用药：水牛角、生地黄、赤芍、牡丹皮等。

加减：神昏谵语、痉厥抽搐，加服安宫牛黄丸或紫雪丹；若正气耗散，正不胜邪，导致心阳衰微，出现面色苍白，淡漠神昏，汗出肢冷，则宜用参附汤以益气回阳。

3. 其他　伤口周围可用如意金黄散外敷，或新鲜的半边莲、马齿苋、七叶一枝花、蒲公英各等份捣烂外敷，每日换药1次。季德胜蛇伤解毒片，首次20片，以后每4～6小时内服8～10片，连服5天。也可选用南通蛇药、群生蛇药片。

(二) 西医治疗

毒蛇咬伤后，蛇毒在人体内迅速播散，短期内可危及生命，因此，必须及时采取各种有效的抢救措施。

1. 缚扎　立即就地取材，于伤口近心端缚扎，以阻止静脉血回流但不影响动脉血流为原则，以阻止蛇毒的吸收和扩散。缚扎时间可持续8～10小时，每隔15～30分钟放松

1～2 分钟，在伤口排毒和服药后 1～3 小时解除缚扎，咬伤超过 12 小时后不宜缚扎。

2. 排毒

(1)扩创法：沿牙痕作纵行切口，长约 1.5cm，深达皮下，或作“十”字切口，如有毒牙遗留应取出，并用手由近心端向伤口附近反复挤压，以排出毒血，同时以 1∶5000 高锰酸钾溶液、过氧化氢溶液反复冲洗。血液毒蛇咬伤后，若伤口流血不止，且全身有出血现象者，则不应扩创。

(2)吮吸法：用口吮、拔火罐或抽吸器抽吸等方法，将伤口毒血吸出，如吮吸者的口腔黏膜有破损，则不宜作吮吸，以免引起中毒。

(3)烧灼法：被毒蛇咬伤后，可烧灼伤口，以破坏蛇毒。

3. 抗蛇毒血清　又名蛇毒抗毒素，有单价和多价两种，越早应用，效果越好，使用前先做过敏试验。

4. 胰蛋白酶　胰蛋白酶能直接破坏蛇毒，对多种毒蛇咬伤有效。胰蛋白酶 2000U 加 0.5%普鲁卡因 5～20ml，在牙痕中心及周围注射。

5. 糖皮质激素　氢化可的松 200～400mg 加入 10%葡萄糖溶液 500ml 中静脉滴注，每日 1～2 次，同时补充足够的营养、维生素，维持水电解质平衡，必要时给氧，防治心衰、脑水肿和呼吸衰竭。

学习小结

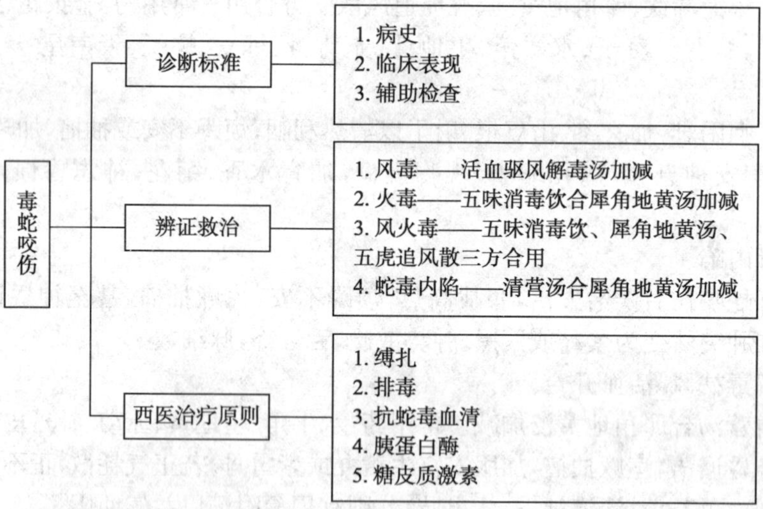

(方邦江)

复习思考题

1. 毒蛇咬伤后的中医病机是什么？

2. 毒蛇咬伤的临床分型有哪些？

第四篇 技术篇

第一章 针灸疗法

学习目的

通过学习针灸疗法的种类、适应证以及针灸疗法的操作方法，达到初步掌握针灸疗法治疗常见急症的目的。

学习要点

掌握针灸疗法的适应证以及针灸疗法在急诊中的应用。

一、概述

针灸治疗急症，在我国已有两千多年历史，它是古代急救医学中的重要组成部分。《黄帝内经》记载了针灸主治的急症多达20余种。《史记·扁鹊仓公列传》记载，扁鹊过虢，虢太子死。扁鹊曰：臣能生之，若太子病所谓尸蹶也。乃使弟子子阳厉越砥石，以取三阳五会，有间太子苏。《灵枢》："厥心痛，痛如锥刺其心……取之然谷，太溪。"《伤寒杂病论》中专论外感热病和内伤杂病，除用白虎汤、承气汤治疗外，还记载有人工呼吸和针灸等方法。如"阳明疾下血谵语者，此为热入血室也……刺期门"，"下利手足厥冷、无脉者灸之"。我国现存最早针灸专著《针灸甲乙经》云："身热狂走，谵语见鬼，身柱主之。"《肘后备急方》认为除用药外，用针灸治疗急症简便易行："卒中鬼邪，灸承浆、人中。"又："先腹痛者灸中脘、先洞泄者灸天枢，先呕吐者灸巨阙，先手足冷者灸三阴交等。"唐·孙思邈《备急千金要方》中记载不少急症救治，除汗、吐、下、清、温等外，并重视对针灸的应用。如"凡卒心痛汗出，刺大敦出血立已"。从上述记载中知，在两千多年前，古人就已对急症（昏迷、晕厥、休克等）施以针灸治疗，且取得一定疗效。

针灸具有抗休克、抗炎、抗过敏、提高免疫力、镇痛等作用。针灸疗法是抢救急症、特别是急重症的首选方法，急危重症治疗应该分清主次，酌情使用。但是在抢救现场，作为应急手段，或是为争取时间、或是对症处理，尽快解除患者的痛苦，针灸疗法完全可以胜任救急作用。临床应用表明：在各种急重症的救治中，抓住时机，及时应用针灸疗法，可以为进一步治疗赢得时间，有时还能协同药物作用，减少副作用。

二、针灸疗法在急诊危重病中的应用

(一) 晕厥

治则:苏厥开窍。

主穴:水沟、百会、内关、合谷。

方义:水沟、百会两穴为醒脑开窍之要穴,内关是心包经之络穴,醒神宁心。此三穴合用苏厥开窍,相得益彰。

随证配穴:气厥实证配太冲、行间;虚证配足三里、气海;血厥实证配行间、涌泉;虚证配关元、膈俞;痰厥配中脘、丰隆;寒厥配灸神阙、关元;热厥配大椎、中冲;牙关紧闭配下关、合谷、颊车。

操作:实证只针不灸,泻法;虚证针灸并用,重灸,补法强刺激泻法,百会可点刺出血,再开"四关"(合谷向后溪透刺,太冲向涌泉透刺),或同时针刺"五心穴"(即百会、双劳宫、双涌泉);虚证、寒证针灸并用,重灸,补法,神阙、关元可用隔盐灸,或重灸"五心穴"。

附:其他疗法

(1)指针:紧急情况下用拇指重掐水沟、合谷、内关穴,以病人出现疼痛反应并苏醒为度。

(2)三棱针:实证昏厥取大椎、百会、太阳、委中、十宣。点刺出血。

(二) 脱证(休克)

治则:回阳固脱。

主穴:百会、神阙、关元。

方义:督脉为阳脉之海,百会为督脉要穴,能益气升阳固脱,关元为任脉和足三阴经交会穴,可扶助元阳;神阙为生命之根蒂,真气所系,以回阳固脱。

随证配穴:神志昏迷配中冲、涌泉,肢冷脉微配关元、神阙、百会,俱灸。

操作:毫针刺,用补法,并灸。百会穴艾条灸,关元穴大炷艾灸或艾条灸,神阙穴隔盐艾灸。

(三) 高热

治则:泻火退热。

主穴:大椎、曲池、合谷、外关。

方义:大椎为诸阳之会,能宣一身阳热之气。曲池为手阳明经合穴,清泻阳明实热。合谷宣肺解表,清阳明实热,缓急止痛。外关属络穴,八脉交会穴,通阳维脉。诸穴相伍,宣达三焦气机,疏散风热。

随证配穴:风寒配风池、风门;风热配尺泽、少商;气分热盛配内庭、支沟、十二井;热入营血配曲泽、委中、中冲;神昏谵语配水沟、素髎、十宣;肌肤丹痧配血海、委中、膈俞。

操作:只针不灸,泻法。毫针常规刺,泻法,留针 30~60 分钟;或三棱针点刺出血。

附:其他疗法

(1)耳针:耳尖放血。

(2)刮痧:用刮痧板蘸清水或石蜡油,刮脊柱两侧和背俞穴,刮至皮肤红紫色为度。

(四)抽搐

治则:息风止痉。

主穴:大椎、风门、陶道、风池。

方义:热极生风,督脉为阳脉之海,主治热病,选用督脉穴位大椎、陶道清热散热;风门、风池疏风清热。

随证配穴:出现双眼上翻、紧咬牙关等可加合谷,出现神昏、肢冷、脉弱等脱证表现可灸神阙、关元、气海。

操作:只针不灸,实证用泻法,虚证平补平泻。热极生风者用强刺激、泻法,中冲可点刺出血;风府、风门不可深刺,以免刺伤脊髓和肺尖;虚风内动者中等刺激,平补平泻。抽搐频繁者每日治疗2～3次。

附:其他疗法

(1)耳针:肝、肾、皮质下、神门、脑干,毫针强刺激,或埋针数小时;

(2)穴位注射:合谷、阳陵泉、太冲、曲池等,选用2～3穴,用地龙注射液0.5～1ml。

(五)急性痛证

1. 急性头痛

治则:祛风通络。

主穴:百会、太阳、风池、合谷。

方义:风为百病之长,“高巅之上,惟风可达”。外感头痛多以风邪为主,百会位于巅顶,太阳散风通络,两穴相配,通络止痛;风池为足少阳与阳维脉交会穴,功长祛风止痛;合谷通经止痛。

随证配穴:前头痛配印堂,偏头痛配外关,后头痛配天柱,头顶痛配四神聪,风热配曲池,风寒配头维、阴陵泉。

操作:风池穴应严格注意针刺的方向和深浅,防止伤及延髓;气滞血瘀、肝阳上亢可在阿是穴点刺出血。每日治疗1～2次,每次留针30分钟至1小时。

2. 卒心痛

治则:通阳行气,活血止痛。

主穴:内关、膻中、心俞。

方义:内关为心包经之络穴、又为八脉交会穴之一,通于阴维脉,善治心、胸疾患。膻中属任脉,为心包募穴,又为八会穴之一,通于阴维脉,“气会膻中”,有调气、理气、宣通心气之效,气行则血行,故对心血瘀阻有较好疗效。心俞为心之背俞穴,善治心病,亦为从阳引阴之法,诸穴相伍,标本兼顾。

随证配穴:动则心痛、畏寒等阳气亏虚表现明显加神阙、气海、关元、足三里。

操作:毫针刺,用平补平泻法,背俞穴向脊柱斜刺;余穴以“气至病所”手法使针感上传至前胸。也可用艾条灸或艾炷灸。

附:其他疗法

耳针:选穴心、小肠、交感、神门、内分泌;每次选3～5穴,毫针刺,中等刺激强度,每次留针60分钟。

3. 胆绞痛

治则：疏肝利胆，行气止痛。

主穴：胆俞、肝俞、日月、期门、阳陵泉、胆囊穴。

方义：胆俞配日月，肝俞配期门为俞募配穴，每次选用一组，选取右侧，以疏调肝胆气机而止痛；阳陵泉为足少阳之合穴，以利胆腑；胆囊穴为治疗胆腑疾病经验穴。

随证配穴：呕吐配内关、足三里，黄疸配至阳，发热配曲池、大椎。

操作：日月沿肋间隙由内向外斜刺；胆俞向下或朝脊柱方向斜刺，勿深刺，以免刺伤内脏；肝俞、胆俞可用大艾炷灸至皮肤灼热；余穴宜强刺激，久留针（可根据病情留针1～2小时），间歇行针以保持较强的针感。每日2次。

附：其他疗法

耳针：选穴肝、胰、胆、交感、神门、耳迷根；毫针刺，强刺激，持续捻针，每次留针30～60分钟；剧痛缓解后再行耳穴压丸法，两耳交替进行。

4. 肾绞痛

治则：清利湿热，通淋止痛。

主穴：肾俞、三焦俞、关元、阴陵泉、三阴交。

方义：肾俞、三焦俞位于肾区，又为足太阳膀胱经穴，配关元疏利膀胱气机；远取三阴交、阴陵泉以清利湿热，通淋止痛。

随证配穴：血尿配血海、太冲，湿热重配委阳、合谷。

操作：毫针刺，用泻法。

附：其他疗法

耳针：选穴肾、输尿管、交感、皮质下、三焦；毫针刺，持续捻转3～5分钟，每次留针20～30分钟，每日1次。

5. 寒积腹痛（胃痛）

治则：温中散寒。

主穴：中脘、天枢、足三里。

方义：中脘乃腑之会，胃之募，升清降浊，调理胃肠，配足三里健运脾胃；灸神阙温暖下元以消寒积。

随证配穴：巨阙、关元。腹泻配天枢。

操作：实证针为主，用泻法；虚证针灸并用，用补法。

（六）急性胃出血

治则：清热止血。

主穴：膈俞、胃俞、公孙、内关、足三里。

方义：膈俞为血之会穴，取之理血宁血；公孙通冲脉，冲为血海，配内关和胃止呕，统血止血；胃俞配足三里降逆和胃止呕。

随证配穴：胃热配内庭，肝火配行间，久病体虚配关元、气海及灸隐白。

操作：毫针刺，用泻法。每日1～2次，每次留针30分钟。

三、针灸疗法治疗急症的注意事项

1. 查找病因，明确诊断，积极治疗原发病，以免贻误病情。

2. 急救时患者应去枕平卧、注意保暖、保持气道通畅，有条件的地方立即给氧；医生应动作迅速、沉着冷静、不慌不乱；应嘱咐患者家属加强护理，防止发生意外。

3. 病人抽搐发作时，不可过度用力对抗抽搐肢体，以防伤及患者，并且小心将软毛巾等塞入患者口中，以防咬舌。病人在抽搐时针刺或针刺中出现抽搐，特别要注意防止断针、滞针、弯针等现象发生。

4. 注意鉴别诊断。胃痛须注意与肝胆疾患、胰腺炎、心肌梗死等鉴别。急腹症（如胰腺炎、腹膜炎、肠梗阻、肠穿孔等）引起的腹痛需特别注意。

（周 红）

第二章　中药直肠点滴

学习目的

了解中药直肠点滴的概念及作用机制；熟悉中药直肠点滴的治疗特点；掌握中药直肠点滴的治疗方法；掌握中药直肠点滴在急诊危重病中的应用。

学习要点

中药直肠点滴的概念、作用机制及治疗方法。

一、概　　述

中药直肠给药法是临床常用的外治法之一，主要包括中药煎剂保留灌肠、直肠点滴以及中药栓剂或原药塞肛等方法。中药直肠给药属中医学外治法中导法的范畴，早在汉晋时代就用于临床。《伤寒论》中即有用蜜煎方、土瓜根方、大猪胆汁方灌肠治疗便秘的记载。中药直肠点滴是将输液器的针头改导尿管，将备好的药液倒入滴瓶，借以滴入结肠，达到治疗疾病的目的。

二、作用机制

中医学认为，肺与大肠相表里，肺朝百脉，散布宗气。药物经肠吸收后，通过肺输布到五脏六腑、四肢百骸，起到扶正祛邪、调整气机、平衡阴阳等作用。大肠为传导之官，在病理状态下，通下可消除积滞、排泄热毒、引邪下行、利导行水，从而起到治疗作用。西医学研究表明，药物进入直肠后，可直接被肠黏膜吸收，并很快在局部弥散，对肠道及妇科疾病起到局部治疗的作用；可通过肠道清除血液中蓄积的部分毒素及过多的水，减轻肾脏的损害，对急、慢性肾功能衰竭起到透析治疗的作用；亦可由上、中、下直肠静脉吸收，经或不经肝脏进入大循环，并在淋巴组织吸收的参与下发挥全身治疗的作用。

三、治疗特点

1. 不受药物及剂型限制，便于施药　凡能内服的中药制剂如煎剂、合剂、丸、散、膏、丹等剂型均可根据药性及适宜用量直接或溶解稀释后作为直肠给药剂型。如采用安宫牛黄丸、云南白药化水灌肠治疗肠出血、溃疡性结肠炎等。部分急症因禁食、昏迷、呕吐等原因或小儿服药困难者，剂量难以准确控制，利用率低，采用直肠给药即可较好地解决这些问题。

2. 遵循辨证施治规律　中药直肠给药保留了中药汤剂的优点，可随证加减，灵活化裁。药液温度也可视病情灵活选用。如高热者，药温宜低于 37℃，低温药液可起降温解热作用，并可刺激肠道，促其排便，以期迅速通顺腑气，清泻热毒。阴寒虚证体温不升者，以 40℃左右的温热液灌肠。真寒假热者以热药冷灌，真热假寒者以寒药热灌等，皆可根据口服汤剂的用药经验实施。

四、治疗方法

1. 药液准备　中药煎剂煎至 100～250ml，其他剂型的中药制剂溶解稀释至 100～250ml，装入洗净之输液瓶内备用，直肠点滴时药温应保持在 38℃左右，过凉过热都易刺激肠壁，不利于药液保留。

2. 点滴方式　以普通输液器插入输液药瓶，再剪去针头及过滤器，以断头接普通导尿管，涂以液体石蜡油，排净管内空气后，轻轻将导尿管插入肛门，深度视病灶部位而定，一般在 15～25cm 之间。用调节器控制滴速，一般是 50 滴/分钟左右，要求 30～60 分钟滴完，滴速太快，压力过高，会刺激肠蠕动加速，引起腹痛、腹泻，达不到保留药液的目的。

3. 注意事项

(1)灌肠前应检查肛门直肠，凡有痔疮、瘘管、肠道坏死或穿孔可能时，应慎用或禁用。女性患者灌肠宜避开月经期与产褥期。灌肠前先嘱患者大便或行清洁灌肠，以延长药物的保留时间，促进药物充分吸收利用。

(2)体位时采用左侧卧位，稍抬高臀部，滴完后可采用仰卧位，20 分钟后再采用侧卧位，药液必须保留 30 分钟以上才能达到良好的治疗目的。

(3)操作时动作要轻柔，切忌粗暴插管。并仔细观察有无药液外溢、腹痛、腹胀等不良反应，如有异常则暂停治疗。

五、中药直肠点滴在急诊危重病中的应用

中药直肠点滴应用范围广泛，各种急危重症均可辨证应用中药汤剂直肠点滴治疗，辨证处方后，将中药液煎至 100～250ml，放置待温度 38℃左右，按照上述方法进行直肠点滴即可。中药直肠点滴尤其适用于肠道疾病、妇科疾病及合并便秘或大便干结患者。各种急危重证属实证且合并便秘者均可应用大承气汤等具有泻下作用的中药直肠点滴治疗。以下为中药直肠点滴治疗急危重症举隅。

1. 中风痰热腑实

治法：化痰通腑。

方药：星蒌承气汤加减。常用药：生大黄、芒硝、枳实、瓜蒌、胆南星、丹参、天竺黄。

加减：热象明显者，加栀子、黄芩；年老体弱津亏者，加生地黄、麦冬、玄参。

2. 阳明腑实

治法：通腑泄热。

方药：大承气汤加减。常用药：生大黄、芒硝、枳实、厚朴。

注意事项：高热者，药液温度宜低于 37℃。

3. 暴喘风盛痰阻

治法：祛风解痉，宣肺化痰。

方药：三拗汤合导痰汤加减。常用药：炙麻黄、紫苏子、苏叶、杏仁、陈皮、法半夏、前胡、枳实、胆南星。

加减：痰多喘鸣者，加石菖蒲、白果；头身困重者，加藿香、佩兰、生薏苡仁。

4. 关格

治法:温阳化气,泻下降浊。

方药:降氮汤。常用药:大黄、桂枝。

5. 卒心痛气滞血瘀

治法:理气化瘀,活血通脉。

方药:瓜蒌薤白桂枝汤合桃红四物汤加减。常用药:全瓜蒌、薤白、枳实、桂枝、桃仁、红花、当归、川芎、丹参、川楝子、元胡。

(周 红)

第三章 心肺复苏术

学习目的

了解心肺复苏术的历史与进展，掌握心脏骤停的诊断要点，掌握心肺复苏术的操作规范，掌握复苏成功的诊断要点。

学习要点

心脏骤停的诊断；心肺复苏术的操作规范；复苏成功的诊断要点。

当发生心搏、呼吸骤停和意识丧失时，以迅速而有效的人工呼吸恢复呼吸循环，及胸外按压形成暂时的人工循环并快速电除颤转复心室颤动，以及尽早使用血管活性药物来重新恢复自主循环的一系列急救过程称为心肺复苏术（CPR），目的是使患者自主循环恢复（ROSC）和自主呼吸恢复，是针对呼吸心跳停止的急症危重病人所采取的抢救关键措施。要求于心脏骤停 4 分钟内实施有效的心肺复苏，复苏措施实施越早，成功率越高。

我国早在公元 2 世纪东汉时期，就有类似口对口吹气和胸外心脏按压方法的记载。如《急救奇病方》中载有自缢急救的治法："先徐徐抱解其绳，不得截断上下，安被卧之……一人以手按据胸上，数动之。一人摩捋臂胫屈伸之……若已僵但渐渐强屈之……并用人对口以气灌之，其活更快。"这些文字明确地提出了胸外心脏按压、牵臂式人工呼吸乃至口对口吹气法、挤压与吹气的联合应用。

一、心脏骤停的诊断

心脏骤停是指心脏泵血功能的突然停止。常温下心脏丧失有效收缩 4～15 秒即出现临床体征，10～20 秒后发生晕厥，40 秒左右发生意识不清或抽搐，45 秒后瞳孔放大，60 秒后则延髓受抑制而呼吸迅速变浅，变慢或停止，大动脉搏动消失，心音消失，双瞳孔散大，皮肤出现发绀、大小便失禁。4～6 分钟后脑细胞发生不可逆性损害，神经反射消失，有些病人在睡眠中安静死去。

心脏骤停时心电图表现可分为以下三种类型：①心室颤动（VF）：在心脏骤停的早期最常见，约占 80%，复苏成功率最高。②心室停顿：心电图呈直线无心室波或仅可见房波，多在心脏骤停 3～5 分钟时出现。③无脉电活动：即电-机械分离，心脏有持续的电活动，但无有效的机械收缩功能，常规方法不能测出血压和脉搏。心电图上可间断出现宽而畸形、振幅较低的 QRS 波群，频率＜20～30 次/分。

事实上只要患者有急性意识丧失和大动脉搏动消失两项，就足以确立心脏骤停的诊断，不必依靠心电图和其他检查，以免延误抢救时机。

二、心脏骤停的治疗

心脏骤停发生后最主要的抢救措施是及时正确地进行心肺脑复苏。心肺脑复苏

(CPR)是针对心脏骤停，旨在尽快建立有效循环，提高心排出量，而采取的一系列措施。研究表明，心脏停搏时间越长，全身组织特别是脑组织经受缺氧的损害越严重，维持生命的可能性就越小，因此，心脏骤停抢救成功的关键，是开始抢救时间的早晚。据统计，心肺复苏成功的病例64%是在心脏停搏后4分钟内急救的，因此提出抢救心脏骤停的最佳时机是在心脏停搏后0～4分钟内，而心脏停搏大多数发生在院外，既无药物，又无抢救设备，因此就地就近立即组织抢救，切忌观望等待或远距离转送，就显得尤为重要了。

整个复苏抢救过程大致可以分为3个阶段：基本生命支持、高级生命支持和持续生命支持。无论何种原因引起的心脏骤停，其处理原则大致相同，首要任务是尽快建立有效循环，保持呼吸道通畅，提高心排出量，给予有效的生命支持。

(一) 第1期：基本生命支持

基本生命支持是维持人生命指征最基础的救生方法和手段。目的是采用简单易行的措施建立人工呼吸和循环支持，使心脏有一定的输出量、供应已经部分氧合的血液，从而初步保护心、脑、肾的功能。基本生命支持是一系列的操作程序，包括对心跳、呼吸的判断，基本循环和呼吸支持等干预的技术。可分为以下步骤：C(circulation)：胸外心脏按压；A(airway)：开放气道，B(breathing)：人工呼吸。现场急救人员首先要对患者有无反应、呼吸和循环体征做出准确的判断，如没有，立即求救于急救医疗服务系统，如现场有两名以上急救人员，一名应立即实施CPR，另一名则快速求救。心肺复苏的基本程序：识别判断、求救EMSS和心肺复苏CPR。

识别判断：过程极其关键，正确判断需要急救人员有敏捷的反应能力，只要发病地点不存在危险并适合，应就地抢救，抢救人员可轻拍或摇动患者，并大声呼叫："您怎么了？"如患者怀疑有头颈部损伤，要注意对患者不适当的搬动可能造成截瘫。

启动EMS系统：如发现患者无反应，而现场只有一人时，对成人要先拨打急救电话，启动EMS系统，目的是求救于专业急救人员，并快速携带除颤仪到现场，如果是淹溺或其他因窒息原因所致者，应立即进行5个循环CPR，再去打电话。两人以上时，一人打电话，另一人马上实施CPR。

心肺复苏准备：如果患者无反应，急救人员应该判断患者有无循环指征，对专业急救人员，检查循环体征时，一方面检查颈动脉搏动，一方面简单观察呼吸情况。评价时间不应超过10s，如果不能肯定是否有循环，则应立即开始胸外按压。对于1岁以上的患者，颈动脉比股动脉更容易触及，方法是患者仰头后，急救人员一手按住前额，用另一手食、中指找到气管，两指下滑到气管与颈侧肌肉之间的沟内即可触到颈动脉。

1. 胸外心脏按压法　是现场抢救最基本的首选方法，必须立即进行，且效果良好，是心脏复苏关键措施之一，首先应在病人背部垫一块木板或让病人仰卧睡在硬地上，以加强按压效果，在医院内对可能发生心脏骤停的病人，如急性心肌梗死，严重心律失常患者均应常规睡硬板床，以便一旦发生心脏骤停时，可立即施行胸外心脏按压，以往认为按压的作用原理是直接挤压心脏的结果，当按压胸骨时使心脏排血，放松时则心脏舒张使血液回流心腔，目前认为按压主要是引起胸内压力普遍性增高，促进血液流动，放松时使胸内压力普遍降低，促进静脉血液流向右心，以达到维持有效血液循环之目的。

胸外心脏按压，正确的按压部位应在胸骨的上2/3与下1/3的交界处，如胸外按压部位不当，不仅无效，反而有害，如按压位置太低，有损伤腹部脏器或引起胃内容物反流导致窒息的可能；如部位过高，可伤害大血管，如果按压部位不在中线，则可能引起肋骨骨折乃至气胸，术者以左手掌的根部置于上述按压部位，右手掌压在左手背上，其手指不应加压于病者胸部；按压时两肘伸直，借助身体重力和用肩背部力量垂直向下，使胸骨下压至少5cm，然后放松，但掌根不离开胸壁，以往认为按压时间约占每一按压和放松周期的1/3，放松的时间应占其余的2/3，这样能获得最大血流动力学效应；但近年来实践证明，当心脏按压与放松时间相等时(各占50%)，心脏射血量最多，为了达到有效按压，术者必须注意自己的体位和高度，可跪在床上或地上借助自身重量进行，按压次数至少100次/分，若操作恰当，可使收缩压短期内上升达80～90mmHg(10.6～12kPa)，并可能促使心脏复跳。必须强调指出，不要因为听诊心脏或做心电图而频繁地停止按压；进行电击，气管插管等必要治疗措施时，应由有经验者执行，按压停歇时间应尽量缩短，不要超过10秒，以免干扰复苏抢救；在胸外按压心脏的同时要进行人工呼吸，更不要为了观察心电图而频频中断心肺复苏，事实上，出现心电活动并不等于循环恢复(可能是电-机械分离)，应作全面分析。

按压有效的主要指标是：①按压时能扪及大动脉搏动，上肢收缩压＞60mmHg(8.0kPa)；②患者面色，口唇，指甲及皮肤等色泽再度转红润；③扩大的瞳孔再度缩小，眼睫毛反射恢复；④呼吸改善或出现自主呼吸，昏迷变浅，病人出现挣扎，只要按压有效就应坚持下去。

2. 胸前捶击　不应该用于无目击者的院外心脏骤停。如果除颤仪不是立即可用，则可以考虑为有目击者、监护下的不稳定型室性心动过速(包括无脉性室性心动过速)患者进行胸前捶击，但不应因此延误给予心肺复苏的电击。

3. 人工呼吸　现场抢救最简便的方法是口对口吹气或口对鼻吹气，在施行前首先要保畅通气道，可采用仰头抬颏法或托颌法，后者对疑有头、颈部创伤患者更安全。在上述畅通气道的基础上，捏住患者的鼻孔，防止漏气，急救者用口将患者的口完全罩住，呈密封状，缓慢吹气，每次吹气应持续1秒以上，确保呼吸时可见胸廓起伏。对那些牙关紧闭不能开口、口唇创伤、口对口呼吸难以实施者，或溺水者，可行口对鼻吹气。口对口或口对鼻主要缺点是可能引起胃扩张，避免的方法是在吹气时用手在患者上腹部中度加压，或预先插入食管阻塞器，以免将气吹入胃内，一旦有关人员到达现场，应即作气管插管加压给氧，必要时施行气管切开术。

(二) 第2期：高级生命支持

高级生命支持是在基本生命支持的基础上，为使自主循环恢复和(或)呼吸、循环功能维持或稳定，进一步采取救治措施。概括起来可称为3D，即明确诊断(diagnosis)，除颤(defibrillation)和药物(drug)治疗。

1. 明确诊断　尽可能迅速地进行心电图检查，心电监护和必要的血流动力学监测，明确引起心脏骤停的病因和心律失常的类型，以便采取相应的治疗措施。

2. 除颤　成人VF/无脉性VT使用单相波能量选择360J，双相波应使用制造商为其对应波形建议的能量剂量(120～200J)，如果制造商的建议剂量未知，可以考虑使用最大剂量进行除颤。

3. 药物治疗　给药途径分静脉(包括中心静脉与周围静脉)及骨髓内途径两种。

(1)肾上腺素：是目前公认的心脏骤停首选药物，它具有增强心肌收缩力与变时性

(chronotropic)效应的功能，兴奋心脏传导系统，可直接兴奋心脏高，低位起搏点，能扩张冠状动脉，增加心肌供氧，对心跳停止病人用药后可使复跳，对室颤病例用药后可使细小的室颤波变为粗大的室颤波，因而可提高电击复律的成功率，此外，肾上腺素能收缩外周血管，具升压作用，故无论心脏骤停属于何种类型均可应用肾上腺素，常用量 1mg 静注，每隔 3～5 分钟重复 1 次。

(2)血管加压素：是一种抗利尿激素，当给药剂量远远大于其发挥抗利尿激素效应时，它将作为一种非肾上腺能样的周围血管收缩药发挥作用。复苏成功患者的内源性血管加压素水平明显高于未能建立自主循环者，说明外源性血管加压素可能对心脏骤停的患者有益。短暂心室颤动后行 CPR 时，血管加压素可增加冠脉灌注压、重要脏器的血流量、室颤振幅频率和大脑氧的输送。2010 年指南指出，血管加压素 40U 可替代首剂或第 2 个剂量的肾上腺素。

(3)胺碘酮：属Ⅲ类抗心律失常药物，在抗致命性心律失常有重要的地位，研究表明该药可改善院外 CPR 患者的入院存活率，作用优于利多卡因，2010 年版指南推荐使用。用于持续性室速、室颤可改善电转复效果，控制血流动力学稳定的单形性室速、不伴 Q-T 间期延长的多形性室速、未明确诊断的宽 QRS 波心动过速。对严重心功能不全的患者，胺碘酮优于其他抗心律失常药物。对室速持续时间长、血流动力学不稳定的患者仍以电复律为首选。在 CPR2 分钟后室颤仍然存在时静注 300mg，必要时可重复 150mg。

(4)碳酸氢钠：在心脏骤停时足量的肺泡通气和组织血流的恢复是控制酸碱平衡的基础，很少有研究表明缓冲碱治疗可以改善预后，但患者如原有代谢性酸中毒、高钾血症或三环类或巴比妥类药物过量或对于心跳停搏时间较长的患者，应用碳酸氢钠仍可能有益。

(三) 第 3 期：复苏后的处理

集束化治疗尤为重要，2010 年指南指出，将恢复自主循环的患者收入院后，给予系统性治疗和多学科联合治疗尤为重要，能明显改善神经功能完好者的存活率。心脏骤停后治疗初始和后期的关键目标包括：①使自主循环恢复后的心肺功能和其他重要器官的灌注最优化；②转运到一个具有综合性的具有心脏骤停后系统治疗能力的医院或重症监护中心；③识别和治疗急性冠脉综合征（ACS）；④降低体温治疗使神经功能恢复最佳化；⑤预测、治疗和防止多器官功能不全。

（黄小民）

第四章　气 道 管 理

学习目的

掌握人工气道的适应证及种类。熟悉经口/鼻气管插管适应证及禁忌证。

学习要点

经口/鼻气管插管、口/鼻咽通气道及喉罩的操作方法；各种人工气道的并发症；人工气道的护理。

一、概　　述

气道管理主要是指人工气道（artificial airway）的建立与护理，是救治急危重症患者的一项重要技术。在急危重症治疗中，正确及时的气道管理可有效地维持呼吸道通畅，保持足够的通气和充分的气体交换，防止呼吸道并发症及呼吸功能不全，为进一步救治争取宝贵时间。正常的呼吸功能需要有通畅的气道，足够的呼吸驱动力，神经肌肉反应能力，完整的胸廓解剖结构，正常的肺实质，以及咳嗽、叹气和防止误吸的能力。上述这些指标中一个或多个出现异常，均可能需要建立人工气道和呼吸支持来保证气道通畅，或连接其他气源。

二、人工气道适应证

1. 气道梗阻　如意识丧失，常因舌后坠、呼吸道分泌物积聚、喉痉挛及喉水肿等引起上呼吸道部分梗阻，患者呼吸费力，不及时处理可能危及生命。

2. 误吸　为防止肺误吸提供相对的保护，当患者吞咽不协调、昏迷、咳嗽反射减弱或消失等情况下，建立人工气道以防误吸。

3. 通气支持　在呼吸衰竭、心肺复苏、胸部创伤、实施全麻手术及麻醉后复苏以及旨在降低由通气过度所致的颅内压增高等情况，以提供肺与呼吸机连接的途径。

三、人工气道种类

根据人工气道建立的位置而分为上人工气道与下人工气道。

（一）上人工气道（简易人工气道）

上人工气道的建立位于环状软骨以上，包括口咽通气道、鼻咽通气道、喉罩、复合插管、套囊口咽通气道、喉管气道、咽部通气道、声门孔密闭通气道等，临床常用的有口咽通气道、鼻咽通气道及喉罩三种。

1. 口咽通气道

适应证：麻醉诱导后有完全性或部分性上呼吸道梗阻/需要牙垫的意识不清的病人；

需要协助进行口咽部吸引的病人；需要用口咽通气道引导进行插管的病人。

禁忌证：清醒或浅麻醉有咽反射的病人；前 4 颗牙齿具有折断或脱落的高危的病人。

并发症：造成口咽腔软组织损伤；诱发呕吐或喉痉挛、心律失常及心脑血管急性病变；放置于梨状窝导致或加重上气道阻塞。

操作方法：选择合适的口咽通气道，将床放平，使患者头后仰。打开病人的口腔，将口咽通气道放入，直至其末端突出门齿 1～2cm，双手托起下颌，将双手的拇指放置在翼缘上，向下至少推送 2cm，直至口咽通气道的翼缘到达唇部的上方。检查口腔：口唇、舌。反向插入法：即把口咽通气道的咽弯曲面朝向腭部插入口腔。见图 4-4-1。

注意事项：操作时动作要轻柔，从一侧进入口咽部，防止将舌推入阻碍通气道进入。

2. 鼻咽通气道

适应证：当口咽反射正常或不能张口时，鼻咽通气可作为面罩通气的辅助方式而用于紧急情况下建立的临时通气道。

禁忌证：有严重面部外伤、凝血机制障碍及颅底骨折的患者。

并发症：常见的为出血及感染。

操作方法：放置之前应将通气道润滑，之后轻轻地通过鼻孔，沿鼻腔底部（与硬腭平行）置入，直到通气道尾翼到达鼻孔外侧。见图 4-4-2。

注意事项：应绝对避免鼻咽通气道过长。

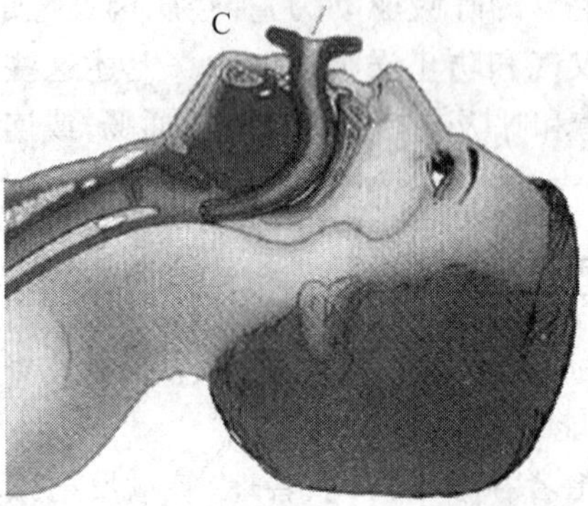

图 4-4-1 口咽通气道放置位置

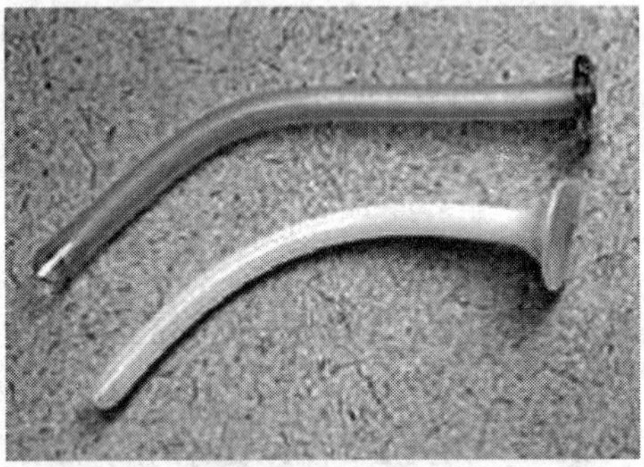

图 4-4-2 鼻咽通气道

3. 喉罩 分为经典（或标准）喉罩和 Fastrach 喉罩（插管喉罩）、一次性喉罩。

适应证：用于短小的外科手术；估计难以气管插管；颈椎活动能力下降等原因引起气道异常者；禁用喉镜和气管插管患者；紧急情况下气道的建立和维持；短时间内多次诊断性检查等。

禁忌证：①未禁食的病人；②病态的肥胖、阻塞性肺部疾病或异常性口咽病变；③张口度难于通过喉罩者。

并发症：胃内容物反流所致误吸性肺炎；LMA 位置不当、喉痉挛或呼吸道分泌物过多造成呼吸道梗阻；LMA 周围密闭不严致漏气；术后咽喉部疼痛；神经损伤等。

注意事项：并非是喉部病变所致；注意导管背侧中央黑色定位线的位置，防止 LMA 移位；若无法进行正压通气，调整头部位置，通常托起下颌使头后仰即可奏效；不宜长时间机械通气。

操作方法：根据患者选择不同型号的喉罩。头部伸展，颈部屈曲，喉罩尖端紧贴硬腭送入，用食指沿硬腭及软腭向头侧方向压住喉罩，保持对喉罩向头侧的压力，然后沿着硬腭和后咽壁的弧度向下置入喉罩，用手指进入口腔以确定位置的正确，直至遇到阻力，松开手指，充气使喉罩自行密闭，外接简易呼吸器或呼吸机。见图 4-4-3 和图 4-4-4。

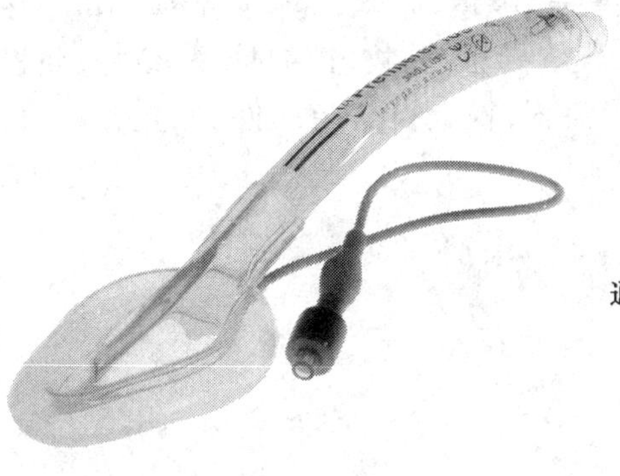

图 4-4-3 普通喉罩

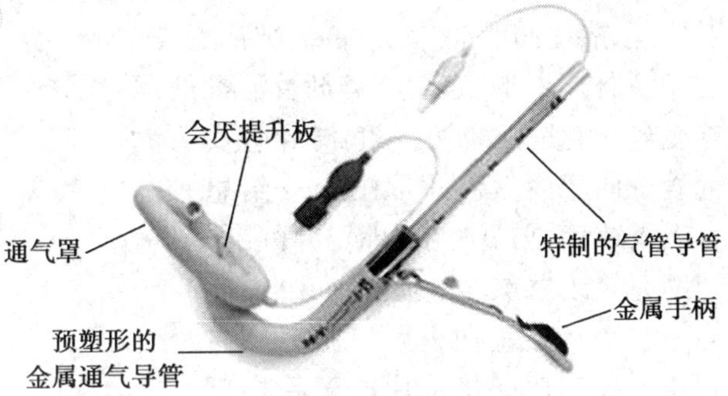

图 4-4-4 Fastrach 喉罩（插管型喉罩）

（二）下人工气道

下人工气道是指建立的气道经过或位于环状软骨下缘以下，主要有经口/鼻气管插管、环甲膜穿刺术、气管切开术等几种。

1. 经口气管插管

适应证：①严重低氧血症或高碳酸血症，或其他原因需较长时间机械通气，又不考虑气管切开；②不能自主清除上呼吸道分泌物、胃内反流物或出血，有误吸危险；③下呼吸道分泌物过多或出血，且清除能力较差；④存在上呼吸道损伤、狭窄、阻塞、气管食管瘘等严重影响正常呼吸；⑤突然出现呼吸停止，需紧急建立人工气道进行机械通气。⑥外科手术和麻醉：需要长时间麻醉的手术、低温麻醉及控制性低血压手术，部分口腔内手术预防血性分泌物阻塞气道等。

禁忌证：无绝对禁忌证。①张口困难或口腔空间小，无法经口插管；②无法后仰（如疑有颈椎骨折）；③喉头急性炎症、喉头严重水肿；④主动脉瘤压迫气管，或咽喉部烧伤、肿瘤或异物残留者；⑤巨大动脉瘤，尤其位于主动脉弓部位的主动脉瘤。

并发症：①插管时并发症：牙齿脱落、口腔黏膜及上呼吸道损伤、出血，皮下气肿及血肿、纵隔气肿、感染、喉痉挛、支气管痉挛、恶性心律失常、心脑血管急性并发症等，误入食管是最为常见且严重的错误，如发现进入食管立即拔出气管导管，下胃管排气，重新建立人工气道。②使用期间并发症：分泌物阻塞气道、肺炎、肺不张、气管插管打结、误吸、黏膜损伤、导管位置不当、意外脱管等。③拔管后：误吸、喉痉挛、声音嘶哑、喉水肿等。

注意事项：①插管前先清除口腔内容物、摘除活动的义齿及牙齿等，插管时不要以牙齿为支撑点。②当置入喉镜后看不到声门，清除口腔内分泌物或异物，如喉部位置靠前，可压迫甲状软骨或环状软骨，或改用直型喉镜，同时可增加头部屈曲程度。操作时间过长，应取出喉镜，使用球囊面罩通气以纠正低氧血症。③如使用导丝，不应超过导管前端，在气囊近端位于声带以下时取出。④气囊充气，注入空气3～5ml。⑤确定气管插管位置：直视下将气管插管通过声带、持续监测呼气末 CO_2 浓度、听诊胃部和双肺区、测定呼气潮气量、观察套管内于呼气相是否有水蒸气，而在吸气相消失、拍胸片或行纤维支气管镜以明确，但任何一种方法均不能百分百排除插入食管的可能。

操作方法：①物品准备：吸引器及吸引管、氧供装置、喉镜、导丝、气管内导管、10ml 注射器、水溶性润滑剂、固定带或胶带、牙垫、听诊器、气管导管、药物（镇静催眠、镇痛、肌松剂、β 受体阻断剂、表面麻醉剂及消毒剂）等；②插管流程：检查设备与配件（如光源、导管球囊与气囊是否漏气）→润滑导管及气囊→向患者解释争取配合→给患者吸入纯氧，必要时予以简易呼吸器辅助通气改善氧合→患者平卧头后仰→左手持喉镜柄→开口沿口腔右侧插入喉镜片→将镜片插至舌根部并将舌推到左侧→将平直型喉镜片的前端置于会厌下或弯曲型喉镜片前端置于舌根与会厌之间→上提喉镜柄使镜片向前上方移动，使舌及软组织移位进而暴露声门→将气管导管在直视下经声门插入气管→气囊充气并检查两侧呼吸音→X 线证实气管导管位置。见图 4-4-5。

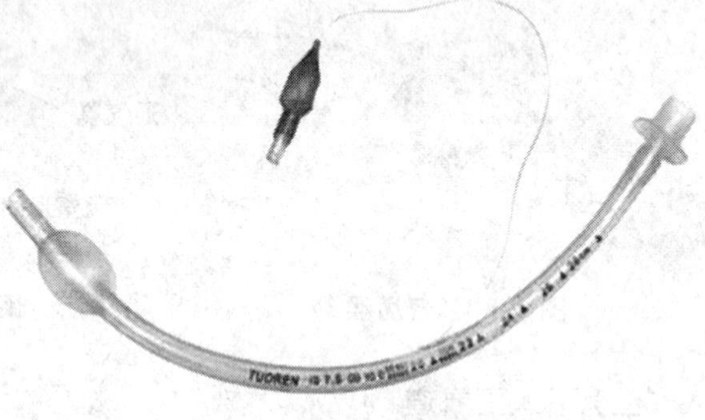

图 4-4-5 气管插管套管

2. 经鼻气管插管

适应证：同经口气管插管，经鼻插管患者更易耐受，尤其是经口气管插管有障碍时，如口腔创伤。

禁忌证：呼吸暂停或无自主呼吸为绝对禁忌证；严重凝血功能障碍；鼻息肉、鼻及咽部血管瘤、鼻出血、鼻损伤、颅底骨折，颅内高压、上呼吸道阻塞及躁狂病人；巨大动脉瘤。

并发症：鼻出血、鼻骨骨折、鼻窦炎、中耳炎、黏膜撕裂形成假窦道、急性心血管病变等。

注意事项：术中及时吸痰和吸氧；切勿勉强，盲插困难时，要及时改为明插或经口插，切勿延误时间千百万缺氧或更为严重的后果。

操作方法：物品准备同经口气管插管，有两种方法：①明插法：病人平卧头后仰位，将导管与面部作垂直方向插入鼻孔，沿鼻底部出鼻后孔至咽腔（切忌将导管向头顶方向推进，以免出血），然后用喉镜经口腔显露声门，右手继续推进导管入声门，如有困难，可稍微扭动病人头部使导管前端靠近声门，或用 Magill 钳夹持导管前端送入声门。②盲插法：适用于张口度小，无法置入喉镜的病人，基本方法与明插法相同。但必须保留自主呼吸，依靠导管内气流声的强弱或有无来判断导管斜口与声门的位置和距离，原则是向气流声强的方向推进，扭动头部位置或活动喉结来调整方向。插管时，插右侧头应略偏向左，插左侧则略偏向右。

3. 环甲膜切开/穿刺术

适应证:环甲膜切开/穿刺术是在紧急情况下,在面罩或一般给氧失败而无其他方法可用,或经口/鼻插管为禁忌、上气道急性阻塞时的紧急抢救手段。

禁忌证:除了12岁以下的儿童不建议使用外,没有绝对的禁忌证。

并发症:主要见于皮下气肿、纵隔气肿、气管黏膜损伤、出血及导管位置错误等。

注意事项:环甲膜切开/穿刺术在使用前,应明确切口或穿刺点是否绕过了阻塞部位。较难的切开/穿刺主要发生于具有颈部手术史、血肿、肥胖、放射治疗史及创伤等情况下的患者中。

操作流程:环甲膜切开:于颈前正中线上,喉结下方约一横指宽,位于甲状软骨下方的一个软凹陷处,其下方是环状软骨。在确定位置后切开皮肤及皮下组织,采用钝性方法或使用解剖刀扩大,然后将小号气管切开管(4～6号)或者截短的气管插管(内径6.0～6.5号)置入气管内回抽有气体即可。

环甲膜穿刺:可以使用与注射器相连的14G静脉导管进行穿刺,如从导管内可以抽出气体,即可确认导管已进入气管,将导管固定后,通过管路与喷射呼吸机或墙壁氧连接。

4. 经皮气管切开术　此方法因耗时较多且有出血危险,通常不作为建立紧急气道的方法。

适应证:①代替经口/鼻气管插管建立人工气道,减轻不适或避免造成上呼吸道损伤;②上气道梗阻等紧急情况;③需要长时间进行有创机械通气,如一旦确定需要长期保留人工气道,尤其是困难气管插管的患者,就应行气管切开;④头面部创伤而无法行经口/鼻插管;⑤呼吸机依赖,为减少死腔,促进撤机而采取气管切开。

禁忌证:①切开部位的感染或化脓;②切开部位肿物,如巨大甲状腺肿、气管肿瘤等;③严重凝血功能障碍,如弥散性血管内凝血、特发性血小板减少症等。

并发症:气管切开早期并发症有局部出血、误伤甲状腺、皮下气肿、气胸、神经损伤、气道阻塞、感染和脱管等,长期并发症主要有感染、切开处气管狭窄、管腔堵塞、气管黏膜损伤等。

注意事项:外管在手术后1周内,不宜更换,因窦道尚未形成,取出后不易放回,万一需要更换时,应准备好气管切开包;内管取出时间不宜过长,否则外管内分泌物干结,内管不易再放入;注意调整套管系带的松紧,以带子与颈部间可放入一手指为宜;长期带管者,拔管前应做气管镜检查,若气管瘘口内有肉芽应先予以摘除后再堵塞,拔管最好在上午,以便日间观察;定期留痰及创口分泌物培养及药敏试验;注意患者颈部位置和套管位置,保持套管在正中位,以防位置不正,套管末端压迫气道壁,造成气道损伤出血;床旁胸片X线检查,以确定气管套管的位置,排除相应并发症。

操作流程:①物品准备:吸引器、气管切开包、氧气、简易呼吸机、面罩、局麻药、皮肤消毒液、无菌手套、适宜的气切导管等;②手术流程:仰卧位,肩与颈下垫枕,颈后仰,头居中,病情不许可时可采用半坐位,选择第3、4气管软骨,分层切开皮肤、皮下组织,仔细止血,用拉钩将胸骨舌骨肌及胸骨甲状腺肌向两侧拉开,露出气管前壁及甲状腺峡部,将甲状腺峡部向上游离,露出3、4、5气管软骨环,用带有注射器的针头经3、4软骨环之间刺入回抽有气以确定在气管内,用尖刀切开第4软骨环,必要时可切除一小段或切开2个软骨环，如已行经口/鼻插管的，将导管缓慢退至切口上方，吸出气管内分泌物，将带导芯的气管切开套管插入，拔出导芯，听诊确定位于气管内，拔除经口/鼻气管导管，向气切管气囊内注气以封闭气道，缝合切口，敷无菌敷料，纱带固定导管。见图4-4-6和图4-4-7。

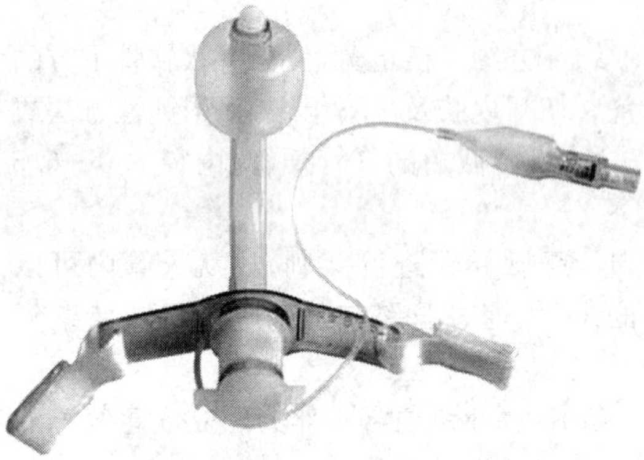

图 4-4-6 一次性气切管

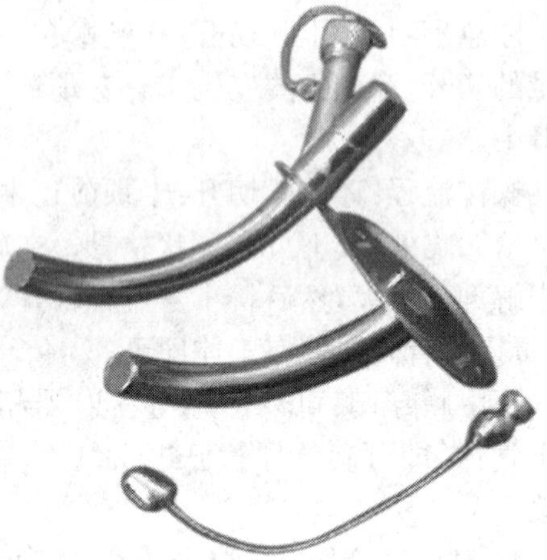

图 4-4-7 可重复使用气切管

四、人工气道护理

1. 吸引 插管患者的口咽部及气管内有分泌物蓄积，要经常吸引予以清除。根据临床痰液潴留的症状表现及时吸痰。吸痰前给予纯氧15秒以上，吸引过程中注意无菌操作。吸痰操作时间限制在15秒内宜。

2. 囊上滞留物清除 是一种特殊的吸引，主要是清除气囊上的分泌物。取平卧或头低脚高位，充分吸引气道内、口、鼻腔内分泌物，将简易呼吸器与气管插管连接，在患者吸气末时，轻轻挤压简易呼吸器，以充分换气，开始吸气时，用力挤压简易呼吸器，使充分膨胀，同时助手放气囊，并在患者呼气末时迅速充气囊，再一次吸引口鼻腔内分泌物，如此反复操作2～3次，直到完全清除气囊上的分泌物为止。

3. 气囊放气 为防止气囊对气管壁压迫损伤，每于6～8小时气囊放气一次，每次5～10分钟。放气时必须清除囊上滞留物。

4. 气道湿化及气体加热 人工气道建立后，呼吸道的湿化及温化气体的功能丧失，需要人工加湿、加温。

5. 气囊压力、最小阻塞容量和最小漏气技术 将听诊器膜件置于颈部气囊所在位置附近，给气囊充气，在吸气末漏气声音最初停止时的充气容量为最小阻塞容量，给气囊充气直到漏气停止，然后缓慢少量回抽气体直到在吸气末听到轻微的漏气声音即为最小漏气技术，采用这两种技术可使气道损伤降到最小。

6. 套囊漏气 如听到由套囊周围泄漏至咽部的气流声音，即能确认有套囊漏气。向气囊内注入少量气体即可封闭，持续的或较多的漏气可能为气囊破裂，需要立即重新更换导管。

7. 意外脱管　意外脱管是否需要重插有时难以做出决定，可从以下几个方面入手：①SIMV 频率>6 次/分，提示仍需依赖呼吸机；②pH>7.45，此时氧离曲线左移不利于组织氧供；③PaO_2/FiO_2<250mmHg，表明氧供不足；④心率在过去 24 小时内>120 次/分，提示低灌注或低氧需以及代偿；⑤昏迷；⑥有 3 种以上的疾病者；⑦非系术前插管。存在 4 种以上情况应重新插管，不足 3 种者不必重新插管。

（姚卫海）

第五章 机械通气

学习目的

掌握机械通气的目的、适应证及禁忌证。熟悉呼吸机常用模式及参数的选择。了解机械通气后的监护及管理、呼吸机的撤离。

学习要点

机械通气的目的、适应证及禁忌证；呼吸机常用模式及参数；机械通气的监护及管理、呼吸机的撤离。

一、概　　述

机械通气(mechanical ventilation)是应用呼吸机进行人工通气治疗呼吸功能不全的一种方法，通过增加肺泡通气，以减少病人呼吸做功和改善氧合。其基本工作原理是通过机械的方法建立气道外口-肺泡压力差，从而使气体进出肺泡，完成通气与气体交换。

二、机械通气的目的

1. 维持有效的通气，纠正呼吸性酸中毒。

2. 改善气体交换，维持有效气体交换，纠正低氧血症。

3. 减轻呼吸肌做功，预防或缓解呼吸肌疲劳。

4. 防止肺不张，如术后胸腹活动受限、神经肌肉疾病等可能会出现肺膨胀不全。

5. 稳定胸壁，在某些情况下(如肺叶切除、连枷胸等)，由于胸壁完整性受到破坏，通气功能严重受损，此时机械通气可通过机械性的扩张使胸壁稳定，以保证充分的通气。

6. 为安全使用镇静和肌松剂提供通气保障。

三、呼吸机治疗适应证

1. 有发生呼吸衰竭高度危险性的患者　①长时间休克；②严重的头部创伤；③严重的慢性阻塞性肺部疾病(chronic obstructive pulmonary disease，COPD)的患者腹部手术后；④术后严重败血症；⑤重大创伤后发生严重衰竭的患者。

2. 减轻心血管系统负荷　①心脏术后；②心脏贮备功能降低或冠状动脉供血不足的患者进行大手术后。

3. 呼吸衰竭　临床表现：如呼吸困难、呼吸浅速、发绀、咳痰无力、呼吸欲停或已停止、出现意识障碍、循环功能不全时；患者不能维持自主呼吸，近期内预计也不能恢复有效的自主呼吸，呼吸功能受到严重影响时，可应用机械通气治疗。其适应证的生理指标如下：

(1)呼吸频率大于30次/分或小于正常呼吸频率的1/3。

(2)肺活量<10～15ml/min。

(3)$FiO_2 \geqslant 0.4$ 时 $PaO_2 < 11kPa$。

(4)$PaCO_2$增高伴有显著呼吸性酸中毒，pH降低明显。

(5)生理无效腔(V_d)/潮气量(V_T)>60%。

(6)肺内分流(Q_S/Q_T)>15%。

(7)呼吸疲劳，最大吸气压<25cmH_2O、意识障碍、严重休克、严重左心衰竭等。

四、机械通气禁忌证

机械通气无绝对禁忌证，其相对禁忌证有肺大泡、纵隔气肿、气胸(尤其是张力性气胸)、大咯血、支气管胸膜瘘、出血性休克未补充血容量之前等。无创呼吸机还禁用于意识障碍，呼吸微弱或停止，无力排痰，严重的脏器功能障碍(上消化道大出血、血流动力学不稳定等)，严重腹胀，上气道或颌面部损伤/术后/畸形，不能配合NPPV或面罩不适等。

五、使用前准备

1. 患者准备　说明使用无创呼吸机的必要性，取得患者及家属的理解与配合，同时说明使用无创呼吸机的相关注意事项以及常见的不良反应及其处理措施。行有创辅助通气的患者应事先建立人工气道。

2. 器械准备　使用无创通气应选择适宜型号的鼻罩或鼻面罩及无创呼吸机、头带、消过毒的通气管路、湿化器用水等。有创通气的应准备相应的有创呼吸机、管路、空气压缩泵、湿化器用水等。

3. 器械检查　连上氧气接头，连接电源，打开显示器开关、压缩泵开关和湿化灌开关，连接模肺，观察呼吸机是否正常工作，各参数显示是否在正常误差范围之内，呼吸机各项工作性能是否正常，各管道间的连接是否紧密、有无漏气，各附件是否齐全，送气道或呼气道内活瓣是否灵敏。检查完毕之后，将呼吸机处于待机状态，等待患者。

六、呼吸机模式选择

(一)无创呼吸机(NPPV)

持续气道正压(CPAP)和双水平正压通气(BiPAP)是最常用的两种通气模式，后者最为常用。BiPAP有两种工作方式：自主呼吸通气模式(S模式)和后备控制通气模式(T模式)。参数设置包括吸气压(IPAP)，呼气压(EPAP)及后备控制通气频率。

BiPAP参数调节原则：IPAP/EPAP均从较低水平开始，患者耐受后再逐渐上调，直到达满意的通气和氧合水平，或调至患者可能耐受的水平。

(二)有创呼吸机

1. 控制通气模式　控制通气是不管患者自主呼吸如何，呼吸机都会有规律地、强制性为患者通气。呼吸频率由呼吸机设定，触发方式为时间触发，主要用于无自主呼吸或微弱的患者。控制通气又分为容量控制(volume control，VC)和压力控制通气(pressure control，CV)。

(1)容量控制通气：预先设定潮气量、吸气时间和吸气流量，吸气开始通过控制吸气流量为患者进行通气，达到设定的潮气量转为呼气。在需要保证最低分钟通气量的情况下应采用容量控制通气。

(2)压力控制通气：预先设定吸气压和吸气时间，吸气开始，气流速度很快进入肺，达到预置压力水平后，维持预置压力水平至吸气结束。影响潮气量的因素有呼吸系统顺应性、气道阻力、压力设置及压力上升时间(可设定)等有关。

2. 辅助通气(assist ventilation，AV) 呼吸频率由患者自主呼吸决定，呼吸机为患者通气由自主吸气触发，触发方式为压力或流量触发，用于有自主呼吸的患者。可分为压力支持(pressure support ventilation，PSV)和容量支持通气(volume support，VS)。

(1)压力支持通气(pressure support ventilation，PSV)：呼吸机按照预设的压力对患者的吸气力量进行辅助。压力支持可设置压力上升时间，潮气量取决于压力支持水平、压力上升时间、呼吸力学特点以及患者吸气的力量。

(2)容量支持通气：设定潮气量及气道高压报警，呼吸机在呼吸周期之间调整压力支持水平以维持其设定的潮气量。

3. 辅助控制通气(assist-control ventilation，A/C) 将控制与辅助两种通气模式结合在一起，形成了辅助控制通气模式，既能对有自主呼吸的患者行辅助呼吸又对没有自主呼吸的患者行控制呼吸。

4. 同步间歇指令性通气(synchronized intermitent mandatory ventilation，SIMV) SIMV时，呼吸机按照设置的频率以设定的潮气量或压力进行指令通气。在这一模式下，允许患者自主呼吸，自主呼吸时触发呼吸机进行支持通气，如在等待触发时期(称同步触发窗)内无自主呼吸，在触发窗结束后呼吸机自行给予控制通气。

5. 持续气道正压通气(continuous positive airway press，CPAP) 持续气道正压通气是在自主呼吸条件下，整个呼吸周期过程中气道内均保持正压的通气模式，此时呼吸机不提供吸气辅助。主要用于肺内分流量增加引起的低氧血症，但同时有呼吸道梗阻、通气不足者效果不差。

6. 其他通气模式 双水平气道正压通气(bilevel positive airway pressure，BiPAP)、反比通气(inversed ratio ventilation，IRV)、高频通气(high frequency ventilation，HFV)、低频通气(low frequency ventilation，LFV)、分钟指令性通气(minute mandatory ventilation，MMV)、压力调整容量控制(pressure regulated volume control，PRVC)的双重模式等。

七、呼吸机参数的选择

1. 氧浓度(FiO_2) 吸入氧浓度初始设置在0.6～1，之后根据动脉血气分析调整，如在保证动及血氧分压>60mmHg，经皮指氧饱和>90%，如FiO_2在0.6以上仍不能维持则考虑使用PEEP。

2. 潮气量(tide volume，TV) 潮气量的目标为6～10ml/kg，可根据体重设置潮气量，公式为：

男性患者： PBW＝50＋2.3×[身高(cm)/25.5－60]

女性患者： PBW＝45.5＋2.3×[身高(cm)－60]

急性呼吸窘迫综合征与急性肺损伤潮气量设为6ml/kg左右为宜，阻塞性肺病可设为 6～8ml/kg，神经肌肉病变或手术支持者设为 8～10ml/kg，近年建议行小潮气量通气。

3. 呼吸频率(f)　呼吸频率决定分钟潮气量，设在 15～25 次/分为宜，使分钟通气量达到 7～10L/min。

4. 吸呼比(I∶E)　通常情况下呼气时间长于吸气时间，可设 1∶2，延长吸气时间需要监测血流动力学变化及内源性 PEEP 水平。严重的气流受限疾病应延长呼气时间，而 ARDS 患者则应延长吸气时间。

5. 呼气末正压(PEEP)　可从 2.5cmH_2O 开始，逐步增加至有效改善血气状态($FiO_2 \leqslant 0.5 \sim 0.6$，$PaO_2 > 70mmHg$ 或氧合指数 $PaO_2/FiO_2 > 300$)，且同时血流动力学无明显影响。1～5cmH_2O 主要为预防肺泡萎陷，增加功能残气量，5～20cmH_2O 适用于 $FiO_2 > 0.6$ 仍不能使 $PaO_2 > 60mmHg$，PEEP＞20cmH_2O 很少应用，如使用应注意血流动力学变化。

6. 气道峰压　在压力控制或压力限制模式下，可设定气道峰压，通常设定在≤35～40cmH_2O。

7. 报警参数设置　分钟通气量上下限分别高于或低于设定的目标通气量的 10%～15%，气道压力上下限高于或低于平均气道峰压 5～10cmH_2O；呼气潮气量上下限为高于或低于设定或目标呼气潮气量的 10%～15%。

八、机械通气后的监护及管理

(一) 呼吸机治疗期间的监测

1. 经验监测　采用视触叩听的简单查体以观察胸廓的起伏、节律、呼吸音、黏膜颜色及颈静脉的变化，以初步判断使用呼吸机后的患者肺功能变化。

2. 呼吸功能监测　对于清醒合作的患者可通过肺量仪评估肺容量，气速仪配合肺量仪可对通气功能进行监测，根据测量的结果可计算肺泡通气量、通气/血流比率、肺内分流、肺泡动脉氧分压差、肺内分流量、胸/肺顺应性等。无创呼吸机操作面板可动态观察潮气量、呼吸频率、漏气量、分钟通气量等。某些有创呼吸机还可以直接观察内源性 PEEP (iPEEP)、吸呼比、压力容量环、流速容量环等。

3. 血气分析　是呼吸机治疗的重要监测内容之一，可判断血液的氧合状态、机体的酸碱平衡情况、结合呼吸监测判断气体交换情况。应于呼吸机治疗前后、治疗过程中及病情变化时行血气分析以指导临床治疗。

4. 血流动力学监测　呼吸机治疗对血流动力会产生一定的影响，血压、脉搏为最基本的监测手段，应常规进行，高级监测则可通过漂浮导管、中心静脉压或 PICCO 进行更为有效的监测。

5. 其他监测　应进行体温、胸部 X 线片、血常规及其生化等相关监测。

(二) 呼吸机治疗期间的管理

1. 呼吸机管理　定时检查呼吸机的工作状态及其参数设置、管路连接是否正确及顺畅、及时排除管路内冷却水、加热湿化器内的湿化用水及加温是否充足、湿化是否充分、鼻面罩是否密闭等。如呼吸机报警应及时进行排查，如报警同时患者经皮指氧饱和及潮气量下降应时，应断开并行简易呼吸器人工通气的情况下进行故障排除。

2. 人工气道管理　每日复核记录气管插管的深度；检查气囊的压力是否合适及定时

行球囊放气以防气道压伤；定时进行经人工气道及口鼻腔吸痰等。

3. 患者管理　对于清醒的患者应进行心理治疗，行有创呼吸机治疗的患者应每日进行口腔清洁，翻身拍背排痰，使用防褥疮气垫床以防发生压疮，定时对四肢进行按摩以防发生静脉血栓等。使用镇静剂者应于晨起暂停镇静直至能唤醒。

九、呼吸机的撤离

脱机前做好患者的心理准备工作，应对患者进行评估，确定呼吸衰竭已得到纠正，病因及并发症祛除，营养状况良好，机体紊乱得到纠正，神志清楚，自主呼吸良好。首先应间断脱机，保留人工气道并暂停呼吸机，经人工气道给予低流量导管吸氧，间隔时间逐渐延长至数小时后病情无明显变化方可考虑拔管。拔出人工气道前给予地塞米松 5mg 防止气道水肿，行口鼻咽腔吸痰及囊上滞留物清除术，拔出后予以无创呼吸机或文丘里面罩吸氧并严密观察患者生命体征变化。预测撤机成功的因素有：

1. 吸氧浓度为 0.4 时，PaO_2＞60mmHg（PaO_2/FiO_2＞300）。
2. 分钟通气量＜12L/min。
3. 肺活量＞10ml/min。
4. 最大吸气压＞20cmH_2O。
5. 呼吸频率/潮气量＜100。
6. Q_S/Q_T＜15％。
7. V_d/V_T＜60％。
8. 流动力学稳定。

（姚卫海）

第六章　急 诊 内 镜

学习目的

了解急诊内镜诊疗技术的概念，熟悉开展急诊胃镜的意义，掌握急诊胃镜的常用适应证，了解床边气管镜及神经内镜的概念。

学习要点

急诊内镜技术的概念；急诊胃镜技术的适应证；床边支气管镜的适应证；神经内镜的适应证。

一、概　述

内镜技术作为一种诊断和治疗手段，已广泛应用于许多学科领域，其微创的特性被广大医师及病人所接受。急诊内镜技术包括急诊消化道内镜、床边支气管镜及神经内镜，在急危重症的救治中具有良好的前景，急诊医师应了解和掌握此项技术。

二、急 诊 胃 镜

急诊胃镜：通过内镜在直视下顺序观察食管、胃、十二指肠球部直至降部，从而判定出血病变部位、病因及出血情况，多主张在急性发病后 24～48 小时内进行，可提高上消化道病因诊断的准确性，结合活检，可明确出血部位和病变性质。为制定合理有效的治疗方案提供可靠依据。随着内镜下止血技术的发展，急诊内镜成为治疗消化道出血的有效手段之一，如镜下注射、钛夹、电灼、套扎、硬化、异物清除等，效果理想。目前被列为上消化道出血的首选诊断方法，其对出血部位和病因诊断率已达 90%以上；可通过内镜对此类患者进行最简便而可靠的止血。急性上消化道出血，尤其是原因不明者，在补充血容量、纠正休克、稳定病情后亦可接受紧急内镜检查和止血治疗。

（一）适应证

1. 急性上消化道出血

（1）非静脉曲张性出血：镜下见血管喷血、涌血、渗血等活动性出血时，选用钛夹和（或）注射止血；或根据病变的性质、出血情况给予两种或两种以上的方法止血。无活动性出血，仅有血管显露或红白血栓附着，选择注射/电凝止血。广泛胃黏膜糜烂出血，可以用凝血酶镜下喷洒止血。

（2）静脉曲张出血：食管曲张静脉出血采用套扎器，对出血靶静脉及曲张静脉分别予以镜下套扎，必要时辅以硬化剂、组织黏合剂注射治疗。对胃底曲张静脉出血采用组织黏合剂三明治夹心法镜下注射。

2. 上消化道异物　根据异物的特点、性质，酌情使用异物钳（包括鼠齿钳、鳄嘴钳、三爪钳)、网篮、圈套器等器械,通过钳取、套取、网住等方法清除异物,尽可能避免黏膜损伤。食管骨性异物亦可酌情推入胃腔。

3. 胆道蛔虫症,以异物钳等清除。

(二)治疗方法

1. 局部喷洒药物止血 溃疡出血或黏膜病变出血,先清除血凝块,暴露出血灶,然后用冲洗管自钳道内插入,在直视下对出血灶喷洒止血。常用的止血药有凝血酶和1∶10 000肾上腺素。

2. 硬化剂注射止血 主要适用于食管和(或)胃静脉曲张破裂出血,亦可用于溃疡出血或糜烂出血。常用硬化剂有1%乙氧硬化醇和5%鱼肝油酸钠,无水乙醇等。内镜直视下,于出血静脉内及其周围分别注射硬化剂,每次总量20～30ml。

3. 食管曲张静脉出血采用套扎器,对出血靶静脉及曲张静脉分别予以镜下套扎,必要时辅以硬化剂、组织黏合剂注射治疗。对胃底曲张静脉出血采用组织黏合剂三明治夹心法镜下注射。

4. 高频电凝止血 适用于溃疡出血、糜烂出血及血管畸形出血。内镜下先冲洗清除病灶表面血凝块,然后用电凝探头接触出血灶,用凝固电流通电数秒。烧灼时出血灶组织及血管凝固发白,出血停止。必要时可反复电凝止血。

5. 氩气血浆凝固止血(argon plasma coagulation,APC) APC是通过非接触型高频凝固装置,从特殊的附件中放出氩气的同时,高频电流装置放电产生等离子光束进行凝固。对组织深部的凝固作用小,对组织的侵袭也小,所以对壁薄的消化道出血、大面积黏膜面的弥漫性出血有效。本法器械小、操作简单、安全性高。使用时应注意:过量氩气会使消化道扩张。

6. 钛夹止血 对于非静脉曲张性上消化道出血,内镜下金属钛夹止血具有止血效果迅速准确、创伤小、并发症少的优点。主要应用于为直径2～3mm的小动脉破裂出血,最初作为消化性溃疡和消化道息肉切除后出血的治疗方法,也用于治疗贲门黏膜撕裂、Dieulafoy病和十二指肠憩室出血。钛夹是一种精巧的机械装置,利用夹子闭合产生的机械力夹闭出血血管及周围组织,阻断血流,达到止血的目的,其效果与外科血管缝合或结扎相当,疗效明显。钛夹可置放一个或数个。

7. 激光光凝止血 主要适用于血管瘤、血管畸形和溃疡的止血等。内镜下发现出血灶后,根据不同激光类型,采用接触病灶或非接触病灶方式,应用适当功率行激光止血治疗,但血管应避免激光功率过大,以免发生炭化甚至出血。

8. 急诊胃镜(十二指肠镜)还可用于急性胰胆系疾病的诊断和治疗,如急性化脓性胆管炎、胆总管结石的ERCP+ES+ENBD;上消化道各种异物的取出;消化道狭窄的内镜下扩张及支架植入;还可通过内镜直视下引导各类导管进入十二指肠或空肠,达到补充营养、给药及减压的目的。

(三)注意事项

非静脉曲张出血观察记录病灶大小、性质、程度、表面及周围情况静脉曲张出血套扎、注射等治疗后冲洗病灶,观察是否有继续出血;;镜下观察异物潴留部位,黏膜有无损伤出血;胆道蛔虫患者的十二指肠乳头是否有损伤。术后观察临床症状,是否继续呕血、黑便,必要时可留置胃管引流,观察引流液情况。对有继续出血或再出血者可再次行镜下治疗,或行外科手术治疗并随访。主要并发症有出血、穿孔、心肺意外、药物反应、感染和窒息等。

三、床边支气管镜

床边支气管镜：支气管镜具有管径细、柔软、可曲性好、导光强、视野广、操作方便等优点，可对一般病人常规开展支气管镜镜下取活检、刷检、冲洗、注药等；对诊断不明者还可通过刷检、取活检，明确诊断和治疗。对急危重症患者合并呼吸衰竭，排痰无力；或由痰栓、痰痂、血块、坏死组织等阻塞气道引起急性肺不张，导致呼吸困难加重，行机械通气保持气道通畅是抢救患者的有效措施，可对此类病人在床边进行支气管镜下冲洗、吸痰、注药。

（一）适应证

1. 支气管异物摘除。
2. 清除气道内异常分泌物。
3. 咳血患者局部处理。
4. 经支气管镜引导做气管插管。

（二）治疗方法

1. 由于异物种类繁多，在摘取时，要选择合适的异物钳（如鳄齿钳、鼠咬钳、刮匙或带金属篮网的钳子等）。病情危重时，特别是7岁以下小儿要在手术室内全麻下进行，并有SaO_2监测才可。金属异物，如大头针跌到段支气管、亚段支气管以下时，要有X线或TV引导下进行摘除。

2. 各种原因引起呼吸衰竭的病人，呼吸道、肺部感染未控制者，由于多量分泌物阻塞气道使病情加重，加上病人咳嗽无力，从鼻或口腔吸痰不能达到彻底清除分泌物目的，或因气管插管人工通气后，气道干燥，分泌物黏稠，引流不畅阻塞气道，使气道阻力加大，人工通气效果不好，可定期通过用气管镜在直视下把气道分泌物抽吸干净。

3. 通过气管镜将用无水乙醇注射至出血部位。常用药物如立止血（reptilase）可注射到出血部位，也可静脉推注，止血效果肯定。用高频电凝通过气管镜止血，也可用导管气囊止血，也可用气管插管插入气管打胀气囊起到止血作用。

4. 通过气管镜协助麻醉插管，常用于呼衰病人的人工通气以及对支气管哮喘的哮喘持续状态的治疗。

（三）注意事项

检查中，操作要求小心、迅速，防止出血、纵隔气肿、外伤性气胸、窒息及心脏停搏。术后观察有无继发呼吸道及肺部感染或出血，小儿要观察气道是否通畅，由于手术过程中可引起气管、支气管黏膜破损出血、炎性分泌物渗出等，要经常吸痰并用血氧仪监护，防止气管分泌物过多或声带水肿而发生窒息。

气管镜检查的主要并发症为支气管痉挛、喉痉挛、低氧血症、心律不齐、发热、肺炎等，镜下活检、刷检的主要并发症为气胸、出血、肺炎等。

四、神经内镜

神经内镜：又称脑室镜，已成为颅内血肿及硬膜下血肿的新的急诊治疗方法。与常规手术相比，具有操作简单、止血彻底等优点，血肿清除大多可在局麻下完成，手术创伤小，患者耐受性好；而且可在直视下操作，血肿清除比较彻底，并可用电凝器、激光直接止血，避免单纯血肿抽吸的盲目性。同时通过内镜控制血肿冲洗及引流速度，又能在内镜引导下放置分流管，从而提高手术疗效。

（一）适应证

1. 颅内血肿　70%的脑内血肿是由于高血压引起的，其病死率大约是80%。

2. 脑积水　神经内镜应用于神经外科治疗的主要疾病即为脑积水。

3. 神经内镜辅助颅内动脉瘤夹闭术。

（二）治疗方法

1. 清除颅内血肿的传统方法是开颅，切开脑组织，清除血肿，有可能在出血引起的原发破坏基础上，再增加新的破坏。近年来通过将神经内镜与立体定向技术结合，可应用于颅内血肿的手术，包括各种病因引起的硬膜外血肿、硬膜下血肿、脑内血肿。内镜手术清除脑内血肿只进行颅骨钻孔，手术目的为：①降低颅内压；②避免继发性脑组织损伤；③缩短恢复期。

2. 神经内镜第三脑室底造瘘术（ETV）　使脑脊液的引流更接近生理通路，根据统计，大约70%的脑积水患者可以不做分流术，而通过ETV获得治疗。

3. 神经内镜用于颅内动脉瘤手术　主要是利用神经内镜技术辅助观察动脉瘤结构，动脉瘤与周围血管神经关系以及观察夹闭动脉瘤后动脉瘤夹闭是否位置合适，是否存在误夹和夹闭不全。最适合用于未破裂的颅内动脉瘤，或是已破裂但蛛网膜下腔出血已经吸收的动脉瘤手术，尤其是深部动脉瘤的手术，它不但可以帮助术者清晰地了解动脉瘤结构，还可以探查到瘤蒂具体位置以及动脉瘤后壁下隐藏的穿通支血管，从而减少了对周围脑组织、重要神经和血管的损伤，降低手术后并发症的发生率，有助于病人早日康复。

（三）注意事项

神经内镜治疗应严格掌握手术适应证，对病情综合分析，具备娴熟的操作技巧，采用最佳的手术方式，改善患者预后。主要并发症有感染、出血、脑脊液漏等。

（黄小民）

第七章　血流动力学与氧输送监测

学习目的

了解血流动力学的基础理论，熟悉动脉血压监测技术与应用，熟悉肺动脉压监测技术与应用，掌握中心静脉压监测技术与应用，掌握氧输送监测。

学习要点

血流动力学的概念；动脉压监测技术；肺动脉压监测技术；中心静脉压监测技术及氧输送监测。

血流动力学(hemodynamics)是血液在循环系统中运动的物理学，通过对作用力、流量和容积三方面因素的分析，观察并研究血液在循环系统中的运动情况。血流动力学监测(hemodynamics monitoring)是指依据物理学的定律，结合生理和病理生理学概念，对循环系统中血液运动的规律性进行定量地、动态地、连续地测量和分析，并将这些数据反馈性用于对病情发展的了解和对临床治疗的指导。

一般可将血流动力学监测分为无创伤性和有创伤性两大类：无创伤性血流动力学监测是指应用对机体没有机械损害的方法而获得的各种心血管功能的参数；有创性血流动力学监测是指经体表插入各种导管或探头到心腔或血管腔内，而直接测定心血管功能参数的监测方法，该方法能够获得较为全面的血流动力学参数，有利于深入和全面地了解病情，尤其适用于危重患者的诊治，临床上应根据患者的病情与治疗的需要考虑具体实施的监测方法。

值得强调的是，任何一种监测方法所得到的数值都是相对的，因为各种血流动力学指标经常受到许多因素的影响，因此，单一指标的数值有时并不能正确反映血流动力学状态，必须重视血流动力学的综合评估。在实施综合评估时，应注意以下三点：①分析数值的连续性变化；②结合症状、体征综合判断；③多项指标数值综合评估某一种功能状态。

本章重点介绍动脉压、肺动脉压和中心静脉压测定的方法，操作步骤和临床意义，以及血流动力学参数监测的临床意义。

第一节　动脉压监测

一、动脉压监测方法简介

一个心动周期中每一瞬间动脉血压的平均值称为平均动脉压(mean arterial pressure，MAP)。动脉血压的数值主要取决于心排出量和外周阻力，因此凡能影响心排出量和外周阻力的各种因素，都能影响动脉血压。动脉压是反映后负荷、心肌氧耗与作功，以及周围循环的指标之一。血压的监测方法可分为两类：无创伤性测量法和有创伤性测量法。

（一）无创血压监测

无创血压监测（noninvasive blood pressure，NIBP）可根据袖套充气方式的不同，分为手动测压法和自动测压法两大类。

1. 手动测压法 经典的血压测量方法即袖套测压法。该法所用的设备简单，费用低，便于携带，适用于一般患者的监测。但用手动控制袖套充气，费时费力，不能连续监测，不能及时反映患者血压的变化。

手动测压法导致误差的因素有：①袖套使用不当；②肥胖患者或婴儿测压时应注意其准确性；③放气过快测量值偏低；④校对：血压计定期校对，误差不可超过±3mmHg。

2. 自动测压法 自动无创测量技术使用方便，故运用最为广泛。大多数自动测量设备采用的都是振荡技术。分为自动间断测压法和自动连续测压法。操作简便无创伤性，其最大的优点就是瞬时反映血压的变化。

自动测压法导致误差的因素有：①袖套尺寸；②活动；③心律失常；④血压很低或很高。

（二）有创血压监测

在遇到危重病人如休克病人、一些心脏手术和其他重大手术时，对血压进行实时变化的监测具有很重要的临床价值，这就需要采用有创血压监测技术来实现。有创血压（invasive blood pressure，IBP）一般可监测：动脉血压（ABP）、中心静脉压（CVP）、肺动脉压（PAP）、左房压（LAP）、颅内压（ICP）。其测量原理是：首先将导管通过穿刺，置于被测部位的血管内，导管的外端直接与压力传感器相连接，由于流体具有压力传递作用，血管内的压力将通过导管内的液体传递到外部的压力传感器上，从而可获得血管内实时压力变化的动态波形，通过特定的计算方法，可获得被测部位血管的收缩压、舒张压和平均动脉压。

二、有创性动脉压监测的指征

（一）适应证

1. 各类危重患者、循环不稳定，重大等患者，均需连续监测周围动脉内压力。

2. 严重低血压、休克和需反复测量血压的患者，以及用间接法测压有困难或脉压狭窄难以测出时，采用直接动脉内测压，即使压力低至30～40mmHg，亦可准确地测量。

3. 患者需用血管收缩药或扩张药治疗时，连续监测动脉内压力，不但可保证测压的准确性，且可及早发现使用上述药物引起的血压突然变化。

4. 术中需进行血液稀释、控制性降压的患者。

5. 需反复采取动脉血样做血气分析和pH测量的患者，为减少采取动脉血样的困难，以及频繁的动脉穿刺引起的不适和损伤，一般也主张做动脉内插管。

（二）禁忌证

相对禁忌证为严重凝血功能障碍和穿刺部位血管病变，但并非绝对禁忌证。

三、插管技术

以桡动脉为例分为经皮动脉穿刺和直视动脉穿刺插管两种方法。

（一）经皮穿刺插管

常选用左侧桡动脉，经皮桡动脉穿刺成功率当与动脉搏动是否强而明显，以及技术熟练程度有关。

（二）直视穿刺插管

遇有桡动脉搏动微弱、休克、低心排血量和经皮穿刺失败的患者，则切开皮肤，显露桡动脉，直接明视穿刺插管。

四、有创动脉压监测临床应用

1. 提供准确、可靠和连续的动脉血压数据。

2. 正常动脉压波形　可分为收缩相和舒张相。主动脉瓣开放和快速射血入主动脉时分收缩相，动脉压波迅速上升至顶峰，即为收缩压。波形下降至基线为舒张相，最低点即为舒张压。动脉压波下降支出现的切迹称重搏切迹。

3. 异常动脉压波形　如圆钝波波幅中等度降低，上升和下降支缓慢，顶峰圆钝，重搏切迹不明显，见于心肌收缩功能低下或容量不足；不规则波波幅大小不等，期前收缩波的压力低平，见于心律失常患者；低平波的上升和下降支缓慢，波幅低平，见于休克和低心排综合征。

五、测压时应注意的问题

（一）不同部位的压差

在周围动脉不同部位测压，要考虑到不同部位的动脉压差。

（二）零点

采用换能器测压时，换能器固定的高度应与心脏在同一水平，当患者体位改变时应随时调整高度；监测脑部血压时，换能器应与脑水平一致，避免由此而造成测压误差。

（三）直接测压和间接测压的比较

直接测压和间接测压之间有一定的差异。一般认为直接测得的动脉压比间接法略高，收缩压常常会高出 5～20mmHg，在休克、低血压和低体温患者，此种差别还会增加。

六、常见并发症及其预防

动脉插管的主要并发症是由于血栓形成或栓塞引起血管阻塞。至于阻塞的远端是否出现缺血或坏死，则取决于侧支循环和阻塞后的再通率。

（一）血栓

血栓多由于导管的存在而引起。随着导管留置时间延长，血栓形成的发生率增加。但血栓形成后绝大多数可以再通。

（二）栓塞

栓子多来自围绕在导管尖端的小血块、冲洗时误入气泡或混入测压系统的颗粒状物质。一般认为用连续冲洗法可减少血栓栓塞的机会。

(三) 出血

穿刺时损伤、出血可引起血肿，一般加压包扎均可止血。

(四) 感染

导管留置时间越长，感染机会越多。一般导管留置不要超过 3～4 天。当局部出现感染或有任何炎症征象时，应立即拔除导管。

第二节 有创肺动脉压监测

肺动脉漂浮导管(pulmonary artery catheter，PAC)由 Jeremy Swan 和 William Ganz 等人设计并引入临床应用，所以又称 Swan-Ganz 导管。根据肺动脉漂浮导管所测数据，可以对心脏的前负荷、后负荷、心肌的收缩舒张功能作出客观的评价，结合血气分析，还可进行全身氧代谢的监测。

肺动脉漂浮导管的出现在血流动力学的发展史上具有里程碑意义，为心血管监测带来了一场革命，使危重患者的床旁监测成为可能。Swan-Ganz 导管不仅使对肺动脉压(pulmonary arterial pressure，PAP)、肺小动脉楔压(pulmonary arterial wedge pressure，PAWP)，中心静脉压(central venous pressure，CVP)的测量成为可能，而且可以应用热稀释方法测量心排出量和抽取混合静脉血标本，从而使得血流动力学指标更加系统化和具有对治疗的反馈指导性。

一、肺动脉漂浮导管简介

标准型的 Swan-Ganz 导管为 7F 四腔漂浮导管，长 110cm，不透 X 线，从导管顶端开始，每隔 10cm 标有明确的标记，作为插管深度的指示。导管的顶端有一个可充入 1.5ml 气体的气囊。充气后的气囊基本与导管的顶端平齐，但不阻挡导管顶端的开口。气囊的后方有一个快速反应热敏电极，可以快速测量局部温度的变化。导管共有 4 个腔，包括顶端开口腔、近端开口腔、气囊腔和热敏电极导线腔。其中近端开口腔的开口位于距顶端 30cm 的导管侧壁上。见图 4-7-1。

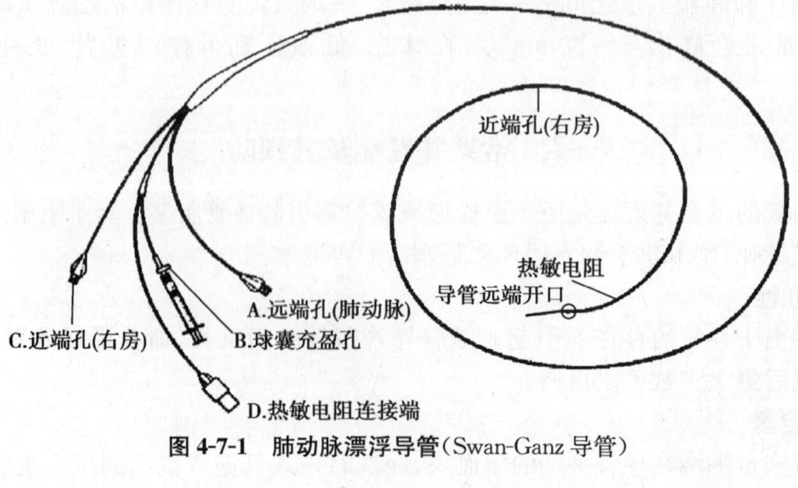

图 4-7-1 肺动脉漂浮导管(Swan-Ganz 导管)

二、肺动脉漂浮导管的应用指征

1. 适应证　Swan-Ganz 导管适用于对血流动力学指标、肺脏和机体组织氧合功能的监测。对于任何原因引起的血流动力学不稳定及氧合功能改变，或存在可能引起这些改变的危险因素的情况，其他适应证包括测定混合静脉血氧饱和度和心脏起搏，都可以应用 Swan-Ganz 导管。

2. 禁忌证　Swan-Ganz 导管的绝对禁忌证是在导管经过的通道上有严重的解剖畸形，导管无法通过或导管的本身即可使原发疾病加重。如右心室流出道梗阻、肺动脉瓣或三尖瓣狭窄、肺动脉严重畸形、法洛四联征等。

三、肺动脉漂浮导管的置管方法

(一) 插管前准备

首先要掌握应用 Swan-Ganz 导管的适应证，明确需要通过 Swan-Ganz 导管解决哪些问题；尽可能了解病情发展的变化情况，了解药物过敏史，监测出凝血功能。准备进行 Swan-Ganz 导管置管操作的术者应熟练地掌握中心静脉插管的技能，熟悉心脏及其大血管的接轨走行，熟悉 Swan-Ganz 导管的结构特点，能够识别在插管过程中导管经过不同部位时压力波形的不同特点，掌握在插管时所需用具的使用方法。

(二) 插管途径的选择

应注意到达右心房的距离、导管是否容易通过、是否容易调整导管位置、操作者的熟练程度、患者的耐受程度、体表固定是否容易以及局部受污染的可能性。以下是漂浮导管的最佳插入途径右颈内静脉以及其他几种插管部位：

1. 颈内静脉　经右侧颈内静脉是 Swan-Ganz 导管的首选插管途径。导管经过的路途较近，直接走向心脏，弯曲少，利于导管通过。

2. 锁骨下静脉　多选择右侧锁骨下静脉为插管途径，导致到达右心房的距离较短，插管后导管的外端易于在胸前壁固定。但插管的并发症较多，极易损伤锁骨下动脉。

3. 股静脉　股静脉穿刺方法比较普及，容易掌握。但股静脉为较少使用的插管途径。

(三) 注意事项

1. 置管后应进行 X 线胸像检查，以确定导管的位置。漂浮导管尖端应位于左心房同一水平。

2. 漂浮导管的最佳嵌入部位应在肺动脉较大分支并出现 PAWP 波形。

3. 不论自主呼吸或机械通气患者，均应在呼气终末测量 PAWP。

4. 漂浮导管的维护：尽量缩短漂浮导管的留置时间，因长期监测可能发生栓塞和感染，穿刺插管的皮肤开口处需每天消毒和更换敷料，定期用肝素冲洗，全身用抗生素治疗。

5. 传感器故障导致测压错误：用传感器电子测量压力造成测压误差的原因有：测压系统中大气泡未排除；传感器位置不当；压力定标错误。

(四) 肺动脉漂浮导管的并发症

PAC 是创伤性监测技术，在中心静脉穿刺过程、插导管以及留置导管中，可发生一些并发症，其中严重心律失常发生率为最高。Swan-Ganz 导管的常见并发症及出现的问题有：①心律失常；②导管打结；③肺动脉破裂；④气囊破裂；⑤肺栓塞；⑥感染等。

（五）肺动脉导管波形分析

正常右房、右室、肺动脉和肺小动脉楔压波形见图 4-7-2。当 PAC 进入肺小动脉而气囊未充气时，是代表肺动脉的压力和波形。PAWP 的正常波形和 CVP 波相似。可分 a、c 和 v 波，与心动周期的时相一致。左心房收缩产生 a 波，二尖瓣关闭产生 c 波，左心房充盈和左心室收缩使二尖瓣向心房膨出时产生 v 波。心电图 P 波后为 a 波，T 波后为 v 波。PAWP 的异常波形可见于心律失常，心衰、心肌缺血、二尖瓣狭窄和关闭不全以及心脏压塞等。因此，通过波形分析，也可反映疾病病理变化和心功能等。见图 4-7-3。

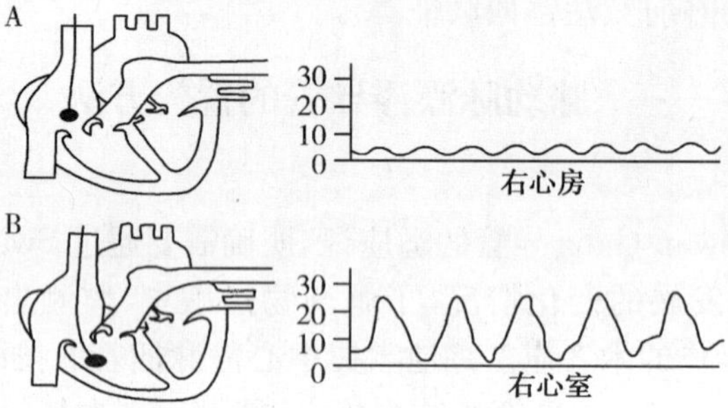

图 4-7-2 正常右心压力波形

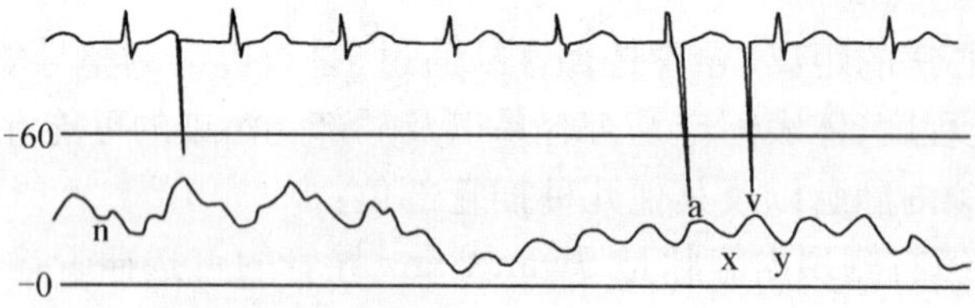

图 4-7-3 正常右心和肺动脉压力波形

（六）肺动脉飘浮导管参数的测量

通过 Swan-Ganz 导管可获得的血流动力学参数主要包括三个方面：压力参数（包括右房压、肺动脉嵌顿压、肺动脉压）、流量参数（主要为心排出量）和氧代谢方面的参数（混合静脉血标本）。以这些参数为基础，结合临床常规检查，通过计算可以获得更多的相关参数。

第三节 中心静脉压的监测

中心静脉压（CVP）是测定位于胸腔内的上、下腔静脉或右心房内的压力，是衡量右心对排出回心血量能力的指标。由于操作简单方便，不需要特殊设备，临床上应用很广。

一、中心静脉压监测装置简介

（一）换能器测压

应用换能器测压可连续记录静脉压和描记静脉压力波形。

(二) 水压力计测压器

用一直径 0.8～1.0cm 的玻璃管和刻有 cmH_2O 的标尺一起固定在盐水架上，接上三通开关，连接管内充满液体，排除空气泡，一端与输液器相连，另一端接中心静脉穿刺导管，标尺零点对准腋中线右心房水平，阻断输液器一端，即可测 CVP，这种测量 CVP 装置可自行制作，操作简易，结果准确可靠。

二、监测中心静脉压插管的指征

(一) 适应证

1. 严重创伤、休克以及急性循环功能衰竭等危重患者。

2. 需长期输液或静脉抗生素治疗。

3. 全胃肠外营养治疗。

4. 需接受大量、快速、输血、补液的患者，利用中心静脉压的测定可随时调节输入量和速度。

5. 心血管代偿功能不全的患者，进行危险性较大的手术或手术本身会引起血流动力学显著的变化。

6. 研究麻醉药或治疗用药对循环系统的作用时收集有关资料。

7. 经导管安置临时心脏起搏器。

(二) 禁忌证

一般禁忌证包括穿刺静脉局部感染或血栓形成。相对禁忌证为凝血功能障碍，但这并非绝对禁忌证。

三、监测中心静脉压的临床意义

1. 正常值　CVP 的正常值为 5～10cmH_2O，<5cmH_2O 表示血容量不足，>15～20cmH_2O 提示输液过多或心功能不全。

2. 影响 CVP 的因素

(1)病理因素：CVP 升高见于右心房及左或右心室心力衰竭、心房颤动、肺梗死、支气管痉挛、输血补液过量、纵隔压迫、张力性气胸及血胸、慢性肺部疾患、心脏压塞、缩窄性心包炎、腹内压增高的各种疾病及先天性和后天性心脏病等。CVP 降低的原因有失血和脱水引起的低血容量，以及周围血管扩张，如分布性休克等。

(2)神经体液因素：交感神经兴奋，儿茶酚胺、抗利尿激素、肾素和醛固酮等分泌增加，血管张力增加，使 CVP 升高。相反，某些扩血管活性物质，使血管张力减少，血容量相对不足，CVP 降低。

(3)药物因素：快速输液、应用去甲肾上腺素等血管收缩药，CVP 明显升高；用扩血管药或心动能不全患者用洋地黄等强心药后，CVP 下降。

(4)其他因素：有缺氧和肺血管收缩，气管插管和气管切开，患者挣扎和骚动，控制呼吸时胸膜腔内压增加，腹腔手术和压迫等均使 CVP 升高，麻醉过深或椎管内麻醉时血管扩张，CPV 降低。

3. CVP 波形分析

(1)正常波形：有 3 个正向波 a、v、c 和两外负向波 x、y，a 波由心房收缩产生；x 波反映右心房舒张时容量减少；c波是三尖瓣关闭时瓣叶轻度向右房突出引起右房压轻微增加所产生；v波是右心充盈同时伴随右心室收缩，三尖瓣关闭时心房膨胀的回力引起；

(2)异常波形：①a波抬高和扩大：见于右心室衰竭、三尖瓣狭窄和反流，心脏压塞、肺动脉高压及慢性左心衰竭等。②v波抬高和扩大：见于三尖瓣反流。③呼吸时CVP波形：自主呼吸在吸气时，压力波幅降低，呼气时增高，机械通气时随呼吸变化而显著。

四、影响中心静脉压测定值的因素

(一) 导管位置

测定中心静脉压导管尖端必须位于右心房或近右心房的上、下腔静脉内。插管后应常规作X线摄片可判断导管的位置。

(二) 标准零点

中心静脉压测值仅数厘米水柱，零点发生偏差将显著影响测定值。一般均以右心房中部水平线作为理想的标准零点。即仰卧位时，基本上相当于第4肋间前、后胸径中点(腋中线)的水平线。若患者体位发生改变应随即调整零点。

(三) 胸膜腔内压

影响中心静脉压的因素除了心功能、血容量和血管张力外，首先是胸膜腔内压。患者咳嗽、屏气、伤口疼痛、呼吸受限以及麻醉和手术等因素均可通过影响胸膜腔内压而改变中心静脉压的测量数值。机械通气时常会使胸腔内平均压升高。

(四) 测压系统的通畅度

测压系统通畅，才能提供正确的测压数值。当需要较长时间监测中心静脉压，输液速度又较缓慢时，可于每500ml液体内加肝素3～5mg，以预防管端形成血凝块，保持测压系统的通畅。

五、中心静脉压测定常见的并发症

经皮穿刺插入中心静脉导管是盲目性的操作，创伤性损害又难以完全避免。一旦操作失误或管理不当，会造成各种严重的并发症，甚至致命，近年来各种并发症虽已明显减少但仍要引起高度的重视。常见的并发症有：①心脏压塞；②气胸；③血胸；④空气栓塞；⑤血肿；⑥感染。

第四节 氧输送监测

氧输送(oxygen delivery，DO_2)代表心脏给外周循环输送的氧量，受到四个因素的影响，即血红蛋白浓度(hemoglobin，Hb)、心脏指数(cardiac index，CI)、动脉血氧饱和度(arterial oxygen saturation，SaO_2)和动脉血氧分压(arterial oxygen tension，PaO_2)。增加心排血量和血红蛋白浓度，提高动脉血氧饱和度均可增加全身的氧供。但血红蛋白提高过多可增加血液黏度，反而使组织血液灌注减少。一般认为Hb保持在80g/L即可，因此增加心排出量是提高氧输送的最有效的途径。氧消耗反映了机体的总代谢需求。在正常生理状态下，氧消耗和氧输送是互相匹配的。只有当氧输送降至临界水平以下时，氧输送的减少才会引起氧消耗的明显减少，此时出现无氧代谢的证据。这一现象被称为生理性氧供依赖。

通常状况下，氧输送的数量比组织需求大3～4倍。危重症中生理功能紊乱导致氧输送的绝对减少或者组织氧需求的增加，重新组成了一个新的安全平衡线。氧输送依赖于心排出量（血量）和动脉血氧含量。

由于氧在组织中不能被储存的特点，组织细胞每时每刻都需要不断的氧的供给。这就使得纠正组织缺氧不仅成为支持性治疗的主要目标，也成为评价器官功能及指导临床治疗的主要手段。从而，对氧输送及其相关指标的监测在危重患者的治疗中具有极其特殊的意义。

一、动脉血氧含量

CaO_2（arterial oxygen content）的定义：血红蛋白携带氧的数量＋溶解在动脉血中的氧的数量。

动脉氧含量的组成可以用以下公式表现：

$$CaO_2 = \text{血红蛋白量} \times 1.34 \times SaO_2 + 0.0031 \times PaO_2$$

SaO_2是指动脉氧合血红蛋白的饱和度，PaO_2是指动脉氧分压，指的是每克血红蛋白都完全饱和，输送将近1.34ml的氧气。携氧数可以波动在1.34～1.39ml之间，主要依赖于血红蛋白（Hb）对氧的亲和能力。血红蛋白可将氧气提供给组织，当血流通过毛细血管时，细胞摄取溶解氧，血红蛋白就继续释放足够的氧气，以满足机体的需求。Hb的功能主要发挥在氧供相对不充分或细胞需求增多时，Hb就释放出更多的氧，这种重要的补偿机制可以维持细胞功能。

动脉氧含量可以用直接抽取的血样本中血色素量和动脉氧血红素饱和度来评估，而相对溶解氧对氧含量的影响最小。当血色素正常、饱和度正常时，通常的动脉氧含量为18～20ml/dl。

CaO_2反映了动脉血循环中可以获得的氧，而不是指输送到组织或者被特殊组织消耗的氧。

二、心排出量

如果动脉血氧含量已达最佳程度，那么需要适当的心排出量以确保氧输送到组织中。心排出量＝心率×每搏输出量。影响心搏量的有前负荷、后负荷和收缩功能。最初增加氧输送的代偿机制是心率增加。如应用β受体阻断剂，患者不能增快心率，限制了代偿能力。心率是很容易测定和评价的，而搏出量的评估必须用心超或者有创技术。心功能监测的选择需要依赖专家的专业知识和可获得的条件。临床医生治疗患者进行监护时，必须知道可供选择的技术手段的局限性。假如，心排出量不能直接正确测定，那么通过间接评价的变量和有关影响心排出量的血流动力学知识可能就比较有用处了。持续心动过速可能是对氧输送不充足的代偿。

（毛峥嵘）

第八章　血液净化技术

学习目的

了解血液净化原理，了解置换液的配制及抗凝方案，熟悉重症患者血液净化适应证。

学习要点

血液净化技术中溶质清除机制；置换液的配制、抗凝方案及血液净化的适应证。

一、概　　述

血液净化(blood purification)是清除体内水分和溶质的技术总称，包括血液透析、血液滤过、血液灌流、血浆吸附、血浆置换。是在肾脏替代治疗技术基础上逐步发展而来的，由于治疗原理和方法的差异，各种常用方法适合不同疾病或不同病理状态的治疗。近年来，随着人工材料和工程技术的进步，血液净化技术发展迅速，派生出来的新治疗模式使其应用范围逐步扩大。其适应证已从过去的肾脏替代拓展至多种疾病，包括全身感染、全身炎症反应综合征(如严重创伤、重症急性胰腺炎早期)水电解质紊乱、药物过量、中毒和横纹肌溶解等。血液净化技术已经成为重症救治常用的治疗手段之一。

二、溶质清除机制

(一) 血液透析(hemodialysis，HD)原理

血液透析时将血液和透析液分别引入一半透膜的两侧，使其反向流动。血液和透析液中的水、电解质和小分子物质可通过半透膜自由移动，溶质从浓度高的一侧向浓度低的一侧弥散。水逆着渗透压梯度从渗透浓度低的一侧向高的一侧渗透。经过一定的时间，透析膜两侧达到动态平衡。故病人血中高浓度的代谢产物，如尿素、肌酐、胍类、过多的电解质可弥散到透析液中。水的清除主要靠压力超滤作用。如果扩大跨膜间压力差，可明显增加体内水的排出。HD对小分子物质(MW＜300D)的清除效率高，如高血钾、氮质血症。

血液透析适用于：急性肾衰竭、慢性肾衰竭、药物过量或毒物中毒、难治性心衰、急性肺水肿、完全性梗阻性黄疸的术前准备等。

(二) 血液滤过(hemofiltration，HF)原理

血滤的溶质清除是模拟肾小球的滤过作用，以对流转运的方式得以清除。在滤过膜孔径范围内的所有溶质均以相同的速度跨过滤器，溶质滤过的量与跨膜压及溶质在血浆中的浓度相关。水分和重要物质的补充可以在超滤步骤前或后进行。HF装置是模仿肾脏的功能而设计的。使患者的血液通过连接管道与通透性良好、与肾小球滤过面积相当的血液半透膜滤器相连接，血液流经滤过器时，血液中的蛋白和有形成分不被滤出，而水

和溶质利用滤过膜的滤过压和对流作用被滤过，从而清除血液中多种有害物质和多余水分。因为流经滤器的血流量仅有200～300ml/min，单靠动脉压不能滤出足够的液量，所以在保证滤过面积、滤过分数和血流量的同时，要在A端用血泵加压，在半透膜对侧加负压以增强跨膜压，使流经滤器的血浆液体有35%～45%被滤出。中分子物质(MW500～50 000D)被对流机制清除效果的较好。为减轻全身炎症反应或治疗挤压综合征，应选择HF。

血液滤过在下列情况下优于血液透析：①老年心肺功能不稳定者；②常规血液透析频发症状性低血压者；③顽固性高血压；④对血液透析耐受性差，经常出现恶心、呕吐、头痛等失衡症状；⑤严重透析低氧血症；⑥尿毒症神经病变；⑦严重的高磷血症和肾性骨病；⑧重症胰腺炎；⑨感染性休克、ARDS、MODS；⑩横纹肌溶解。

(三) 血液灌流(hemoperfusion，HP)原理

将患者的血液引出体外与固相的吸附剂接触，以吸附的方式清除体内某些代谢产物以及外源性毒物等，然后将净化的血液(浆)重新输回体内，达到治疗目的。该模式可用于药物或毒物中毒，也可用于尿毒症、肝性脑病、免疫性疾病感染性疾病的辅助疗法。目前常用的血液灌流用吸附材料主要有活性炭、天然改性高分子、合成高分子无机材料。

急性药物或毒物中毒是目前血液灌流在临床上的主要用途。

(四) 血浆置换

血浆置换是先分离出血浆和有型成分(红细胞、白细胞、血小板)，然后弃除血浆，以清除其中的相关致病因子，然后再将血细胞与健康人血浆或血浆代用品混合后回输体内。致病因子包括自身免疫性疾病中的自身抗体(IgG、IgM)、沉积于组织的免疫复合物、异型抗原、异常增多的低密度脂蛋白和各种副蛋白(冷凝球蛋白及游离的轻链和重链)，还包括一些循环毒素(如药物和毒物)血浆置换对致病因子的直接清除作用要较口服或者静脉内使用免疫抑制剂迅速而有效。

血浆置换主要适用于抗肾小球基底膜片抗体肾小球肾炎和免疫复合物性肾小球肾炎、自身免疫性贫血。

血液净化常用治疗模式及英文缩写见表4-8-1。

表4-8-1 血液净化常用治疗模式表

模式	缩写
续动静脉血液透析	CAVDH
续静静脉血液透析	CVVDH
连续动静脉血液滤过	CAVH
连续静静脉血液滤过	CVVH
续动静脉血液滤过透析	CAVHDF
续静静脉血液滤过透析	CVVHDF
高通量血液透析	HFD
高通量血液滤过	HVHF
血浆滤过吸附	PFA
低效延时每日透析	SLEDD

三、滤　　器

滤器的基本结构为多层平板型和空心纤维型，空心纤维型最常用，纤维直径 200～300μm，壁厚 5～50μm，纤维素滤过膜为生物相容性好的高分子材料制成的半透膜。由8000～10 000根的空心纤维捆扎而成。目前常用的材料包括纤维素、聚丙烯腈、聚砜、聚甲基丙烯酸甲酯等。

四、置换液配制

常用碳酸氢钠透析液成分：钠、钾、钙、镁、氯、碳酸氢盐，pH7.2～7.35，渗透压 285～295mOsm/(H_2O·kg)

置换液的成分应尽量接近人的细胞外液，碱基主要有乳酸盐、柠檬酸盐、醋酸盐及碳酸氢盐。在重症医学领域，碳酸氢盐作为置换液碱基的应用最为广泛。

常用的置换液有 Port 配方和 Kaplan 配方等。自行配制时应遵循以下原则：①无菌，无致热原；②电解质浓度应保持在生理水平，为纠正患者原有的电解质紊乱可根据治疗目标个体化调节；③缓冲系统可采用碳酸氢盐、乳酸盐或柠檬酸盐；④置换液或透析液的渗透压要保持在生理范围内，一般不采用低渗或高渗配方。

五、抗　　凝

血液接触体外管路和滤器后可激活凝血因子，引起血小板活化和黏附，在滤过膜表面及管路内形成血栓，从而影响管路中血液流动和溶质的清除效率，或可导致严重的栓塞并发症。因此在血液净化治疗过程中应采取恰当的抗凝措施。目前所采用的抗凝策略有三种：全身抗凝、局部抗凝和无抗凝。

（一）抗凝方案

1. 无肝素透析（无抗凝）　血液净化实施前给予 40mg/L 的肝素盐水对管路及滤器进行预冲，保留灌注 20 分钟后，再给予生理盐水 500ml 冲洗。血液净化治疗过程中每 30～60 分钟，予 100～200ml 生理盐水冲洗管路和滤器。

2. 普通肝素（全身抗凝）　一般首剂 0.3～0.5mg/kg，维持量 5～10mg/h，间歇静脉注射或持续性静脉输注，后者常用；血液透析结束前 30 分钟停止应用。

3. 低分子肝素（全身抗凝）　低分子肝素 60～80IU/kg 静脉注射。血液透析、血液灌注、血浆吸附或血浆置换的患者无需追加剂量；CRRT 患者可每 4～6 小时给予 30～40IU/kg 静脉注射。治疗时间越长，给予追加的剂量应逐渐减少。有条件时可监测抗凝血因子Ⅹa 活性，根据测定结果调整剂量。

对接受血液净化治疗高出血风险患者，应采用局部抗凝，无局部抗凝条件时可采用无抗凝策略。一般认为：有活动性出血、血小板$<60\times10^9$/L、INR>2、APTT>60s 或 24 小时内曾有出血者，均应被视为高出血风险者。

4. 局部抗凝　可采用普通肝素法或柠檬酸盐法。①普通肝素法：即在滤器前持续输注普通素，并在滤器后输鱼精蛋白，利用鱼精蛋白能在 0.5～1 分钟内同肝素迅速结合形成稳定的复合物，同时失去抗凝活性的特点，实现体外抗凝，普通肝素一般以 1000～1666IU/h 滤器前持续输注，并在滤器后以鱼精蛋白：普通肝素＝1：100～130U 的比例持续输注。根据ACT监测调整用量，保持滤器前血液ACT＞250s，外周血ACT＜180s。②柠檬酸盐法：柠檬酸盐可以螯合钙，使血中钙浓度降低，从而阻止凝血酶原转化为凝血酶，达到抗凝目的。一般采用柠檬酸三钠溶液，以40～60ml/h滤器前输入，同时在滤器后或外周血补充氯化钙或葡萄糖酸钙溶液，根据滤器后血液的离子钙浓度监测决定钙溶液用量，要求将滤器后离子钙浓度保持在0.25～0.4mmol/L。由于柠檬酸盐主要经肝脏代谢，对于肝功能障碍的患者，应根据严重程度，或禁用，或适当减慢柠檬酸盐输注速度，以防体内蓄积。

（二）抗凝并发症

1. 抗凝不足引起的并发症　主要包括器和管路凝血、透析过程中或结束后发生血栓栓塞性疾病。

2. 出血　主要原因是抗凝剂选择不合理以及抗凝剂量过大。

3. 抗凝剂本身的药物不良反应　①肝素诱发的血小板减少症（HIT）；②长期使用肝素和低分子肝素常见不良反应有高脂血症、骨质脱钙，此外合并尿毒症性心包炎患者有加重心脏压塞的危险，相比肝素发生风险更大；③枸橼酸钠主要不良反应为低钙或高钙、高钠血症和代谢性碱中毒。

六、血液净化在ICU的应用

血液净化用于危重病人主要目的及适应证：

（一）对症治疗

包括维持内环境稳定，纠正电解紊乱。其指征为：血钾＞6.5mmol/L、血钠＜115mmol/L或＞160mmol/L、pH＜7.1。

（二）对因治疗

通过血液净化技术从循环中清除大量炎性介质，包括促炎细胞因子、补体激活产物及花生四烯酸代谢产物等，从而减轻全身炎症反应。如急性肾损伤、SIRS、休克、重症急性胰腺炎早期等。临床上多采用CVVH模式，治疗剂量不低于35ml/(kg·h)。

（三）液体过负荷

常见于充血性心力衰竭，心肺转流手术、ARDS及重症胰腺炎（SAP）等，以上病理状态致交感神经兴奋和肾素-血管紧张素-醛固酮系统激活及毛细血管渗漏，细胞外液增加，体液分布异常，严重影响组织氧输送与氧摄取。CVVH、缓慢连续性超滤（SCUF）可清除体内过多的水分。减轻组织水肿，改善氧供。

（四）清除体内毒素及肌红蛋白

挤压综合征和横纹肌溶解时，大量释放入血的毒素和肌红蛋白可以引起全身炎症反应和急性肾损伤，可采用高通透性滤器，行HVHF或HVHDF治疗，或可采用血浆吸附。

（五）药物过量或中毒

血液透析联合灌注在药物中毒救治中的疗效已被广泛认可，如有机磷农药、各种毒鼠药、抗癫痫药、镇静催眠药、抗生素、洋地黄类及抗肿瘤药等都可被血液透析联合血液灌流技术予以清除。对治疗分布容积高的药物或毒物中毒时，更应强调尽早行血液净化，并适当延长治疗时间。

(六)肝功能损害与人工肝

各种原因引起的重型肝炎/肝功能不全或肝衰竭常伴有内环境紊乱和体内毒性物质蓄积,抑制肝细胞再生,人工肝治疗可提供正常肝脏的解毒、合成及分泌等功能,为肝细胞再生或进行有移植手术提供契机。

(江其敏)

第九章　失血与输血

学习目的

了解失血、输血的概念及输血规范，熟悉输血的不良反应及注意事项。掌握急性失血的急救原则、急性失血输血原则。

学习要点

急性失血的概念；失血的急救原则；输血的原则及注意事项；输血规范。

一、概　　述

由于大量出血而人体内血液含量减少，称为失血。外科创伤和手术以及产科出血是急性出血的常见原因，而急诊内科涉及的输血情况多为消化道大出血、出血性疾病所致的出血、咯血等急性失血造成的急性贫血，其共同特征为短时间内失血过多，导致红细胞快速丢失，红细胞计数和血红蛋白浓度迅速下降，引起组织缺氧，需氧量较高的脑、心肌、肌肉组织最先反应，出现头晕、疲乏无力、心跳加快，严重者出现精神委靡或烦躁不安，神志淡漠，反应迟钝，甚至意识不清等休克表现。作为疾病的重要治疗手段之一，输血不但挽救了患者的生命，也为其他治疗方法提供了支持保证，成功地治疗了很多疾病。输血可以针对不同血液成分进行输入，包括了全血、红细胞悬液、新鲜冰冻血浆、血小板浓缩液等，视病人需求做出选择。

二、急性失血急救原则

（一）补充血容量

急性失血后，细胞外液代偿性的转移到细胞间隙而使血液浓缩，组织间液迅速向毛细血管转移，发挥自身输液作用，补偿丢失的血容量，这种体液转移与细胞膜钾离子、钠离子及三磷酸腺苷（ATP）酶活性下降有关，因此急性失血不仅血容量降低，组织间液容量也相应地减少，此时若不能及时补充晶体液，将会导致严重后果，因患者对血容量的耐受最差，故在补充血容量、止血和输血三项主要的抢救措施中，当务之急是恢复血容量，应尽快地补充晶体液而不是输血。

（二）止血

在补充血容量的同时，如仍有出血，难以保证血容量的稳定，休克也不易纠正。对于外伤出血，可采取指压止血法、加压包扎止血法、填塞止血法、止血带止血法等。对于上消化道出血，在药物干预无效的情况下，及早实施手术治疗。

（三）输血

输血可以补充血容量，提高血压，抗休克，还可供给具有带氧能力的红细胞以纠正因红细胞减少或其带氧能力降低所导致的急性缺氧症，补充各种凝血因子以纠正血液凝固障碍。输血能使贫血迅速减轻以至完全得到纠正，虽然它的效果仅是暂时的，但仍然是贫血对症治疗中重要的措施。输血绝非有益无害，严重的输血反应可以致命。因此必须严格掌握输血的适应证，无明确适应证者不应滥用输血。

三、急性失血输血原则

急性失血时伴有血容量的减少，脏器血流灌注减少，常导致细胞功能障碍及脏器损伤。收缩压降至80mmHg以下时，肾脏排泄大分子产物的功能显著下降，甚至引起少尿或无尿而发生尿毒症，如不及时纠正，将严重威胁患者生命；脑细胞严重缺氧可引起细胞水肿甚至坏死而危及生命；心肌严重缺氧可导致心肌受损产生心力衰竭，对原有冠状动脉供血不足者，将会加重病情，引起严重后果。因此，急性失血的输血要首先在补充血容量，保证组织灌流的基础上，其次考虑补充红细胞以纠正贫血。

（一）失血量的判断

正常成人的血容量为每公斤体重70～75ml，其失血后的临床症状取决于失血量与速度。一般失血量少于血容量的15%（相当于<600ml）时，患者多无明显症状和体征，部分患者有心率加快，精神兴奋等表现；失血量在15%～30%（600～1200ml）时，患者出现烦躁不安、口渴、出冷汗、面色苍白、心率可达120次/分等早期的休克表现；失血量在30%～40%（1200～1600ml），患者由躁动不安转为表情淡漠、面色苍白、大汗淋漓、四肢发凉、发绀；血压下降至60mmHg以下，心率常在120～140次/分；失血量在40%～50%（>1600ml），患者意识模糊甚至昏迷，口唇肢端发绀，呼吸困难，四肢厥冷，血压测不到。

（二）失血量是决定是否输血、输注血制品种类和剂量的主要依据

失血后骨髓反应性增生，加快红系祖细胞的增殖、分化、成熟和释放，所以失血量少于1000ml时，如应用晶体液及胶体液后血压能维持正常稳定，保证组织灌流，则可以不必输血来纠正贫血。失血量大于1000ml时，由于红细胞丢失过多使血液的携氧能力下降，将影响组织代谢，故在血容量得到适当恢复的同时或之后，应根据患者具体情况进行成分输血。

1. 输注全血　输全血能同时提高血液携氧能力和补充血容量，大量失血（失血量大于80%以上），患者处于无血状态时需酌情输注部分全血，全血的使用是有限的。因为全血一旦离开人体，就会发生一系列变化，血液移至体外需要与抗凝液混合才能得以保存，4℃保存的全血中血小板功能丧失、不稳定的凝血因子（FⅤ和FⅧ）也逐渐减少，输用的全血不能完全代替丢失的全血。而且库存血中含有大量的细胞碎屑、乳酸及钾离子等，对患者来说是一种沉重的代谢负担，单纯输注全血可致组织间液减少、血液浓缩、代谢缓慢，易因酸中毒而死亡。

2. 输注红细胞悬液　输红细胞的目的是提高血液的携氧能力。100ml浓缩红细胞和200ml全血所含的红细胞数目大致相等，失血量达20%～40%时，在输晶体液和胶体液后，血细胞比容低于0.30且组织供养不足时应输注红细胞，输注红细胞可大大减少输注贮存全血时的各种不良反应。

3. 新鲜冰冻血浆　失血量或输液量持续超过总血容量，凝血因子降到正常水平的30%～50%以下，或凝血酶原时间、活化的部分凝血酶原时间大于对照的1.5倍时，需同

时输注新鲜冰冻血浆。

4. 血小板 失血量或输液量持续超过总血容量，血小板计数低于 $50\times10^9/L$ 时需要输注血小板。

5. 冷沉淀 冷沉淀含有 FⅧ、C、FVW、纤维蛋白原、FⅫ和纤维蛋白连接蛋白，它主要用于补充纤维蛋白原。正常血浆纤维蛋白原浓度为 2～4g/L，各种原因导致凝血障碍时，如果纤维蛋白原浓度<1g/L，应输注冷沉淀 8～10U，可补充纤维蛋白原约 2g。

6. 白蛋白 失血量超过 15%，胶体渗透压低于 20mmHg 或血浆蛋白低于 52g/L 时需要同时补充白蛋白。

四、急性失血的输血注意事项

1. 抢救过程中要积极采取措施进行止血。

2. 抢救过程中，要监测血压、心率、尿量及血细胞比容，有条件者应监测中心静脉压、肺动脉楔压、心排血量等，据此调整输液、输血量及输注速度，避免输液、输血量不足，不能维持正常的组织灌流，也避免输液、输血量过多，引起肺水肿、心力衰竭等。对原有心肺疾病的患者，更要注意输液、输血量及输注速度。

3. 大量失血(24 小时内输血量接近或超过自身血容量)时，如用的是贮存全血或添加剂红细胞，将会出现血小板和凝血因子的不足，需要适量使用浓缩血小板及新鲜冰冻血浆。

4. 失血量较大而单用晶体液及胶体液补充血容量时，需注意血液过度稀释的问题。若血红蛋白浓度低于 40～50g/L，血细胞比容<0.20 时，不仅会影响出血部位的愈合，而且容易发生感染。

5. 注意大出血时可能引起的并发症，如血钾的改变、酸碱平衡失调、低体温、免疫性溶血以及防止输血传播疾病的发生。

五、输血不良反应

(一) 溶血性不良反应

输血中或输血后，输入的红细胞或受血者本身的红细胞被过量破坏，即发生输血相关性溶血。输血相关性溶血分急、慢性两类。

1. 急性输血相关性溶血 供、受血者血型不合(ABO 血型或其亚型不合、Rh 血型不合)，或血液保存、运输或处理不当，或是受血者患溶血性疾病等情况，均可使输血中或输血后数分钟至数小时内发生的溶血，表现为高热、寒战、心悸、气短、腰背痛、血红蛋白尿甚至尿闭、急性肾衰竭和弥散性血管内凝血(DIC)表现等。实验室检查提示血管内溶血。应立即终止输血，应用大剂量糖皮质激素、碱化尿液、利尿，保证血容量和水、电解质平衡，纠正低血压，防治肾衰竭和 DIC，必要时行血液透析、血浆置换或换血疗法等。

2. 慢性输血相关性溶血 又称迟发性输血相关性溶血，常表现为输血数日后出现黄疸、网织红细胞升高等。多见于稀有血型不合、首次输血后致敏产生同种抗体、再次输注该供者红细胞后发生同种免疫性溶血。处理基本同急性输血相关性溶血。

(二) 非溶血性不良反应

1. 发热 非溶血性发热是最常见的输血反应，发生率可达 40%以上。其主要表现是输血过程中发热、寒战;暂时终止输血,用解热镇痛药或糖皮质激素处理有效。造成该不良反应的原因有:①血液或血制品中有致热原;②受血者多次受血后产生同种白细胞或血小板抗体。输血前滤去血液中所含致热原、白细胞及其碎片是常用预防方法。

2. 过敏反应 输血过程中或之后,受血者可能出现荨麻疹、血管神经性水肿,重者可表现为全身皮疹、喉头水肿、支气管痉挛、血压下降等症,首先应减慢甚至停止输血,其次抗过敏治疗,支气管痉挛时需解痉平喘,有休克表现时需抗休克处理。

3. 传播疾病 经输血传播的感染性疾病主要有各型病毒性肝炎、获得性免疫缺陷综合征(AIDS)、巨细胞病毒感染、梅毒感染、疟原虫感染以及污染血导致的各种可能的病原微生物感染。预防措施:排除带菌或带病毒的献血员,保证血液采集、贮存、运送、质检、输注等环节的无菌化。

4. 其他 一次过量输血可引起急性心功能不全、左心功能衰竭、肺淤血等。多次输血或红细胞,可致受血者铁负荷过量。

六、输血规范

应严格执行《中华人民共和国献血法》和卫生部颁布的《医疗机构临床用血管理办法》、《临床输血技术规范》。

中医与输血,一是中国传统医学,一是现代输血医学,从学科分类看,两者似乎很难找出密切联系,但是深入到基础医学的病理生理学进行研究分析,就不难发现它们之间的共同点。而输血前,需要采血化验、血液运输、交叉配血等时间,可能达数小时,此时可在中医理论指导下,选用“补气活血,回阳救逆”的中药针剂,如参附注射液、生脉注射液等积极补充血容量,以求协同输血作用,甚至达到减少或避免输血的作用。但中医无法取代输血的特殊治疗作用。在目前血源供应依然困难,输血风险依然较高,输血指征把握依然有待加强之时,进行中医对减少输血的相关研究,不失为输血研究和发展的方向之一。

(姜树民)

第十章　营养支持

学习目的

通过学习营养支持的基本概念、时机、方式等相关知识，为临床进行营养支持奠定基础。

学习要点

营养支持的概念；营养状态的评估；临床上进行营养的途径及优缺点。

营养支持是指为治疗或缓解疾病，增强治疗的临床效果，而根据营养学原理采取的膳食营养措施，又称治疗营养，是维持与改善器官、组织、细胞的功能与代谢，防止多器官功能衰竭发生的重要措施。在过去的十年中，危重病患者的营养支持策略发生了重大的改变，在营养的评估、疾病特异性营养、免疫优化肠内营养等几方面尤为突出。现代临床营养已经超越了以往提供能量，恢复"正氮平衡"的范畴，而通过代谢调理和免疫功能调节，从结构支持向功能支持发展，从而产生的"药理学营养"概念已然成为现代危重病治疗的重要组成部分。

中医学对营养支持十分重视，《黄帝内经·素问》中对营养的重要性有非常清晰的认识："天食人以五气，地食人以五味……五味入口，藏于肠胃，味有所藏，以养五气，气合而生，津液相成，神乃自生"（《素问·六节脏象论》）；"人以水谷为本，故人绝水谷则死"（《素问·平人气象论》）。

一、危重病患者的代谢特点

当机体在遭受创伤、烧伤，以及严重感染等刺激后，神经内分泌发生变化，从而在代谢方面表现为以分解代谢占优势的高代谢状态。

（一）碳水化合物的代谢

应激时葡萄糖的需要量增加，人体动员脂肪，蛋白质分解，产生三酰甘油及氨基酸，通过糖异生途径形成葡萄糖，结果使血糖升高，引起"应激糖尿病"。应激性高血糖是 ICU 患者普遍存在的问题。有研究表明，严格控制血糖水平（6.1～8.3）mmol/L 可明显降低感染和器官功能障碍的发生率，从而明显改善重症患者的预后，使机械通气时间，住 ICU 时间、多器官功能障碍综合征（MODS）的发生率及病死率明显下降。

（二）脂肪的代谢

在应激时，脂肪动员与氧化加速，导致血浆三酰甘油、游离脂肪酸浓度增加。游离脂肪酸在肝内再循环，使极低密度脂蛋白-三酰甘油的产生增加，导致肝细胞内过多三酰甘油聚集，形成脂肪肝。

（三）蛋白质的代谢

分解代谢高于合成代谢是应激患者蛋白质代谢的特点。应激时，细胞因子和神经内分泌的作用，常常导致广泛的蛋白质分解和快速，严重的氮耗竭，机体通过分解自身组织获得能量，从而产生"自噬现象"，严重应激时，尿氮排出量可达 35～40g/d，大量的蛋白质消耗将使重症患者病死率明显增加。

二、营养评估

营养不良在 ICU 患者入院时就是非常常见的，评价营养不良的方法包括包括临床评估、人体测量、化学、免疫等方法。对于严重分解代谢的患者，在营养缺乏 14 天后会产生严重的肌肉消耗，所以推荐在患者 7～10 天还不能继续经口进食的患者进行营养支持。患者对营养的需要程度主要取决于 2 点，患者自身的能量储备和应激的严重程度。

营养状态评估的目的在于评估出营养不良的类型和程度，从而制定合理的治疗方案。过去 6 个月患者体重减少的百分比，血清白蛋白水平，全淋巴细胞计数是容易取得的指标，并常常用来评估患者的营养状况。白蛋白并不是一个评价危重病患者营养不良非常敏感的指标，因为其受到蛋白丢失，肝功能和急性感染或炎症的综合影响。

三、给予营养支持的时机

对危重病患者来说，最重要的是维持机体水、电解质平衡。给予营养支持的时机原则上应该在经过初期的治疗，血流动力学稳定，水、电解质与酸碱失衡得到初步纠正后，及时给予营养支持，一般在复苏与初期治疗后 24～48 小时后即可开始。应用营养支持前需对患者的代谢状态、脏器功能进行评估，了解这次疾病前有关营养状态的病史。对于①复苏早期；②血流动力学不稳定；③存在严重的代谢紊乱（严重的应激性高血糖，严重代谢性酸中毒）不宜给予肠外支持营养。此外还需考虑不同原发疾病、不同阶段的代谢改变与器官功能的特点。存在严重肝功能障碍、肝性脑病、严重氮质血症、严重高血糖未得到有效控制等的情况下，营养支持很难有效实施。

四、危重病患者能量补充原则

合理的热量供给是实现危重病患者有效的营养支持的保障。有临床研究表明：合并全身感染患者，能量消耗第 1 周为 25cal·kg/d，第 2 周可增加至 40cal·kg/d。创伤患者第 1 周为 30cal·kg/d，某些患者第 2 周可高达 55cal·kg/d。但这并非是急性应激状态的重症患者的能量供给目标。随着疾病状态、时期以及个体的不同，其能量需求亦是不同的。

对于病程较长，合并感染和创伤的重症患者，病情稳定后的能量补充需要适当的增加，否则将难以纠正患者的低蛋白血症。

五、肠外营养支持（PN）

20 世纪的最后 20 余年是肠外营养迅速完善和发展的时期，亦拯救了许多合并肠功能障碍的患者。但是肠外营养存在诸如肠功能紊乱，肝脏和免疫方面的不良影响和缺陷，同时费用也高于肠内营养。不过对于胃肠道解剖异常与功能障碍的重症患者，肠内营养支持仍然是综合治疗的重要组成部分。

(一) 应用指征

不能耐受肠内营养和肠内营养禁忌的重症患者,应选择全肠外营养途径。此类重症患者主要指:①胃肠道功能障碍的重症患者;②由于手术或解剖问题禁止使用胃肠道的重症患者;③存在有尚未控制的腹部情况者,如腹腔感染、肠梗阻、肠瘘等。对于肠内营养禁忌的重症患者,如不及时有效地给予肠外营养,将使其死亡的风险增加3倍。

对于胃肠道仅能接受部分营养物质补充的重症患者,可采用部分肠内与部分肠外营养的联合营养支持方式,目的在于支持肠功能。一旦患者胃肠道可以安全使用时,则逐渐减少及至停止肠外营养支持,联合肠道喂养或开始经口摄食。存在以下情况时,不宜给予PN:①早期复苏阶段、血流动力学尚未稳定或存在严重水电解质与酸碱失衡;②严重肝功能衰竭,肝性脑病;③急性肾功能衰竭存在严重氮质血症;④严重高血糖尚未控制。

(二) 经肠外补充的主要营养素及其应用原则

1. 碳水化合物 碳水化合物是非蛋白质热量(NPC)的主要部分,临床常用的是葡萄糖。葡萄糖能够在所有组织中代谢,提供所需要的能量,是蛋白质合成代谢所必需的物质,是脑神经系统、红细胞等所必需的能量物质,每天需要量>100g。严重应激时胰岛素受体与葡萄糖载体(GLUT4)的作用受到抑制,导致其氧化代谢障碍和利用受限。胰岛素抵抗和糖异生增强导致高血糖是应激后糖代谢紊乱的特点。随着人们对严重应激后体内代谢状态的认识,降低非蛋白质热量中的葡萄糖补充,葡萄糖:脂肪保持在60∶40～50∶50,以及联合强化胰岛素治疗控制血糖水平,已成为重症患者营养支持的重要策略之一。

2. 脂肪乳剂 脂肪乳剂是肠外营养支持的重要营养物质和能量来源,提供必需脂肪酸并携带脂溶性维生素,参与细胞膜磷脂的构成。脂肪可供给较高的非蛋白质热量。长链脂肪乳剂和中长链混合脂肪乳剂是目前临床上常选择的静脉脂肪乳剂类型。由于中长链脂肪乳不依赖肉毒碱转运进入线粒体,有较高的氧化利用率,更有助于改善应激与感染状态下的蛋白质合成。

关于脂肪乳剂静脉输注要求,美国疾病预防控制中心推荐指南指出:含脂肪的全营养混合液应在24小时内匀速输注,如脂肪乳剂单瓶输注时,输注时间应>12小时。

3. 氨基酸/蛋白质 一般以氨基酸液作为肠外营养蛋白质补充的来源,静脉输注的氨基酸液,含有各种必需氨基酸(EAA)及非必需氨基酸(NEAA)。EAA与NEAA的比例为1∶1～1∶3。鉴于疾病的特点,氨基酸的需要量与种类也有差异。临床常用剂型有:为一般营养目的应用的配方平衡型氨基酸溶液,它不但含有各种必需氨基酸,也含有各种非必需氨基酸,且各种氨基酸间的比例适当,具有较好的蛋白质合成效应。

4. 水、电解质的补充 营养液的容量应根据病情及每个患者具体需要,综合考虑每日液体平衡与前负荷状态确定,并根据需要予以调整。连续性肾脏替代治疗(CRRT)时水、电解质等丢失量较大,应注意监测血电解质状况。每日常规所需要的电解质主要包括钾、钠、氯、钙、镁、磷。营养支持时应经常监测。

5. 微营养素的补充(维生素与微量元素) 重症患者血清抗氧化剂含量降低,肠外营养和肠内营养时可添加维生素C、维生素E和B、胡萝卜素等抗氧化物质。但目前对于微营养素在重症患者的需要量、生物利用度及补充后的效果尚未明确。

(三) 肠外营养途径与选择原则

肠外营养途径可选择经中心静脉和经外周静脉营养支持,如提供完整充分营养供给,

ICU患者多选择经中心静脉途径。经中心静脉途径包括经锁骨下静脉、经颈内静脉、经股静脉和经外周中心静脉导管(PICC)途径。锁骨下静脉感染及血栓性并发症均低于股静脉和颈内静脉途径，随着穿刺技术和管材质量的提高，机械性损伤的发生并不比经股静脉高。

六、肠内营养支持

(一) 肠内营养的应用指征和禁忌证

1. 肠内营养应用指征 胃肠道功能存在或部分存在，但不能经口正常摄食的重症患者，应优先考虑给予肠内营养，只有肠内营养不可实施时才考虑肠外营养。多项临床研究得出肠外营养能增加感染并发症，肠内营养无论是在支持效果、花费、安全性还是可行性上都要明显优于肠外营养。多项二级临床研究表明，早期肠内营养能明显降低病死率和感染率，改善营养摄取，减少住院费用。

2. 肠内营养禁忌证 当重症患者出现肠梗阻、肠道缺血时，肠内营养往往造成肠管过度扩张，肠道血运恶化，甚至肠坏死、肠穿孔；严重腹胀或腹腔间室综合征时，肠内营养增加腹腔内压力，高腹压将增加反流及吸入性肺炎的发生率，并使呼吸循环等功能进一步恶化，因此，在这些情况下应避免使用肠内营养。

(二) 肠内营养途径选择与营养管放置

肠内营养的途径根据患者的情况可采用鼻胃管、鼻空肠、经皮内镜下胃造口术(PEG)、经皮内镜下空肠造口术(PEJ)、术中胃/空肠造口，或经肠瘘口等途径进行肠内营养。

1. 经鼻胃管途径 常用于胃肠功能正常，非昏迷以及经短时间管饲即可过渡到口服饮食的患者。优点是简单、易行。缺点是反流、误吸、鼻窦炎、上呼吸道感染的发生率增加。

2. 经鼻空肠置管喂养 优点在于因导管通过幽门进入十二指肠或空肠，使反流与误吸的发生率降低，患者对肠内营养的耐受性增加。但要求在喂养的开始阶段，营养液的渗透压不宜过高。

3. PEG PEG是指在纤维胃镜引导下行经皮胃造口，将营养管置入胃腔。优点是祛除了鼻管，减少了鼻咽与上呼吸道的感染并发症，可长期留置营养管。适用于昏迷、食管梗阻等长时间不能进食，但胃排空良好的重症患者。

4. PEJ PEJ是指在内镜引导下行经皮胃造口，并在内镜引导下，将营养管置入空肠上段，可以在空肠营养的同时行胃腔减压，可长期留置(图4-10-1)。其优点除减少了鼻咽与上呼吸道的感染并发症外，也减少了反流与误吸风险，并在喂养的同时可行胃十二指肠减压。尤其适合于有误吸风险、胃动力障碍、十二指肠淤滞等需要胃十二指肠减压的重症患者。重症患者往往存在胃肠动力障碍，肠内营养时容易导致胃潴留、

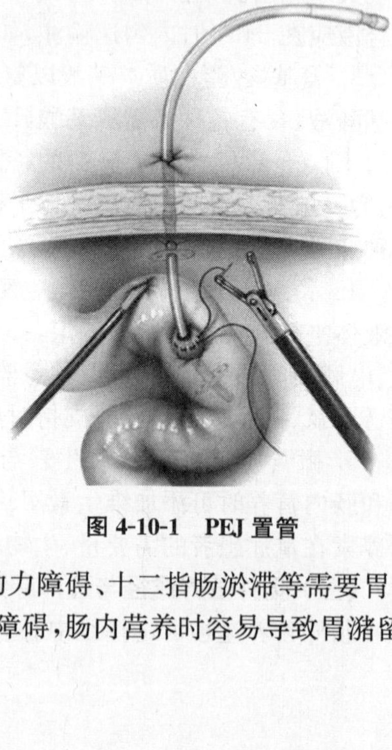

图4-10-1 PEJ置管

呕吐和误吸。与经胃喂养相比，经空肠喂养能减少上述情况与肺炎的发生、提高重症患者的热卡和蛋白的摄取量，同时缩短达到目标肠内营养量的时间，但留置小肠营养管需要一定的设备和技术条件。因此，有条件的单位可常规经空肠营养，在条件受限的单位，建议对不耐受经胃营养或有反流和误吸高风险的重症患者选择经空肠营养。这些情况包括：胃潴留、连续镇静或肌松弛、肠道麻痹、急性重症胰腺炎患者或需要鼻胃引流的患者。

(三) 肠内营养的管理与肠道喂养安全性评估

重症患者往往合并胃肠动力障碍，头高位可以减少误吸及其相关肺部感染的可能性。经胃营养患者应严密检查胃腔残留量，避免误吸的危险，通常需要每 6 小时后抽吸一次腔残留量，如果潴留量≤200ml，可维持原速度，如果潴留量≤100ml 增加输注速度 20ml/h，如果潴留量＞200ml，应暂时停止输注或降低输注速度。

在肠内营养输注过程中，以下措施有助于提高患者对肠内营养的耐受性：对肠内营养耐受不良（胃潴留＞200ml、呕吐）的患者，可应用促胃肠动力药物；肠内营养开始营养液浓度应由低到高；使用动力泵控制速度，输注速度逐渐递增；在喂养管末端夹加温器，有助于患者对肠内营养的耐受。

(四) 常用肠内营养的制剂选择

肠内营养制剂分为：整蛋白配方，短肽配方，氨基酸单体配方。

整蛋白配方：常用酪蛋白及豆蛋白作为氮源，多为平衡型肠内营养制剂。适用于胃肠道消化功能正常者。

短肽配方：简单消化即可吸收，极少残渣，粪便形成少，适用于胃肠道有部分消化功能者。

以氨基酸为蛋白质来源的要素营养，不需要胃液、胰液、胆液等参与消化，可直接吸收，不含残渣，粪便形成少。适用于重症胰腺炎，部分短肠综合征及其他消化功能障碍者。

（王　醒）

主要参考书目

1. 任继学.中医急诊学[M].上海:上海科学技术出版社,1997.
2. 邵孝鉷.急诊医学[M].上海:上海科学技术出版社,1992.
3. 苏鸿熙.重症加强监护学[M].北京:人民卫生出版社,1996.
4. 王一山.实用重症监护治疗学[M].上海:上海科学技术出版社,2000.
5. 邓普珍,等.急诊临床诊疗指南[M].北京:科学出版社,2005.
6. 中华医学会.临床诊疗指南(急诊医学分册)[M].北京:人民卫生出版社,2010.
7. 中华医学会.临床诊疗指南(重症医学分册)[M].北京:人民卫生出版社,2010.
8. 姜良铎.中医急诊临床研究[M].北京:人民卫生出版社,2009.
9. 姜良铎.中医急诊学[M].北京:中国中医药出版社,2007.
10. 王永炎,严世芸.实用中医内科学[M].上海:上海科学技术出版社,2009.

教 材 书 目

序号	教材名称	主编	主审
1	大学语文(第2版)	李亚军	许敬生
2	中国医学史	梁永宣	李经纬
3	医古文(第2版)	沈澍农	
4	中医各家学说	朱邦贤	严世芸　鲁兆麟
5	中医基础理论(第2版)	高思华　王　键	李德新
6	中医诊断学(第2版)	陈家旭　邹小娟	季绍良　成肇智
7	中药学(第2版)	陈蔚文	高学敏
8	方剂学(第2版)	谢　鸣　周　然	王永炎　李　飞
9	内经讲义(第2版)	贺　娟　苏　颖	王庆其
10	伤寒论讲义(第2版)	李赛美　李宇航	梅国强
11	金匮要略讲义(第2版)	张　琦　林昌松	
12	温病学(第2版)	马　健　杨　宇	杨　进
13	医学统计学	史周华	
14	医用化学	武雪芬	
15	生物化学(第2版)	于英君	金国琴
16	正常人体解剖学	杨茂有	严振国
17	生理学(第2版)*	李国彰	
18	病理学	李澎涛　范英昌	
19	医学伦理学	张忠元	
20	医学心理学	孔军辉	
21	诊断学基础	成战鹰	
22	药理学(第2版)	廖端芳	
23	影像学	王芳军	
24	免疫学基础与病原生物学	关洪全　罗　晶	
25	组织学与胚胎学(第2版)	郭顺根	
26	针灸学(第2版)	梁繁荣　赵吉平	石学敏
27	推拿学	房　敏　刘明军	严隽陶
28	中国传统文化	张其成	
29	中国古代哲学	李　俊	
30	医学文献检索	高巧林	

续表

序号	教材名称	主　编	主　审
31	科技论文写作	李成文	郑玉玲
32	中医药科研思路与方法	刘　平	
33	康复疗法学	陈红霞	
34	中医养生康复学	郭海英　章文春	
35	中医临床经典概要	张再良	
36	医患沟通学基础	周桂桐	
37	循证医学	刘建平	
38	中医学导论	何裕民	
39	医学生物学	王明艳	
40	神经生理学	赵铁建	李国彰
41	中医妇科学(第2版)	罗颂平　谈　勇	夏桂成　欧阳惠卿
42	中医儿科学(第2版)	马　融　韩新民	
43	中医眼科学	段俊国	廖品正
44	中医骨伤科学	樊粤光　詹红生	
45	中医耳鼻咽喉科学	阮　岩	
46	中医急重症学	刘清泉	姜良铎
47	西医内科学	熊旭东	
48	西医外科学	王　广	李乃卿
49	中医内科学(第2版)	张伯礼　薛博瑜	
50	中医外科学(第2版)	陈红风	唐汉钧　艾儒棣
51	解剖生理学	邵水金　朱大诚	
52	中医学基础	何建成　潘　毅	
53	中成药学	阮时宝	
54	中药商品学(第2版)*	张贵君	
55	中药文献检索	张兰珍	
56	医药数理统计	李秀昌	
57	高等数学	杨　洁	
58	医药拉丁语	李　峰	
59	物理化学	张小华　夏厚林	
60	无机化学	刘幸平　吴巧凤	
61	分析化学	张　凌　李　锦	
62	仪器分析	尹　华　王新宏	
63	有机化学	吉卯祉　彭　松	江佩芬
64	药用植物学	熊耀康　严铸云	
65	中药药理学	陆　茵　张大方	

续表

序号	教材名称	主编	主审
66	中药化学	石任兵	匡海学
67	中药药剂学	李范珠　李永吉	
68	中药炮制学	吴　皓　胡昌江	叶定江
69	中药鉴定学	王喜军	
70	中药分析学	蔡宝昌	
71	药事管理与法规	谢　明　田　侃	
72	药品市场营销学	汤少梁	申俊龙
73	临床中药学	王　建　张　冰	张廷模
74	制药工程	王　沛	
75	波谱解析	冯卫生	
76	针灸医籍选读	徐　平	李　鼎
77	小儿推拿学	廖品东	
78	经络腧穴学	沈雪勇　许能贵	李　鼎
79	神经病学	孙忠人	胡学强
80	实验针灸学	余曙光　徐　斌	朱　兵
81	推拿手法学(第2版)	王之虹	
82	刺法灸法学	方剑乔　王富春	石学敏　吴焕淦
83	推拿功法学	吕　明　金宏柱	
84	针灸治疗学	杜元灏　董　勤	石学敏
85	推拿治疗学(第2版)	宋柏林　于天源	罗才贵
86	生物力学	杨华元	
87	骨伤科学基础	冷向阳	王和鸣
88	骨伤科影像学	尹志伟	
89	创伤急救学	童培建	
90	中医正骨学	黄桂成　王庆普	
91	中医筋伤学	马　勇	
92	骨伤内伤学	刘献祥	
93	中医骨病学	张　俐	
94	骨伤科手术学	黄　枫	
95	实验骨伤科学	王拥军	
96	中西医临床医学概论	施　红	杜　建
97	中西医全科医学导论	姜建国	王新陆
98	中西医结合外科学	谢建兴	
99	预防医学	王泓午	
100	急救医学	罗　翌	王一镗

续表

序号	教材名称	主编	主审
101	中西医结合妇产科学	连方 齐聪	肖承悰
102	中西医结合儿科学	虞坚尔	时毓民
103	中西医结合传染病学	范昕建 黄象安	
104	健康管理	李晓淳	
105	社区康复	彭德忠	
106	正常人体学	张志雄 孙红梅	
107	医用化学与生物化学	金国琴	
108	疾病学基础	王易 王亚贤	
109	护理学导论	杨巧菊	
110	护理学基础	马小琴	
111	健康评估	张雅丽 王瑞莉	
112	护士人文修养与沟通技术	张翠娣	
113	护理心理学	李丽萍	刘晓虹
114	中医护理学	孙秋华 孟繁洁	
115	内科护理学	徐桂华	
116	外科护理学	彭晓玲	
117	妇产科护理学	单伟颖	
118	儿科护理学	段红梅	申昆玲
119	急救护理学	许虹	
120	传染病护理学	陈璇	
121	精神科护理学	余雨枫	
122	护理管理学	胡艳宁	
123	社区护理学	张先庚	
124	康复护理学	陈锦秀	
125	局部解剖学	张跃明	
126	运动医学	褚立希	严隽陶
127	神经定位诊断学	张云云	
128	中国传统康复技能	苏友新 冯晓东	陈立典
129	康复医学概论	陈立典	
130	康复评定学	王诗忠 张泓	陈立典
131	物理治疗学	金荣疆 张宏	
132	作业治疗学	胡军	
133	言语治疗学	万萍	
134	临床康复学	唐强 张安仁	
135	康复工程学	刘夕东	

注:教材名称右上角标有*号者为我社“十一五”期间已出教材。

10检